Die Kunst der erotischen Massage

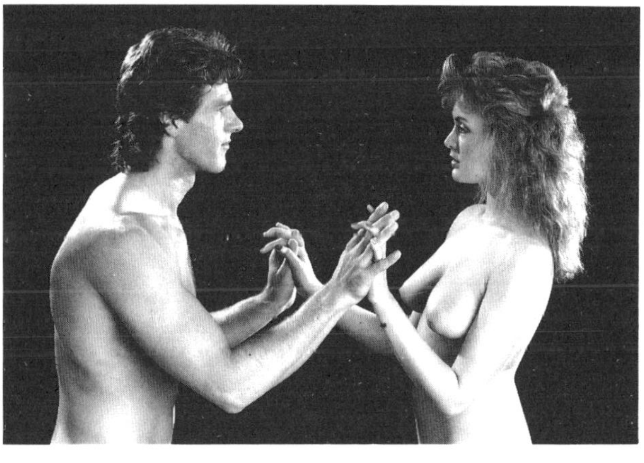

Dr. Andrew Yorke

Die Kunst der erotischen Massage

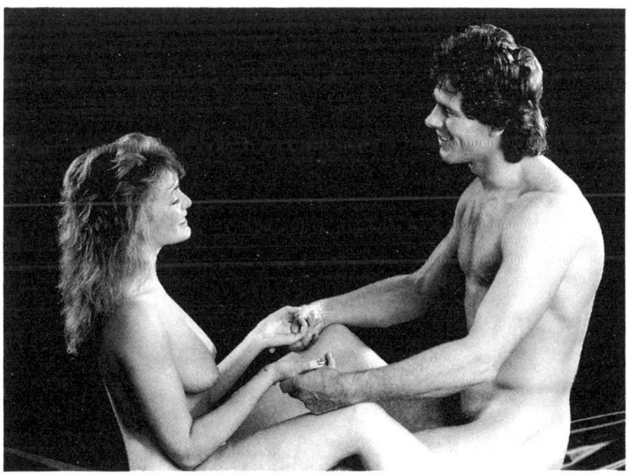

In englischen Büchern ist es heute üblich, sich möglichst gleichberechtigt an die Leserin und den Leser zu wenden. Das wirkt jedoch in der englischen Sprache weniger schwerfällig als im Deutschen, weil viele personenbezogene Substantive im Englischen ohnehin sowohl maskulin als auch feminin verwendet werden, so daß man nur gelegentlich „er oder sie" einzufügen braucht. Das ist in der vorliegenden Übersetzung anders gehandhabt worden, um Schwerfälligkeit zu vermeiden. Deshalb ist häufiger vom „Leser", „Empfänger der Massage" und so weiter die Rede, und die „zweigeschlechtliche" Form wird nur gelegentlich, sozusagen als Erinnerung verwendet.

Übersetzung von Hildegard Höhr
und Theo Kierdorf

Firt published by Javelin Books, London, New York, Sydney

Umschlaggestaltung: Bine Cordes, Weyarn
Printed in Yugoslavia
ISBN 3-88199-578-1

Inhalt

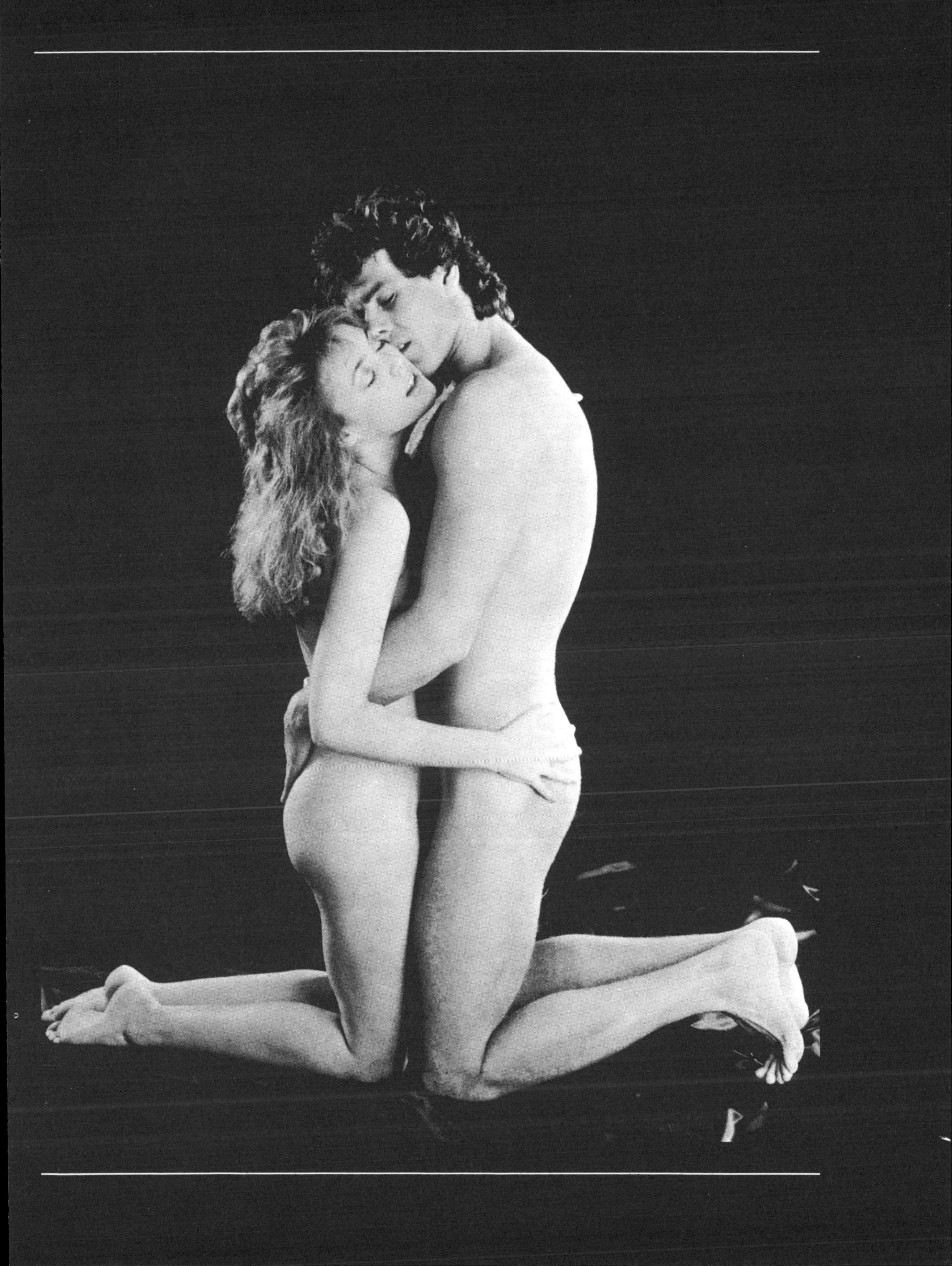

Einleitung

Massage ist wahrscheinlich eine der ältesten und einfachsten Arten von „Heilbehandlung" der Menschheit. Vermutlich entwickelte sie sich aus dem einfachen Berühren und wurde erst im Laufe der Zeit methodisch eingesetzt, nachdem sich herausgestellt hatte, daß in verschiedenen Situationen und bei unterschiedlichen Krankheiten jeweils andere Arten der Berührung heilsam wirkten.

Die Kunst der Massage ist schon im Altertum mit vielen berühmten Namen verbunden. Hippokrates, der Vater der Medizin, schrieb: „Der Arzt muß in vielen Künsten erfahren sein, jedoch ganz besonders im Reiben... Denn durch Reiben kann man ein Gelenk festigen, das zu locker ist, und ein Gelenk lockern, das zu starr ist." Der römische Naturforscher Plinius wurde regelmäßig „gerieben". um sein Asthma zu lindern, und Julius Cäsar, der an Epilepsie litt, ließ sich täglich am ganzen Körper zwicken, was angeblich seine Nerven- und Kopfschmerzen linderte.

In den Kulturen des Ostens hat Massage stets eine wichtige Rolle gespielt; die Ärzte des Orients nutzen sie seit Jahrtausenden als Heilmethode. Shiatsu zum Beispiel ist ursprünglich eine japanische Massagetechnik, in die Erkenntnisse der Akupunktur und sogar im Westen entwickelte Techniken der Osteopathie und Chiropraktik eingeflossen sind.

Im Mittelalter verlor die Massage in Europa an Bedeutung, weil die Kirche derartige „fleischliche Genüsse" als schädlich für die spirituelle Entwicklung der Gläubigen ansah. Erst zu Beginn des neunzehnten Jahrhunderts entwickelte der Schwede Peer Henrik Ling jene Massagetechnik, die heute als Schwedische Massage bezeichnet wird. Sie basiert auf

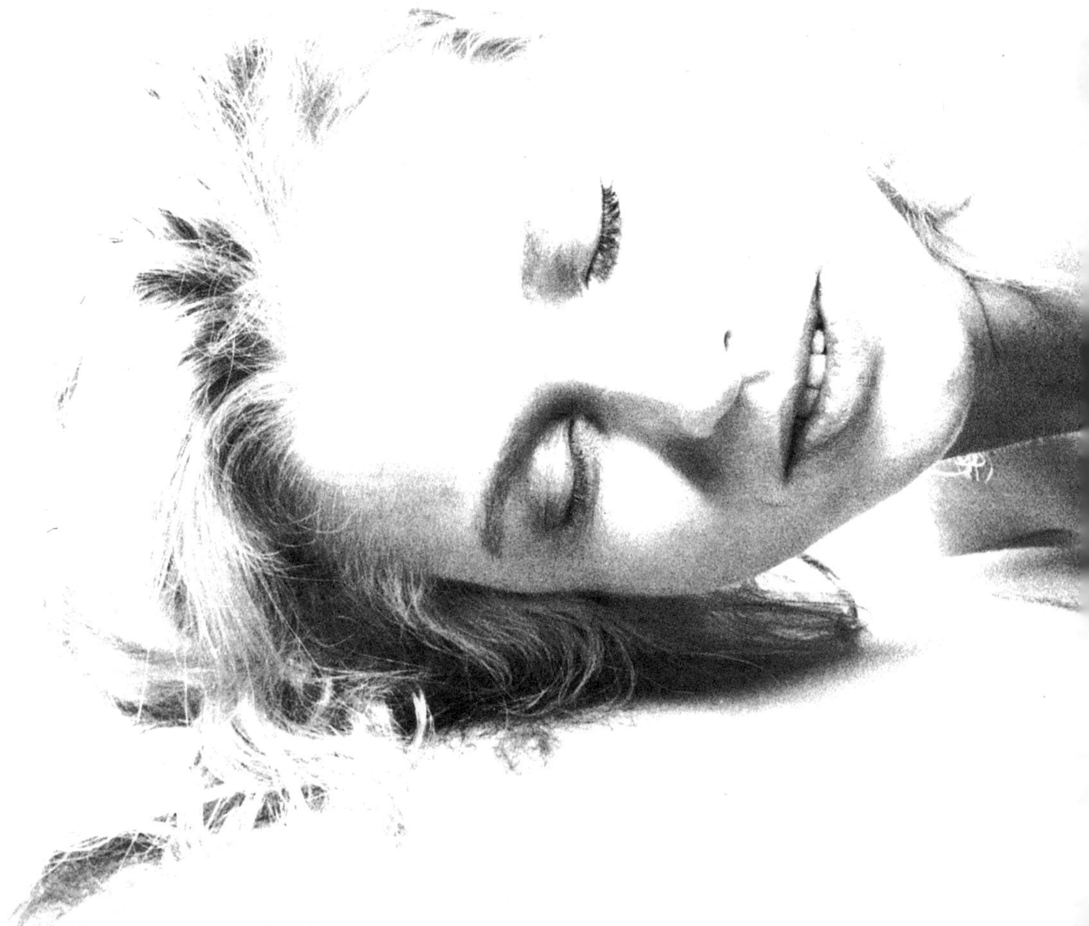

Erkenntnissen aus der Gymnastiklehre sowie auf Techniken aus der griechischen, römischen, chinesischen und ägyptischen Kultur. Im Jahre 1813 wurde in Stockholm die erste Schule eröffnet, in der diese Form der Massage gelehrt wurde. Seither hat die Kunst der Massage in der gesamten westlichen Welt Anerkennung gefunden, und man weiß ihre positiven Wirkungen zu schätzen.

Heute halten viele die Massage für eine Form „medizinischer" Behandlung. Und tatsächlich wird Massage eingesetzt, um Streß, Verspannungen und emotionale Schockzustände zu lindern, sowie verletzte Muskeln und Bindegewebe zu heilen. Außerdem wird Massage heute immer mehr als Medium der Kommunikation genutzt, durch welches Menschen einander Liebe und Zuneigung zeigen und so ihre Beziehungen bereichern können.

Wenn Menschen einander massieren, so beeinflußt das gewöhnlich ihre Beziehung zueinander positiv. Deshalb leiten viele Therapeuten Paare zur gegenseitigen Massage an, da dies gewöhnlich das Gefühls- und Sexualleben verbessert.

Heute hat die Massage jedoch noch eine andere Bedeutung. Im AIDS-Zeitalter machen sich viele Paare über die gesundheitlichen Risiken von Sexualkontakten Sorgen. Deshalb suchen manche unter ihnen nach Alternativen zum Genitalverkehr. Sex kann heute generell nicht mehr als „sicher" im Sinne von gesundheitlich ungefährlich bezeichnet werden - man kann bestenfalls von „*safer* Sex" (sichererem Sex) sprechen, es sei denn, man ist ausschließlich mit einem Partner zusammen, dem man vertraut, weil man seine sexuelle Vergangenheit lückenlos kennt. Immer mehr Paare halten erotische Massage, die zu gegenseitiger Masturbation führen kann, für die einzige Art von Sex, die ihnen sicher genug erscheint, solange sie noch nicht fest mit einem Partner zusammen sind, der ihnen vertrauenswürdig erscheint.

Ich habe das vorliegende Buch vor dem Hintergrund des gegenwärtigen Umbruchs in den Sexualpraktiken geschrieben. Ich hoffe, daß es sowohl den Bedürfnissen derer gerecht wird, die noch nicht in einer festen Beziehung leben und sich in bezug auf ihr Sexualleben wirklich „sicher" fühlen wollen, sowie auch den Bedürfnissen von Paaren, die seit vielen Jahren zusammenleben und nach Möglichkeiten suchen, ihr gemeinsames sinnliches und erotisches Leben zu bereichern.

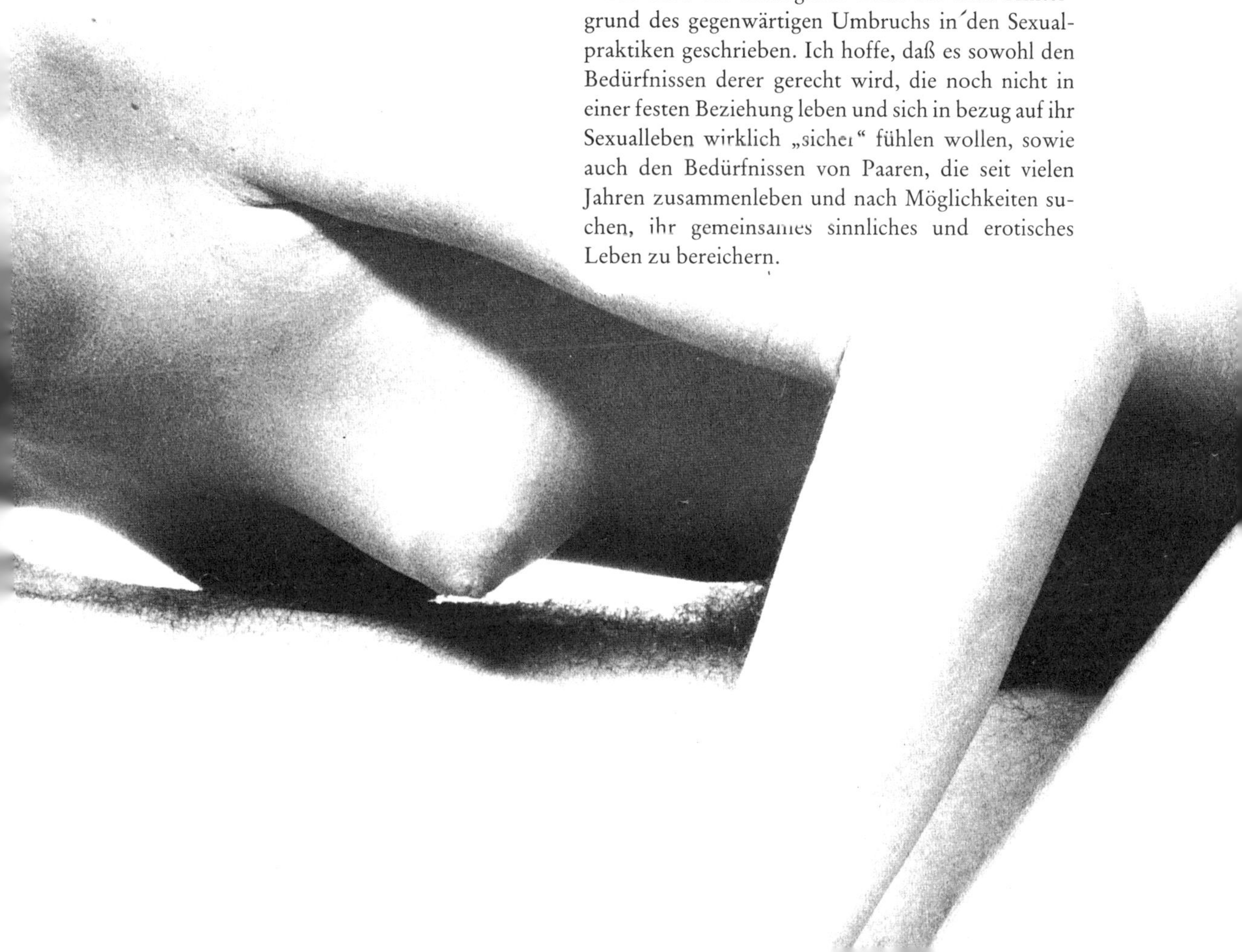

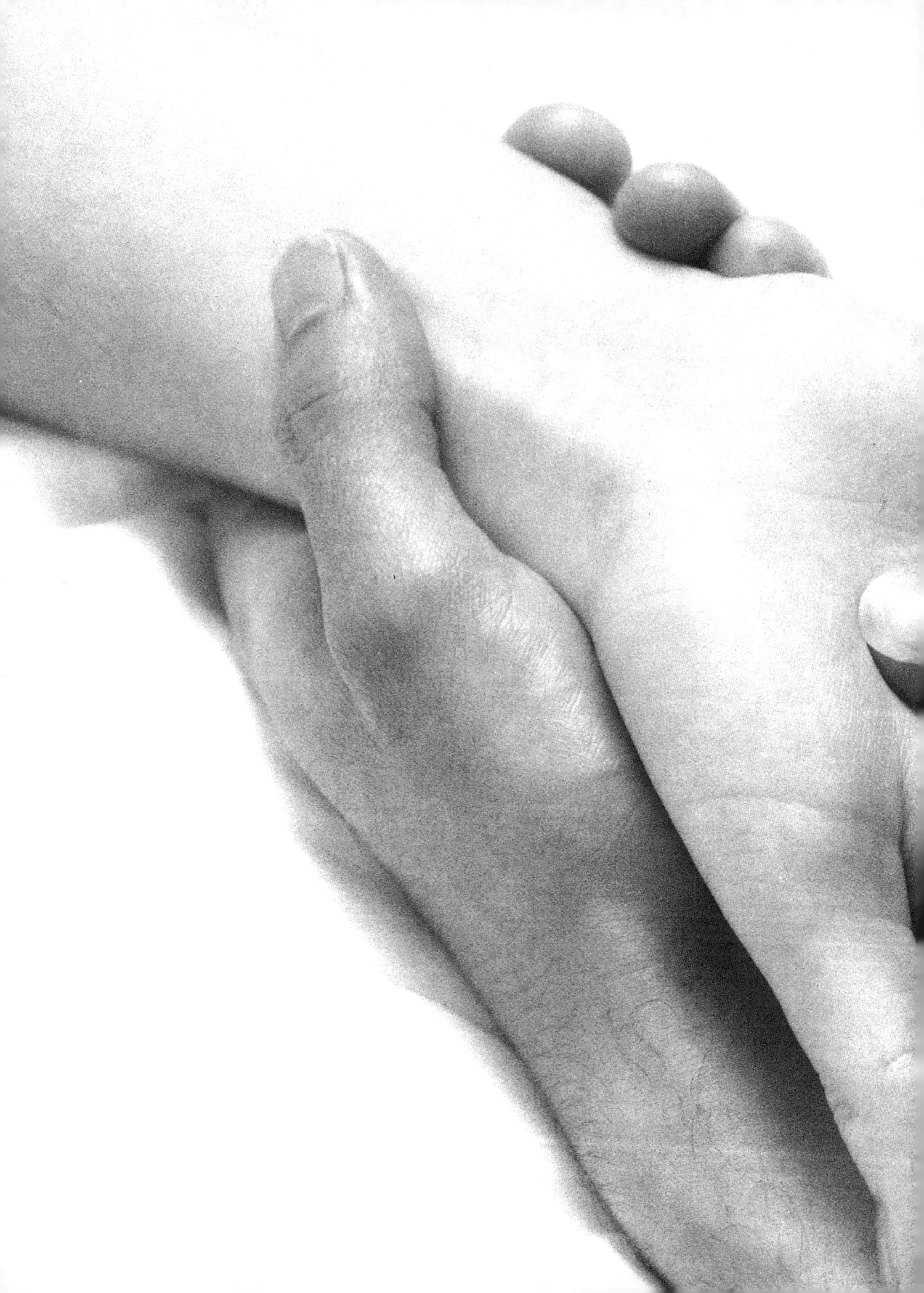

1
Grundlegendes zum Thema Massage

Was ist Massage?

Massage ist ganz einfach eine formalisierte, strukturierte Form der Berührung. Vielleicht sollten wir uns zunächst einmal allgemein mit Berührung befassen, um zu verstehen, warum diese so wichtig für das menschliche Wohlbefinden ist.

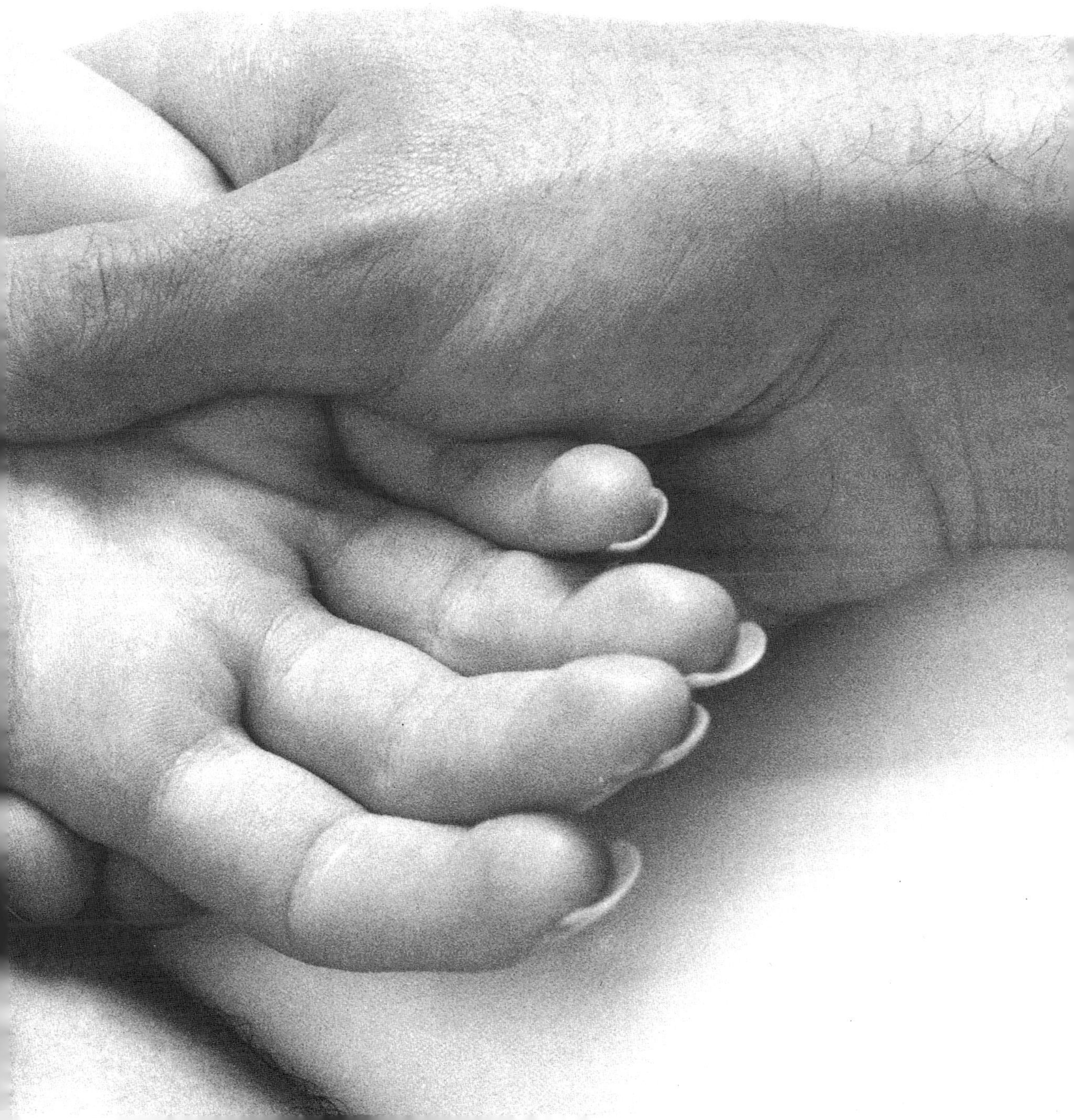

In unserer sogenannten permissiven Gesellschaft, in der die meisten unserer Sinne so reichlich angesprochen werden, wird erstaunlicherweise die Berührungsempfindung ignoriert. In unserer Kultur existiert Berührung praktisch gar nicht. Das Berühren anderer Menschen hat in der westlichen Kultur im Laufe der Jahrhunderte eine immer stärkere sexuelle Bedeutung erhalten.

Natürlich spielt Berührung im Bereich der Sexualität eine zentrale Rolle, aber es ist lächerlich, jede Berührung zu vermeiden, nur weil sie zu Sex führen könnte. Doch genau zu dieser Entwicklung ist es in der westlichen Welt gekommen. In unserer westlichen Kultur hat Sexualität häufig einen negativen Beigeschmack und ist weitgehend tabuisiert. Und ebendiese Tabus gelten auch für die Berührung - als ob schon allein Berührung Sex wäre.

Da viele von uns nach dem Babyalter und der frühen Kindheit nur noch selten berührt worden sind, ist es kaum verwunderlich, daß es uns schwer fällt, andere auch nur in *irgendeiner* Situation zu berühren - sogar in einer sexuellen. Ich kenne viele Paare, die seit Jahren sexuell miteinander verkehren, jedoch ausgesprochene Angst davor haben, einander zu berühren, weil ihnen diese Art der Vertrautheit völlig fremd ist. Von solchen Menschen kann man wahrhaft sagen, daß sie nicht mit ihrem Körper in Kontakt sind. Der unstillbaren Begierde vieler Männer nach immer mehr Sex liegt häufig ein unbewußtes Bedürfnis zu berühren und berührt zu werden sowie nach Nähe zugrunde. Diese Männer glauben irrtümlich, sie könnten nicht einfach darum bitten, berührt zu werden, und versuchen deshalb, das Bedürfnis nach Berührung durch Genitalverkehr zu legitimieren. In unserer Kultur gehört es sich einfach nicht, daß Männer in den Arm genommen oder gestreichelt werden wollen!

Höchstwahrscheinlich ist der Tast- und Berührungssinn der erste, der sich im Mutterleib entwickelt. Berührung ist demnach eine Primärempfindung, die uns sogar noch als Erwachsene in die frühesten Tage unseres Lebens im Mutterleib zurückversetzen kann. Der amerikanische Psychologe S.M. Jourard wies nach, daß die Wahrnehmung von Menschen darüber, wie sie in der Kindheit berührt wurden, in enger Beziehung zu ihrem Selbstwertgefühl steht. Die meisten Menschen fühlen sich schrecklich einsam und isoliert, wenn man sie daran hindert, andere zu berühren und sich selbst berühren zu lassen. In Amerika hat man kürzlich herausgefunden, daß Teilnehmer einer Untersuchung, denen man Hautkontakt verbot, über starke Einsamkeitsgefühle klagten. Eindeutig hat Berührung für uns eine weitaus umfassendere Funktion als nur die Verbesserung unseres Gesundheitszustandes im Falle einer Krankheit - dies ist der „medizinische“ Sinn der Massage.

Wenn ein Mensch emotionale oder physische Schmerzen erleidet, reagieren Anwesende oft, indem sie den Leidenden auf irgendeine Art berühren. Wenn ein Kind fällt, wird es von seiner Mutter liebevoll gestreichelt, damit es „wieder gut wird“. es wird in den Arm genommen und geküßt. Das Kind spürt auf diese Weise, daß es geliebt und geschätzt wird, was vermutlich heilsamer ist als Pillen und andere Arzneien. Ärzte und Krankenschwestern berühren ihre Patienten ebenfalls, wenn auch auf eine etwas „klinische“ Weise. In der gesamten Menschheitsgeschichte haben Heiler das „Handauflegen“ praktiziert.

Berührung ist ein wichtiges Kommunikationsmittel, das ausdrückt, „Du bist mir wichtig“. und ganz gleich, ob wir drei oder dreiundneunzig Jahre alt sind, Berührung versetzt uns unbewußt in die Zeit zurück, als wir noch Babys waren und in den Armen unserer Mutter lagen. Berührung vermittelt uns ein Gefühl der Geborgenheit.

Wenn wir älter werden, erfahren wir leider immer weniger liebevolle physische Berührung, und besonders den Söhnen wird von ihren Eltern - gewöhnlich völlig unbewußt - beigebracht, daß sie Härte entwikkeln müssen. Sie werden dazu erzogen, in schwierigen Zeiten niemals das Bedürfnis zu verspüren, in den Arm genommen, berührt, gestreichelt oder geküßt zu werden. Es ist jedoch erwiesen, daß sich unser Bedürfnis nach Berührung in unserem ganzen Leben nicht verliert, und in der heutigen „Kleinfamilie“ haben wir viel zu wenig Menschen um uns, die uns diese Art von Aufmerksamkeit zukommen lassen könnten, selbst wenn sie dazu bereit wären. Berührung durch einen Fremden zu akzeptieren fällt uns meist schwerer, als wenn es sich um Familienmitglieder handelt, doch häufig sind auch die Mitglieder unserer eigenen Familie für uns faktisch Fremde geworden.

Am schwächsten ist das Berührungs-Tabu zwischen Müttern und Töchtern - weil sie einerseits dem gleichen Geschlecht angehören und weil andererseits in unserer Kultur akzeptiert wird, daß Frauen von Natur aus emotionaler und liebevoller sind. Infolge dessen sind sie später im Leben wesentlich eher bereit und in der Lage, einander auf nicht-sexuelle Weise zu berühren, ohne deshalb Schuldgefühle zu entwickeln. Im Gegensatz dazu entwickeln Männer manchmal regelrechte Phobien gegen die Berührung von ihresgleichen. Schon der bloße Gedanke daran, einen anderen Mann zu berühren, erscheint ihnen völlig abwegig. Männer hätscheln und liebkosen Babys, weil diese angeblich „asexuell" sind. Wenn ihre Kinder jedoch erwachsener werden und eine eindeutigere „sexuelle Identität" entwickeln, fühlen sich die Väter in zunehmendem Maße unwohl dabei, ihre Kinder zu berühren, weil sie fürchten, man könnte ihnen das als sexuellen Annäherungsversuch auslegen. Erwachsene Männer berühren einander praktisch nie, wenn es sich eben vermeiden läßt. Das bedeutet jedoch keineswegs, daß Männer Berührung nicht mehr bräuchten; vielmehr suchen sie zur Befriedigung dieses Bedürfnisses von unserer Kultur akzeptierte Möglichkeiten - einerseits sexuelle Beziehungen zum anderen Geschlecht, andererseits sportliche Aktivitäten, bei denen Berührung ebenfalls erlaubt ist.

Wie sehr wir uns auch selbst etwas vormachen, Berührung ist so grundlegend für unser menschliches Leben, daß wir alle versuchen, dieses Bedürfnis auf jede nur erdenkliche Art zu befriedigen. Beispielsweise sagen viele Frauen, deren Beziehung zu ihren Ehemännern unbefriedigend ist, das Berühren und Hätscheln ihrer Babys und Kinder helfe ihnen, diesen Mangel ihrer Partnerbeziehung auszugleichen. Aus meiner Praxis als Therapeut weiß ich, daß manche Frauen nur deshalb mehr als ein Kind bekommen, weil sie die Nähe und die physische Berührung nicht missen wollen, wenn ihre Erstgeborenen erwachsener und damit unabhängiger geworden sind.

Ashley Montagu schreibt in seinem Buch *Körperkontakt* (erschienen bei Klett-Cotta), daß der menschliche Organismus nur überleben könne, wenn das Grundbedürfnis nach Berührung befriedigt würde. Der Begründer der bioenergetischen Therapie, Alexander Lowen, ist der Ansicht, Schizophrenie könne die Folge mangelnder Berührung in der Anfangszeit des Lebens sein. Man sagt von Schizophrenen, sie seien „nicht mit sich selbst in Kontakt". Es gibt auch Untersuchungen, die die Verbindung zwischen Berührungsmangel in der Kindheit und späteren Tendenzen zur Gewalttätigkeit aufzeigen.

Schon dieser kurze Überblick über die Bedeutung der Berührung müßte den Leser überzeugen, daß Menschen in der Tat dazu geschaffen sind, einander zu berühren. Wäre dies nicht so, dann ließe es sich kaum erklären, warum ein so großer Teil unseres Gehirns dem Berührungssinn zugeordnet ist.

Die Antwort auf die Frage „Was ist Massage?" lautet also: „Massage ist einfach eine systematische Form des Berührens, die zu verschiedenartigen, jedoch vorhersehbaren Ergebnissen führt." Wir wollen uns nun die verschiedenen Arten von Massage genauer ansehen.

Verschiedene Massagearten

Im Laufe der Jahrhunderte haben sich viele Arten von Massage als Heilmethoden entwickelt. Dazu gehören:

- Aromatherapie: Essentielle Pflanzenöle werden in die Haut eingerieben, damit sie heilsam auf den Körper einwirken.
- Shiatsu: Dies ist ein altes japanisches Massagesystem, das auf Erkenntnissen über die Akupunkturpunkte basiert.
- Reflexzonenmassage: Ein System der Fußmassage, durch das man andere Körperteile beeinflussen kann.
- Akupressur: Durch Fingerdruck (anstelle von Akupunkturnadeln) werden bestimmte Akupunkturpunkte stimuliert.
- „Touch for Health" - Heilung durch Berührung: ein System des Muskeltests.
- Schwedische Massage: Diese Massageform liegt wahrscheinlich allen heute in der westlichen Welt anerkannten Massagetechniken zugrunde.

Einige dieser Massagearten werden in Kapitel 5 näher beschrieben. Sie sind jedoch nicht das Hauptthema dieses Buchs, weil wir uns hier nicht auf die therapeutische Massage, die Linderung von Leiden oder die Beseitigung körperlicher Beschwerden durch Massage konzentrieren. Vielmehr wollen wir uns in erster Linie mit zwei anderen Anwendungsbereichen der Massage beschäftigen - mit der sinnlichen Partnermassage und mit der erotischen Massage. Der Zweck der hier beschriebenen Massagemethoden für Paare ist eher, einander Lust zu bereiten, als körperliche Leiden zu heilen. Da diese Art der Massage jedoch das emotionale Wohlbefinden fördert, hat natürlich auch sie einen heilsamen Einfluß auf Körper und Geist des Empfängers - deshalb könnte man sie im weitesten Sinne des Wortes ebenfalls als „heilsam" bezeichnen. Ich kann bestätigen, daß Paare, die einander massieren, sich nicht nur in ihrer Beziehung zueinander besser fühlen, sondern sich auch einer Verbesserung der Gesundheit und des allgemeinen Wohlbefindens erfreuen.

Was hat die sinnliche und die erotische Massage zu bieten?

Im Laufe der Jahre haben mich viele Paare gefragt, wozu sinnliche und erotische Massage gut sein soll. Meist heißt es, schließlich sei das gemeinsame Sexualleben doch ohnehin gut oder zumindest einigermaßen befriedigend, und in den meisten anderen Lebensbereichen sei die gemeinsame Kommunikation ebenfalls zufriedenstellend; wozu sollte man sich in einem ohnehin schon geschäftigen Leben noch eine weitere Verpflichtung auferlegen?

Meiner Meinung nach zeigt genau diese Argumentation, was bei so vielen Beziehungen zwischen Männern und Frauen im argen liegt. Und genau deshalb lege ich in meiner Praxis als Ehetherapeut auch soviel Wert darauf, meinen Patienten die in diesem Buch beschriebenen Techniken zu vermitteln und sie dazu anzuhalten, sie auch miteinander zu praktizieren.

Sinnliche und erotische Massage ist aus den folgenden Gründen tatsächlich der Mühe wert:

✻ *Paare werden durch Massage dazu ermutigt, sich Zeit und Raum für die Zweisamkeit zu nehmen.*
Ohne einen solchen Grund nehmen sich viele diese Zeit nicht. Den meisten Paaren täte es gut, mehr Zeit in Zweisamkeit miteinander zu verbringen, sich die Mühe zu machen, wirklich vertrauter miteinander zu werden. Viele Paare, die viel zusammen unternehmen und die zahlreiche gesellschaftliche Kontakte unterhalten, worum sie von vielen anderen beneidet werden, verbringen nur selten Zeit in Zweisamkeit, um einander zu lieben und echten Austausch zu pflegen. Statt einmal einfach nur zu *sein*, verpulvern sie ihre gesamte Energie im *Tun*. Viel zu viele von uns verbringen ihr Leben mit Tun statt mit Sein. Natürlich leiden unsere Beziehungen darunter.

✻ *Massage kostet nichts weiter als Zeit.*
Massage ist ein billiges Vergnügen. Die meisten von uns verbinden die Vorstellung, „Spaß zu haben". automatisch damit, daß man dafür Geld ausgeben muß. Die alte Weisheit, daß die besten Dinge im Leben umsonst sind, trifft nirgendwo so zu wie bei der Massage. Außerdem ist Massage auch wesentlich leichter zu bekommen als Sex.

✻ *Massage ist nicht zielorientiert.*
Wenn Paare sich zu intimem Beisammensein treffen, so werden solche Begegnungen leicht zielorientiert. Besonders Männer scheinen sich stets Ziele setzen zu müssen, wie unbewußt ihnen diese auch sein mögen, und die Frauen empfinden das nach einer Weile häufig ermüdend und irgendwann sogar als unakzeptabel. Bei gegenseitiger Massage genügt als Ziel, daß man einander Freude bereiten möchte. Es besteht kein Druck, daß man einen Orgasmus zustande bringen muß, und angstbedingtes Versagen ist auch nicht möglich. Das einzige Ziel einer Massage ist Vergnügen um seiner selbst willen, und das haben die meisten Paare leider nur zu selten.

✻ *Massage ist ein befriedigender Ersatz für Geschlechtsverkehr.*
Viele Paare sehen Sex als die einzige Möglichkeit an, ihr Bedürfnis nach Berührung zu befriedigen. Das ist schade, denn Berührung und Sex sind nicht das gleiche, und doch kann Massage so befriedigend sein wie beides. Wenn herkömmlicher Sex aus einem der folgenden Gründe schwierig oder unmöglich ist, ist Massage ein wunderbares Geschenk.

- Die meisten Paaren meiden zur Zeit der Menstruation der Frau den normalen Sexualverkehr.
- Bei anderen ist die Schwangerschaft eine Zeit sexueller Abstinenz.
- Eine Frau, die soeben ein Baby geboren oder die

gerade eine gynäkologische Operation hinter sich hat, ist eine Zeitlang zu sexueller Enthaltsamkeit gezwungen.

- Jeder, der sich Sorgen macht, er könnte sich eine ansteckende Geschlechtskrankheit zugezogen haben und insbesondere jemand, der befürchtet, er selbst, sein Partner oder seine Partnerin könnte eventuell HIV-positiv sein, sollte Sexualverkehr solange meiden, bis durch eine ärztliche Untersuchung Klarheit besteht.
- Tausende von Frauen leiden gelegentlich oder regelmäßig unter Zystitis, Hefepilzen oder unter beidem, was ihnen Genitalverkehr für einige Zeit erschwert oder unmöglich macht. Das gleiche gilt für Herpes.
- Millionen von Menschen leiden zeitweise unter Schmerzen beim Sexualverkehr, unter Ejakulations- oder Orgasmusstörungen.

Man könnte diese Aufzählung noch lange fortsetzen. Viele Paare stellen aus einem solchen Grund ihre gemeinsame Sexualität völlig ein - oder sie suchen außerhalb der Beziehung Trost. Für sie alle könnte die sinnliche und die erotische Massage eine höchst lustvolle und befriedigende Alternative sein, bis sie ihre sexuellen Aktivitäten wieder aufnehmen können. Es ist eine Tragödie, die ich täglich beobachte: Viele Paare verhalten sich beim ersten Versagen, bei einer Krankheit oder einer Enttäuschung so, als wäre dies das Ende ihres gemeinsamen Sexuallebens. Wenn sie gelernt hätten, einander im Rahmen einer sinnlichen oder erotischen Massage auf liebevolle und heilende Weise zu berühren, würde es zu vielen Affären erst gar nicht kommen, und viele Ehen würden bereichert werden, statt in die Brüche zu gehen.

✻ *Massage ist eine wertvolle Ergänzung zum Sexualverkehr.*
Viele Paare fangen nach einiger Zeit des Zusammenlebens an, sich im sexuellen Umgang miteinander zu langweilen. Meist haben sie schon vor der Ehe sexuell miteinander verkehrt; dann kamen der Streß und die Spannungen des Lebens einer jungen Familie, und in Verbindung damit wurden die Möglichkeiten eingeschränkt, Zeit allein miteinander zu verbringen. Das Prickeln ist nicht mehr da, der sexuelle Champagner wird etwas fade. Viele fangen in dieser Situation an, außerhalb der Beziehung Abenteuer zu suchen. Meine gesamte Erfahrung als Ehetherapeut lehrt mich, daß es gewöhnlich lohnender ist, sich um die Wiederherstellung einer Beziehung zu bemühen, als von vorne anzufangen. Sinnliche und erotische Massage können dabei eine große Hilfe sein.

Viele Paare haben mir berichtet, daß gegenseitige Massage ihnen einen völlig neuen Weg gewiesen habe, nachdem sie viele Jahre lang gedacht hätten, sie würden einander so gut kennen, wie man einander nur kennen kann. Der Grund für diese Bereicherung liegt zum Teil darin, daß eine einfühlsame Massage den Empfänger in die erste Zeit seines Lebens zurückversetzt, wenn er sich den wundervollen Empfindungen überläßt, die man dabei erleben kann. In der Sprache der Psychologen wird dies als „Regression" bezeichnet. Regression kann erstaunliche Auswirkungen haben. Viele berichten, Massage brächte sie mit Gefühlen in Verbindung, von denen sie niemals geahnt hätten, daß sie dazu fähig wären. Es handele sich um eine Art mystischer Erfahrung, um eine Art von Meditation, und zwar nicht nur für den Empfänger der Massage, sondern auch für den, der sie gibt.

Auf diese Weise können Emotionen wiederbelebt werden, entweder während der Massage oder danach, und diese können eine Beziehung sehr vertiefen. Viele Paare haben mir berichtet, nach einer wirklich liebevollen Massage seien sie einander näher gewesen als je zuvor. Es ist tatsächlich so gut wie unmöglich, einem Menschen gegenüber feindselige Gefühle zu hegen, von dem man soeben gut massiert worden ist. Deshalb kommt es bei Paaren, die einander regelmäßig massieren, selten zu Gewalttätigkeiten. Ein grundlegendes Vertrauen entsteht, das mit einer Rückkehr in den Mutterschoß vergleichbar ist, wovon die meisten Beziehungen ungeheuer profitieren. Andere Menschen müssen Unsummen bezahlen, um ebendies im Rahmen einer professionellen Therapie zu erhalten. Beziehungen, die ihren anfänglichen Glanz verloren haben, können durch Massage in einem Maße gewinnen, das Menschen, die diese Erfahrung noch nicht gemacht haben, unvorstellbar oder sogar unglaublich erscheint.

✻ *Massage wirkt sich positiv auf die Sexualität aus.*
Mit diesem Aspekt werden wir uns später noch

genauer beschäftigen. Die meisten Paare machen die Erfahrung, daß ihr Lustgefühl beim Sexualverkehr größer ist, wenn der sexuelle Leistungsdruck wegfällt. Viele Menschen, insbesondere Männer, versuchen durch Sex emotionale Bedürfnisse zu befriedigen, für die Sex nicht geeignet ist. Viele von ihnen sind hocherfreut, wenn ihnen die Last des sexuellen „Erfolgs" abgenommen wird, indem sie sozusagen die „Erlaubnis" erhalten, sich an nicht-genitaler Nähe und Intimität zu erfreuen.

✻ *Massage ist die beste Methode zur Verbesserung der Kommunikation.*
Nur wenige von uns kommunizieren so gut mit ihrem Partner oder ihrer Partnerin, wie es grundsätzlich möglich wäre. Die sinnliche Partnermassage ist eine wundervolle Methode, um dies zu erlernen. Wir werden später Näheres darüber erfahren.

✻ *Massage wirkt auf angenehme Weise entspannend.*
Im Alltagsstreß der heutigen schnellebigen Welt haben die meisten von uns Schwierigkeiten, sich zu entspannen. Will man jedoch eine Massage geben oder empfangen, so ist dies nur möglich, wenn man Zeit und Raum dafür schafft und sich gemeinsam entspannt. Für viele Paare ist Sex keineswegs entspannend, da er unter dem Druck der verschiedensten unbewußten und natürlich auch bewußten Gefühle steht, beispielsweise:

- Versagensangst
- Leistungsdruck
- Unterschiede im sexuellen Appetit der Partner
- Unterschiede in den sexuellen Vorlieben
- Der eine Partner hat keine Lust auf Sex, wenn der andere Lust verspürt.
- Angst vor Schwangerschaft

Diese und noch viele andere Hindernisse belasten die meisten Paarbeziehungen zumindest zeitweise.

Sinnliche und erotische Massage umgeht alle diese Schwierigkeiten und weist den meisten Paaren eine verläßliche Möglichkeit, einander Lust zu bereiten und sich miteinander zu entspannen.

Der äußere Rahmen

Sie brauchen nicht viel, um Ihren Partner oder Ihre Partnerin zu massieren. Natürlich brauchen Sie genügend Zuneigung, um es tun zu wollen, und Sie brauchen Zeit, Energie und ein paar Grundkenntnisse über Massage. Außerdem können einige Hilfsmittel von Nutzen sein. Am wichtigsten jedoch ist eine Umgebung, die garantiert, daß die Massage für beide Beteiligten zu einem möglichst angenehmen Erlebnis wird.

Wie man eine geeignete Umgebung schafft

Es lohnt sich in jedem Fall, eine angenehme Umgebung zu schaffen. Natürlich können Sie eine Massage auch im Freien geben, wenn es warm genug ist und die der Situation angemessene Intimität gewährleistet ist. Eine Kurzmassage können Sie fast überall geben, wo der Empfänger der Massage bequem liegen kann. Ich möchte hier dennoch ein paar Tips geben, die viele Paare als nützlich bezeichnet haben.

✻ *Nehmen Sie den Hörer vom Telefon.*
Die meisten von uns sind sowohl bei der Arbeit wie auch zu Hause jederzeit telefonisch erreichbar, und nichts kann eine entspannende Massage so sehr stören wie das notorische Klingeln eines Telefons. Gewöhnlich ist die Atmosphäre dann zunächst einmal verdorben. Wenn Sie einen Anrufbeantworter haben, dann stellen Sie die Klingel so leise wie möglich, und wenn Sie das Telefon ausstöpseln können, dann tun Sie es!
✻ *Wenn Sie nicht allein im Haus sind, dann hängen Sie einen Zettel mit der Aufschrift „Bitte nicht stören" außen an die Tür.*
Das hält Kinder und andere Erwachsene davon ab, ohne Vorankündigung den Raum zu betreten. Allerdings massieren die meisten Paare einander ohnehin abends, was solche Unterbrechungen unwahrscheinlicher macht. Der Nachteil abendlicher Massagen ist, daß man am Ende eines arbeitsreichen Tages meist müde ist.
✻ *Dämpfen Sie das Licht.*
Gegenseitiges Massieren sollte entspannend wirken. Dämpfen Sie deshalb grelle Beleuchtung. Sie brauchen nur gerade soviel Licht, daß Sie sehen können, was Sie tun. Zu diesem Zweck können Sie Ihre normale Beleuchtung mit einem Dimmerschalter versehen. Auch Kerzenlicht wirkt sehr beruhigend und romantisch. Manche werden mit der Zeit sehr geschickt darin, im Dunkeln zu massieren. Die Masseure im alten Orient wurden unter den Blinden

ausgewählt, weil deren Tastsinn gewöhnlich stark entwickelt ist.

✻ *Angenehme Raumtemperatur*
Im Idealfall sollte die Raumtemperatur 24 Grad Celsius betragen. Die beste Form von Wärme ist die eines Radiators. Warmluftventilatoren lenken durch ihre Geräusche ab und erzeugen in einem kleinen Bereich des Raumes einen heißen Luftzug. Schalten Sie die Heizung mindestens eine halbe Stunde vor Beginn der Massage ein. Manchmal deckt der Massierende auch die Körperteile, die er gerade nicht massiert, mit einer Decke oder einem großen Handtuch ab. Manche Paare benutzen im Winter eine elektrisch geheizte Überdecke. Achten Sie in jedem Fall darauf, daß Ihnen wirklich warm *ist*, ganz gleich, wie Sie dies erreichen. Das gilt sowohl für den Geber wie auch für den Empfänger der Massage. Wenn einer der Partner infolge von Kälte steife Muskeln bekommt, so behindert das den Massageprozeß oder macht das ganze Vorhaben sogar zu einer Zeitverschwendung.

✻ *Verwenden Sie Musik, wenn Sie mögen.*
Auf manche Leute wirkt Musik sehr entspannend, für andere ist sie nur eine Ablenkung. Wählen Sie keine Musik mit Gesang - reine Instrumentalmusik eignet sich als Hintergrund für eine Massage besser.

✻ *Der Empfänger der Massage sollte auf einer festen Unterlage liegen.*
Das Naheliegendste wäre zwar, auf dem Bett zu massieren, doch sollte man das möglichst nicht tun, weil dabei ein großer Teil der Energie des Gebers von der Matratze neutralisiert wird. Wesentlich besser ist es, auf dem Fußboden zu massieren. Legen Sie ein paar zusammengefaltete Decken, ein Stück Schaumstoff oder einen Schlafsack auf den Boden und bedecken Sie diese Unterlage mit einem weichen Tuch. Das Polster sollte so groß sein, daß nicht nur der Empfänger der Massage darauf liegen kann, sondern daß auch Ihre eigenen Knie noch Platz darauf finden. Wenn Sie sich beim Geben der Massage nicht wohlfühlen, wirkt sich dies negativ auf die Massage aus. Ihre Anspannung und Ihr Unbehagen übertragen sich dann auf den Empfänger.

✻ *Heben Sie den Kopf des Empfängers mit einem dünnen Kissen etwas an.*
In dieser Position kann sich der Hals wesentlich besser entspannen. Liegt der Empfänger auf dem Rücken, dann stützen Sie außerdem die Unterschenkel oder die Knie mit einem kleinen Kissen ab; das bringt den Unterrücken in eine bequemere Position. Der Empfänger liegt während der Massage ungefähr die halbe Zeit auf dem Rücken, und in der beschriebenen Position werden Rückenschmerzen so weit wie möglich vermieden, wodurch die gesamte Massage wesentlich entspannender wirkt.

✻ *Geber und Empfänger sollten vor der Massage allen Schmuck ablegen.*
Uhren, Ringe und Körperschmuck sind bei einer Massage nicht nur hinderlich, in bestimmten Situationen können sie auch Schmerzen oder gar Verletzungen verursachen. Deshalb sollte man sie vorsichtshalber von vorneherein ablegen.

✻ *Legen Sie so viele Kleidungsstücke wie möglich ab.*
Im Idealfall sind beide Partner bei der Massage nackt. Wenn es jedoch im Raum nicht warm genug ist, sollte der Massierende leichte Kleidung tragen, die ihn beim Massieren nicht behindert.

Vorbereitung

Da es bei der Massage zu Hautkontakt kommt, ist Sauberkeit sehr wichtig. Manche Paare baden oder duschen zuerst und massieren einander dabei ein wenig im Wasser, was eine angenehme Vorbereitung für die eigentliche Massage ist. Es kann höchst lustvoll sein, den Parnter sanft mit einem Badeschwamm oder einem Badehandschuh zu massieren.

Wenn Sie weder Zeit noch die Möglichkeit haben, gemeinsam ein Bad zu nehmen, dann waschen Sie sich, wenn Sie eine Massage geben wollen, zumindest gründlich die Hände. Auch sollten Ihre Fingernägel kurz sein, damit Sie nicht versehentlich Ihren Partner oder Ihre Partnerin damit kratzen.

Die Hände sind die wichtigsten Werkzeuge bei einer Massage; deshalb sollte der Geber alles dafür tun, daß sie geschmeidig und empfindsam sind. Erhalten Sie auch Ihre Finger flexibel, notfalls durch irgendeine Art von feiner Handarbeit wie Sticken oder Modellieren mit Ton. Dies ist besonders dann sinnvoll, wenn Sie in Ihrem Beruf gröbere manuelle Arbeit verrichten. Wie in vielen anderen Bereichen macht auch in der Massage die Übung den Meister. Lassen Sie sich daher nicht entmutigen, wenn Sie anfangs nicht so geschickt sind, wie Sie selbst oder Ihr Partner beziehungsweise Ihre Partnerin es gerne hätten. Wenn Sie sich von ihm oder ihr führen lassen, werden Sie schnell Fortschritte machen.

Vergessen Sie nicht, daß ein großer Teil der Wirkung, die Sie erzielen werden, auf die natürliche Heilkraft unserer Hände zurückzuführen ist. Die alte Praxis des „Handauflegens" ist seit langer Zeit und in vielen Kulturen bekannt. Mit Hilfe der modernen Technologie können wir die Heilkräfte und die Energie sogar messen, die durch die Hände fließen, wenn ein Mensch sich auf die seinen Händen innewohnende Heilkraft konzentriert. Es heißt, die Energieübertragung sei das Wichtigste an der gesamten Massage.

Nach einer reichhaltigen Mahlzeit ist eine Massage nicht empfehlenswert, ebensowenig nach starkem Alkoholkonsum.

Innerlich zur Ruhe zu kommen ist eine wichtige Vorbereitung für eine gute Massage. Versuchen Sie, sich von allen Sorgen des Tages freizumachen und konzentrieren Sie sich ganz auf das, was Sie tun wollen. Wenn der Geber geistesabwesend oder physisch erschöpft ist, wird der Empfänger kaum etwas von der Massage haben. Wenden Sie Ihren Geist also liebevoll Ihrem Partner zu.

Einige Vorsichtsmaßnahmen

Massage ist eine natürliche Heilmethode und eine Form der Entspannung, doch in bestimmten Situationen ist Massieren durchaus nicht risikolos. Massieren Sie nie bei den folgenden Krankheiten oder Störungen – zumindest nicht den betroffenen Körperbereich:

- Brüche
- offene Wunden
- Entzündungen
- ansteckender Hautausschlag
- leicht verletzbare Venen (besonders an den Beinen)
- Beulen
- Schwellungen und Tumore
- Gelenkentzündungen
- Thrombose oder Venenentzündung an den Beinen
- Fieberanfälle

Fragen Sie notfalls einen Arzt, wenn Sie sicher sein wollen, ob eine Massage im konkreten Fall ungefährlich ist.

Geben und Empfangen

Ich spreche zwar in diesem Buch ständig vom „Geber" und vom „Empfänger" der Massage, doch ist dies nicht ganz richtig, denn bei der Massage geht es im Grunde um das *Miteinander-Teilen.* In einem gewissen Sinne gibt der Empfänger ebenso wie der „Geber". Während der Massage tauschen beide Beteiligten Energieströme aus und kommunizieren auf intime Weise miteinander, ganz gleich, in welcher Rolle sie sich befinden.

Der Empfänger gibt sein Vertrauen und liefert sich dem Geber völlig aus, der seinerseits alle seine Kommunikationskanäle öffnet, um einfühlsam auf die Bedürfnisse des Empfängers eingehen zu können. Die Rolle des Empfängers ist möglicherweise schwieriger als die des Gebers, weil es den meisten von uns schwerer fällt, völlig entspannt, passiv und verletzlich zu sein, als etwas zu „tun".

Wenn Sie der Empfänger sind, dann lassen Sie zu, daß Sie völlig passiv werden. Schalten Sie Ihr Gewahrsein der Außenwelt ab. Sie können sich beispielsweise eine lustvolle Szene vorstellen, als würden Sie sie real erleben. Schließen Sie die Augen und konzentrieren Sie sich auf die Atmung oder auf das, was mit Ihnen geschieht. Oder lassen Sie Ihren Geist ganz leer werden. Die einzige „Pflicht" des Empfängers ist, den Geber wissen zu lassen, ob er bestimmte Teile der Massage als mehr oder weniger genußvoll erlebt, und ihn gegebenenfalls liebevoll zu führen. Anfangs ist es unumgänglich, darüber zu sprechen (siehe weiter unten); später erkennt der Geber Ihre Bedürfnisse als Empfänger schon an Ihren Reaktionen: an Ihrem sanften Stöhnen und Seufzen, an Ihren minimalen Körperbewegungen und an ähnlichem.

Als Geber müssen Sie offen für die Bedürfnisse des Partners sein, erkennen, was ihm am meisten Lust bereitet und ihm seine Wünsche erfüllen. Wie man dies am besten macht, erfahren Sie im Folgenden.

Kommunikation durch Berührung

Viele von uns glauben, die beste Art, mit einem Partner zu kommunizieren, sei zu reden. Das trifft aber nicht immer zu. Wir kommunizieren ständig, und oft ohne zu reden. Nonverbale Kommunikation ist wahrscheinlich wichtiger für den zwischenmenschlichen Austausch als Reden. Doch verstehen viele Paare, die zur Therapie zu mir kommen, die nonverbalen Kommunikationssignale ihrer Partner nicht besonders gut.

In diesem Zusammenhang erfüllt die sinnliche Massage eine wichtige Funktion. Wenn Sie von Anfang an Ihrem Partner gut zuhören und auf diese Weise erfahren, was er am liebsten mag, dann ermutigen Sie ihn nicht nur zur Offenheit, sondern lernen außerdem, wie Sie es ihm recht machen können. Die Aufgabe des Gebers besteht nur darin, die Massage so angenehm wie möglich für den Empfänger zu machen, was auch immer dazu erforderlich sein mag. Gewöhnlich muß er hierzu alle Vorstellungen darüber fallenlassen, was dem Empfänger *seiner Meinung nach* gefallen müßte, da der Empfänger vermutlich andere Vorstellungen darüber hat.

Was Partner während der Massage über das Geber und Nehmen lernen, wirkt sich äußerst positiv auf das Sexualleben des Paares aus, da die meisten Menschen sich beim Sexualverkehr ähnlich verhalten wie bei der Massage. Denken Sie stets daran, daß es nicht genügt, so zu massieren, wie Sie selbst es für richtig halten. Sie müssen stets auf die aktuellen Bedürfnisse Ihres Partners eingehen. Die Bereitschaft zur Flexibilität und zum Aufgeben vorgefaßter Vorstellungen darüber, was angenehm sein „sollte". wird Ihrem Sexualleben sehr zugute kommen, wenn Sie die bei der Massage geübte Offenheit und Anpassungsbereitschaft in den Bereich der Sexualität übertragen.

Schon nach ein paar Massagen können Sie sich so gut in die Bedürfnisse Ihres Partners einfühlen, daß Reden überflüssig wird. Die Kommunikation gewinnt dann wesentlich an Tiefe, da Sie sehr feine Körpersignale wahrnehmen, die Ihnen zuvor entgangen sind.

Meiner Meinung nach entsteht bei Paaren, die einander massieren, auch ein größerer Einklang der Seelen. Sie beginnen, auf einer höheren Ebene miteinander zu kommunizieren, und zwar nicht nur während der Massage, sondern auch in der übrigen Zeit. Dies kann nur zum Vorteil beider Beteiligten sein.

Kommunikation auf dieser Ebene während der Massage erfordert jedoch Übung, Wissen und einige Grundkenntnisse. Im Folgenden möchte ich ein paar allgemeine Anleitungen für das Massieren geben.

✻ Legen Sie sich nebeneinander auf den Boden oder auf ein Bett oder legen Sie sich in „Löffelposition" auf die Seite, so daß Ihre vordere Körperseite der Rückseite Ihres Partners zugewandt ist. Passen Sie Ihren Atemrhythmus dem Ihres Partners an, so daß Sie jeweils gleichzeitig mit ihm ein- und ausatmen. Entspannen und lockern Sie sich in diesem Zusammensein.

✻ Denken Sie daran, daß es bei der Art von Massage, die ich in diesem Buch beschreiben werde, um Entspannung und Vertrauen geht. Das Gefühl des Vertrauens darf niemals zerstört werden: Lassen Sie Ihren Partner niemals im Stich. Das bedeutet, daß Sie den Körperteil, den Sie jeweils massieren, abstützen müssen. Selbst wenn der Empfänger einschläft, muß er ganz und gar darauf vertrauen können, daß er sich in guten Händen befindet. Behandeln Sie jeden Teil seines Körpers so, als sei er äußerst kostbar für Sie - was er hoffentlich tatsächlich ist.

✻ Wenn Sie massieren, so fragen Sie Ihren Partner, ob ein bestimmter Teil seines Körpers besondere Aufmerksamkeit erfordert.

✻ Halten Sie beim Massieren Ihren Rumpf möglichst aufrecht und gerade. Lassen Sie die Schultern locker herabhängen und achten Sie darauf, daß Sie sich nicht anspannen. Der Empfänger bemerkt jede Anspannung des Gebers, und dies kann die Massage beeinträchtigen.

✻ Konzentrieren Sie sich auf Ihren Partner und machen Sie sich frei von allen anderen Gedanken. Ihre ganze Aufmerksamkeit sollte während des Massierens auf die Hände konzentriert sein. Bleiben Sie aber auch stets offen für die Bedürfnisse des Empfängers.

✻ Eine gute Massage fühlt sich wie aus einem Guß an. Deshalb sollte eine Hand stets mit dem Körper des Empfängers in Berührung bleiben, um Kontinuität zu gewährleisten.

✻ Massieren Sie möglichst langsam, gleichmäßig und rhythmisch, dann wird die Massage für den Empfänger zu einem angenehmen Erlebnis. Überraschungen wirken bei der Massage störend. Als angenehm wird ein vorhersehbarer Strom wohltuender Striche und Bewegungen empfunden.

Wenn Sie all dies beherzigen, entsteht eine angenehme Atmosphäre, und echte Kommunikation wird möglich. Sinnliche und erotische Massage haben nichts mit einer Autoreparatur gemein; vielmehr handelt es sich um einen höchst intuitiven Prozeß des MiteinanderTeilens, welcher völlige Hingabe an die Tätigkeit sowie an die Person, mit der man die Erfahrung teilt, erfordert.

Was Sie brauchen

Nur wenige Paare legen sich einen richtigen Massagetisch zu. Abgesehen davon benötigen Sie nur etwas Öl oder Puder, um die Gleitfähigkeit der Haut zu verbessern. Außerdem gibt es noch ein paar Dinge, die eine Massage lustvoller machen können. Wir werden uns weiter unten damit beschäftigen.

Massageöle

Öl wird bei der Massage nur verwendet, weil es den Kontakt zwischen der Haut des Empfängers und den Händen des Gebers reibungsloser und damit angenehmer macht. Wenn man Öl auf der Haut nicht mag, kann man den gleichen Effekt auch durch Verwendung von Talkum-Puder erreichen.

Oft wird die für eine Massage notwendige Ölmenge überschätzt. Schon sehr wenig Öl reicht aus, um die Haut geschmeidiger zu machen. Bei allzu großzügigem Ölverbrauch rinnt das überschüssige Öl über den Körper auf die Unterlage. Zuviel Öl reduziert auch die Kontaktempfindung, was sich natürlich nachteilig auswirkt.

Tragen Sie nur jeweils auf dem Teil des Körpers Öl auf, den Sie gerade massieren wollen. Einmaliges Einölen eines Körperteils sollte für die gesamte Massage genügen, außer, Sie bearbeiten so große Bereiche wie den Rücken oder Bereiche mit starkem Haarwuchs - letzteres gilt insbesondere für Männer.

Welche Art von Öl Sie benutzen, liegt völlig bei Ihnen. Sie brauchen keineswegs ein Vermögen für Luxusöle auszugeben. Pflanzliche Öle aus Sonnenblumenkernen, Färbedistel oder Kokosnuß sind geeignet. Viele Beauty Shops und sogar Drogerien verkaufen heute preiswerte Massageöle. Sie können sogar Olivenöl verwenden, allerdings ist es dicker als andere Pflanzenöle und etwas klebrig. Mineralöle wie Babyöl können ebenfalls verwendet werden, doch nimmt die Haut sie nicht so gut auf.

Am besten, aber auch am teuersten sind spezielle Aromatherapie-Öle. Das sind mit Duftstoffen versetzte Öle, die für ganz bestimmte Zwecke speziell zubereitet werden - beispielsweise können sie entspannend, belebend oder erotisierend wirken.

Ein englischer Hersteller bietet reines Massageöl an, das Sie als Grundstoff für eine ganz persönliche Kreation nehmen können - Sie brauchen nur ein paar Tropfen Ihres Lieblingsparfüms hinzuzufügen.

Manche Leute gießen das Öl vor der Massage gerne in eine Schüssel, doch kann eine Schüssel leicht umfallen; eine Flasche mit Klappverschluß eignet sich besser. Wenn Sie nicht ständig darauf achten müssen, daß das Öl nicht umfällt, können Sie sich natürlich besser auf die Massage konzentrieren. Wärmen Sie das Öl vor Gebrauch ein wenig an, indem Sie die Flasche in eine Schüssel mit heißem Wasser stellen oder sie in sicherer Entfernung über einen Radiator halten.

Schütten Sie das Öl niemals direkt aus der Flasche auf die Haut Ihres Partners, denn das kann unangenehmes Kitzeln oder Kälteschauer verursachen. Gießen Sie ein wenig angewärmtes Öl in eine Hand und legen Sie diese auf den Körper Ihres Partners. Lassen Sie die Hand einen Augenblick lang ruhen und beginnen Sie dann, das Öl langsam über den Bereich zu verteilen, den Sie massieren wollen. Ihre Hände sollten entspannt sein, sich fließend über die Haut Ihres Partners bewegen und sie berühren, als wären sie Federn. Auch die Unterbrechung des Kontakts sollte sanft erfolgen, niemals ruckhaft.

Am Ende der Massage ist der ganze Körper des Empfängers leicht eingeölt. Legen Sie deshalb ein kleines Handtuch bereit, um überschüssiges Öl entfernen zu können.

Besondere Hilfsmittel

Ein Elektrovibrator ist ein nützliches Hilfsmittel für die Massage, doch erproben Sie ihn, bevor Sie ihn bei einer Massage einsetzen. Vibratoren stehen zwar in dem Ruf, der sexuellen Stimulation zu dienen, doch ursprünglich waren sie für den Einsatz bei der Massage gedacht, und man kann sie dafür tatsächlich sinnvoll verwenden! Selbst jene Vibratoren von phallischer Form, die der Stimulation der Klitoris dienen, eignen sich für kurze Massagen. Am besten sind jedoch Geräte, die man auf dem Handrücken befestigen kann, so daß Ihre eigene Hand mit dem Körper des Empfängers in Kontakt ist, nicht der Kunststoff oder der Gummi des Geräts.

Es gibt zahlreiche Massagegeräte zu kaufen, und die meisten großen Hersteller von Elektrogeräten bieten irgendein Produkt dieser Art an. Solche Massagegeräte haben meist austauschbare Aufsätze für die verschiedenen Körperteile. Obgleich viele Frauen (und einige Männer) sie zur sexuellen Stimulation benutzen, kann man sie auch, wenn man keinen Partner hat oder dieser zur Zeit nicht anwesend ist, für eine Selbstmassage benutzen.

Eine Sauna oder ein Jakuzzi ist eine wundervolle Ergänzung zu einer Massage, doch haben die meisten von uns weder das nötige Kleingeld noch Platz für derartigen Luxus. Ein großes, gemütliches Bad ist eine sinnvolle Investition, denn Sie können zusammen mit Ihrem Partner vor Beginn der Massage darin baden. Eine Massagedüse ist für viele erschwinglich, und eine Unterwassermassage damit kann eine gute Vorbereitung für die eigentliche Massage sein.

In speziellen Gesundheitsläden, Drogerien, Bäder-Boutiquen und Sanitätshäusern gibt es Körperroller und ähnliche Geräte zu kaufen. Es lohnt sich, auch einmal mit solchen Dingen zu experimentieren.

Für die meisten Paare jedoch ist Massage eine befriedigende Kommunikation von Mensch zu Mensch, und sie benötigen dazu nichts weiter als ihre Hände.

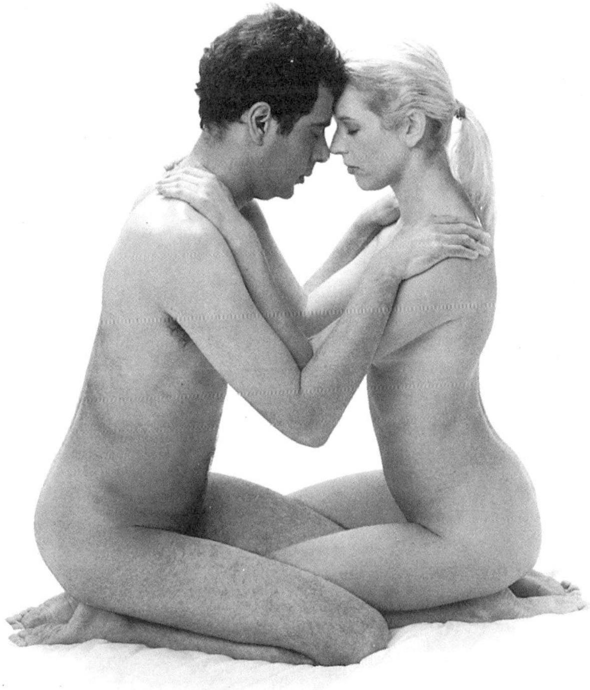

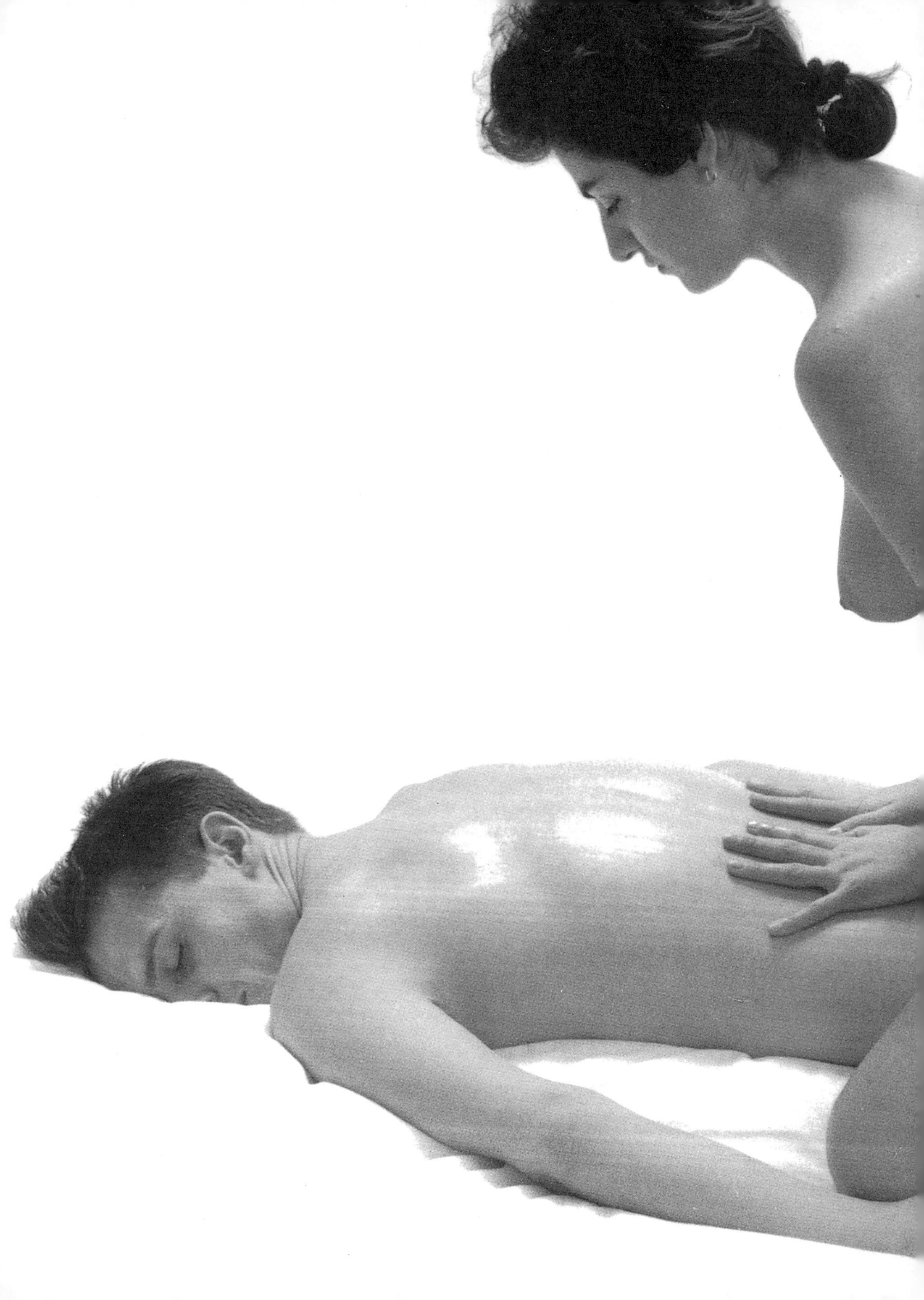

2
Grundlegende Massagetechniken

Wenn Sie Ihren Partner massieren, sollten Sie sich mehr von Ihren intuitiven Gefühlen leiten lassen als von allem, was hier beschrieben steht.

Es gibt keine richtige und falsche Art zu massieren. Tun Sie, was Ihrem Partner behagt, und lernen Sie geduldig, wie Sie es noch besser machen können. Die meisten Paare entwickeln im Laufe der Zeit ihre eigenen, improvisierten Methoden - etwas, das ihnen persönlich besonders gefällt. Sie brauchen sicherlich kein Massage-„Experte" zu werden, doch wenn Sie gewisse grundlegende Techniken erlernen, so hilft Ihnen das, das Beste aus den gemeinsamen Massagesitzungen zu machen.

Viele Paare sind hocherfreut, ein paar grundlegende Techniken zu erlernen, weil ihnen dies häufig völlig neue Perspektiven erschließt. Was zunächst wie eine etwas mühsame Übung erscheint, wird schnell zu einer ebensolchen Selbstverständlichkeit wie das Autofahren - es wird zur zweiten Natur. Die eigentlichen „Griffe" sind bald soweit automatisiert, daß Sie frei das Geben und Empfangen genießen können. Wenn Sie also zunächst den Eindruck haben, nun müßten Sie eine Menge auswendiglernen, so seien Sie unbesorgt - Sie werden überrascht sein, wie schnell Sie Fortschritte machen, wenn Sie das hier Beschriebene üben.

Es gibt buchstäblich Tausende von Arten der

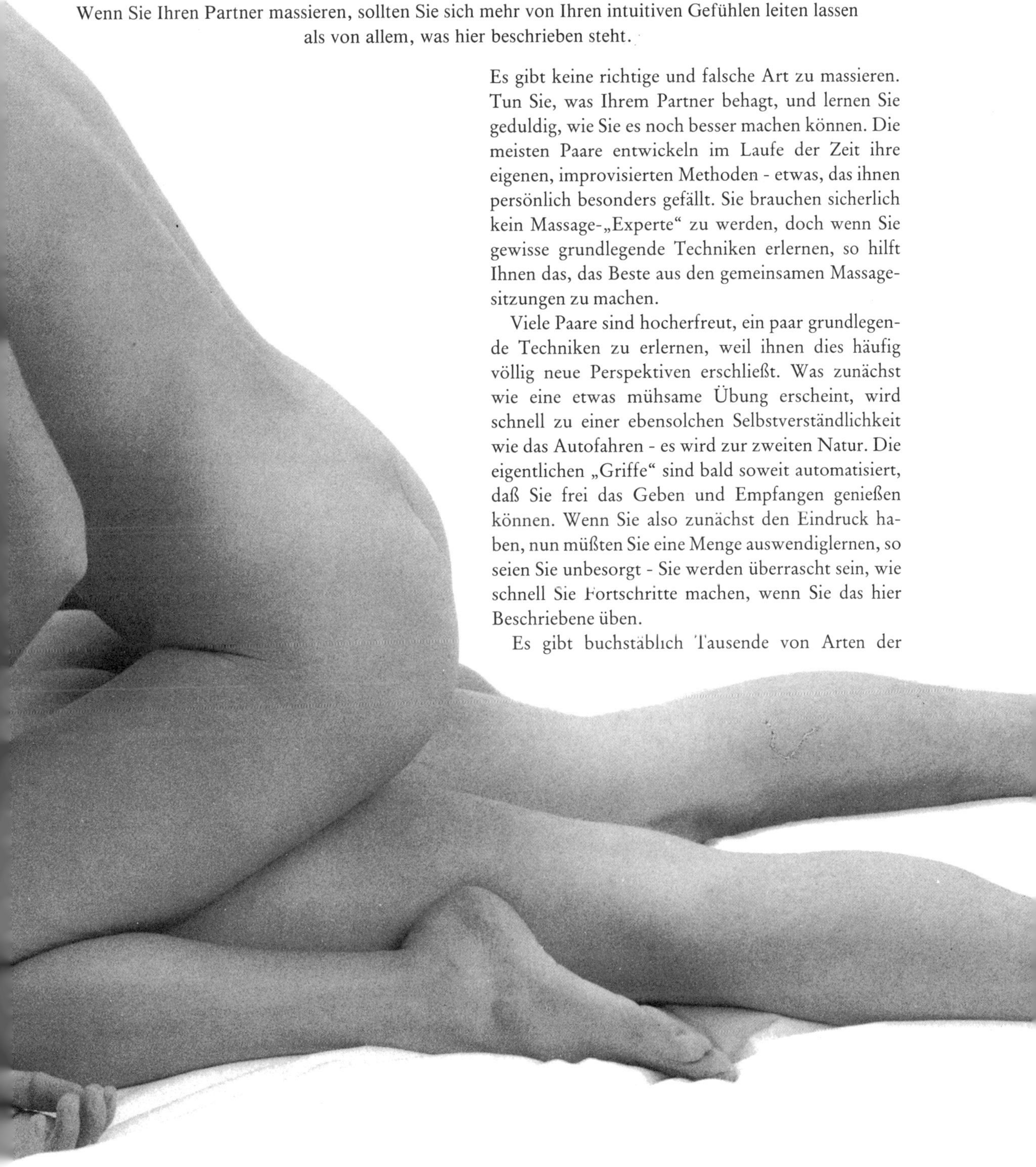

Berührung. Doch wollen wir uns hier zunächst mit einigen Grundtechniken befassen, die bei der Partnermassage nützlich sind. Die erotische Massage erfordert völlig andere Arten der Berührung.

Man kann die grundlegenden Massagetechniken in drei Gruppen unterteilen: leichte, mittelkräftige und kräftige Massage. Eine vierte Kategorie, die Klopfmassage, werde ich ebenfalls beschreiben, obwohl die meisten Paare sie kaum verwenden.

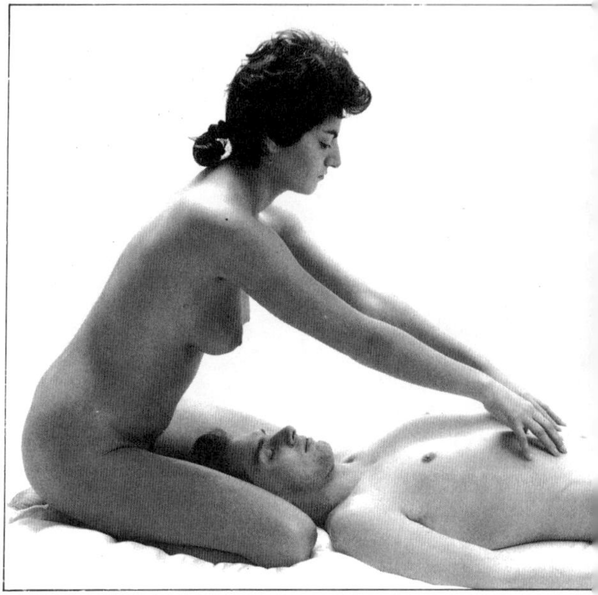

Streichen

Dies ist die sinnlichste und leichteste Art zu massieren. Lassen Sie Ihre Hände einfach sanft und rhythmisch über die Hautoberfläche Ihres Parnters streichen. Beginnen und beenden Sie mit diesen Bewegungen jede Massagesitzung, wobei Sie in langen Strichen über den ganzen Körper gleiten, statt sich auf einen bestimmten Körperteil zu konzentrieren.

Solche Bewegungen sind sehr sanft und wirken äußerst beruhigend; man wendet sie an, um vor Beginn der Massage in einem bestimmten Teilbereich das Öl aufzutragen. Sie können entweder mit anliegenden oder mit gespreizten Fingern und flach aufliegender Hand über die Haut streichen. In beiden Fällen entstehen völlig unterschiedliche Empfindungen. Wenn Sie die Handballen vom Körper des Empfängers abheben und nur mit den Fingerspitzen massieren, wenden Sie den sogenannten Schmetterlingsgriff an, der für den Empfänger äußerst angenehm ist, jedoch etwas Übung erfordert, weil man zu Anfang leicht unabsichtlich ein Kitzeln verursacht und dadurch die Entspannung stört.

Lassen Sie die Fingerspitzen beider Hände gleichzeitig oder abwechselnd leicht über die Haut gleiten. Fahren Sie mit diesen leichten Strichen über den ganzen Körper; wenn Sie zunächst die eine und dann die andere Hand benutzen, so achten Sie darauf, daß sich die Hände beim Wechsel nahtlos ablösen. Diese Massageart kann man benutzen, um eine Massage oder die Arbeit an einem bestimmten Körperteil zu beenden.

Auch lange Streichbewegungen sind angenehm. Dazu legen Sie die Hände flach auf den Körper Ihres Partners und beugen sich vor, um sie so weit wie möglich am Körper des Empfängers abwärts (oder aufwärts) gleiten zu lassen. Beschreiben Sie anschließend mit den Händen einen Kreis und machen Sie sich auf die Rückreise. Auf diese Weise können Sie in großen Kreisbewegungen über flache Körperteile streichen, zum Beispiel über die Brust, den Bauch, den Rumpf oder den Rücken.

Versuchen Sie, mit beiden Händen abwechselnd große Kreise zu ziehen, wobei die Hände einander möglichst übergangslos ablösen sollen, so daß jede tatsächlich nur einen Teil der Kreisbewegung vollführt. Viele behaupten, dies erzeuge ein fast magisches Gefühl.

Experimentieren Sie bei all diesen Arten zu streichen mit verschiedenen Geschwindigkeiten und mit verschieden starkem Druck, um herauszufinden, wobei sich Ihr Partner am wohlsten fühlt. Probieren Sie die Striche zunächst an sich selbst aus, damit Sie ein Gefühl für die verschiedenen Möglichkeiten und Druckstärken entwickeln.

Mitteltiefe Massage

In diesem Fall wird mehr Druck ausgeübt als bei den Streichbewegungen, doch dringt die Massage noch nicht tief in die Muskeln vor. Für den Anfang eignet sich besonders das Kneten. Dabei nehmen Sie eine „Handvoll" Muskelfleisch und drücken es zusammen, als würden Sie Teig kneten. Sobald Sie losgelassen haben, nehmen Sie eine benachbarte „Portion" in die Hand und verfahren damit genauso - und so weiter. Achten Sie darauf, daß immer eine Hand knetet, so daß Sie den Kontakt zu Ihrem Partner nie unterbrechen.

Empfehlenswert ist auch ein leichtes „Wringen". als wäre der Körper Ihres Partners ein riesiges Handtuch, das Sie auswringen müßten. Legen Sie jeweils eine Hand beispielsweise auf beide Seiten des Rumpfes und führen Sie dann beide Hände möglichst nah zusammen, bis sie einander in der Mitte des

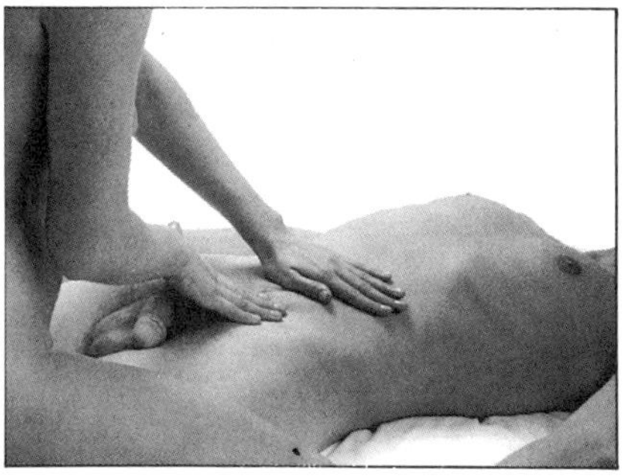

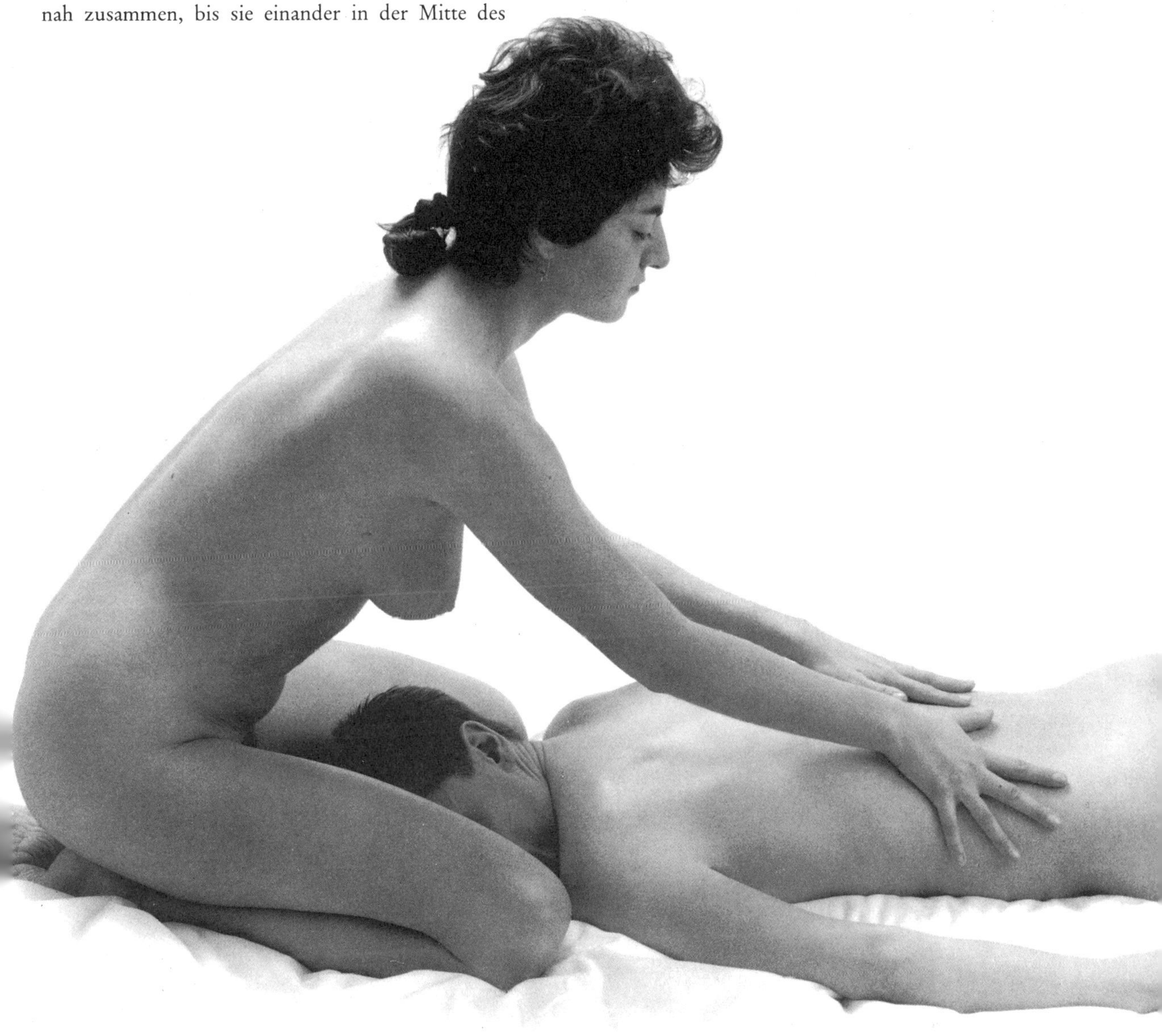

Rückens treffen. Vertauschen Sie nun die Funktion der Hände - diejenige, die zuvor gezogen hat, soll nun von der anderen Seite des Körpers aus drücken. Diese Technik eignet sich am besten für den Rumpf, doch kann man sie auch an den Oberschenkeln anwenden.

Besonders beliebt ist eine spezielle Art zu ziehen. Knien Sie seitlich von Ihrem Partner, wobei sich Ihre Knie nahe an seinem Körper befinden. Lehnen Sie sich über den Körper Ihres Partners und legen Sie beide Hände auf die gegenüberliegende Seite seines Rumpfes, ziemlich hoch unter dem Arm. Ziehen Sie nun die rechte Hand kräftig zur Vorderseite der Brust hin und halten Sie unmittelbar vor der Brustwarze an. Verfahren Sie anschließend ebenso mit der linken Hand und heben Sie gleichzeitig die Rechte ab, um sie wieder in die Ausgangsposition zu bringen, jedoch ein wenig weiter unterhalb. Bewegen Sie sich auf diese Weise über den gesamten Körper unter abwechselnder Verwendung der beiden Hände abwärts, wobei sich die zurückgelegten Wege überlappen sollen. Kehren Sie, nachdem Sie am Knie angelangt sind, wieder zum Ausgangspunkt auf der Brust zurück und wiederholen Sie das Ganze.

Tiefe Massage

Diese Griffe sind schwieriger und anstrengender. Wenn Sie nicht besonders stark sind, müssen Sie dabei Ihr Körpergewicht einsetzen. In diesem Fall ist die richtige Technik wegen der möglichen Ermüdung wichtiger als bei den zuvor beschriebenen Techniken.

Verwenden Sie tiefe Massage niemals gleich zu Anfang, sondern beginnen Sie stets mit sanften, beruhigenden und entspannenden Strichen. Wenn Sie das Vertrauen Ihres Partners gewonnen haben, können Sie zur tieferen Massage übergehen. Nach meiner Erfahrung erfordert kräftige Massage wesentlich mehr Feedback von seiten des Empfängers, denn durch zu kräftiges Massieren können Sie leicht unangenehme Empfindungen auslösen.

Allerdings muß ich auch hinzufügen, daß viele Menschen erstaunt darüber sind, wieviel sich ihr Körper „gefallen läßt". Ein gewisser Anhaltspunkt dafür, wieviel Druck jemand verträgt, ist die Fett- und Muskelmenge des Betreffenden. Einem kleinen und leichten Menschen kann man natürlich durch Unachtsamkeit eher Schmerzen zufügen als jemandem, dessen Körper von einer dicken Fett- und Muskelschicht umhüllt ist. Durch Gebrauch des gesunden Menschenverstands und mit ein wenig Feedback während der ersten Massagesitzungen kann man hierüber meist schnell Klarheit gewinnen.

Da wir nun das Thema des Erleidens oder Zufügens von Schmerz bei einer Massage schon einmal angesprochen haben, möchte ich erwähnen, daß die Trennungslinie zwischen der Kraft, die man aufwenden muß, um eine Massage wirklich angenehm zu machen, und dem Überschreiten der Barriere zu

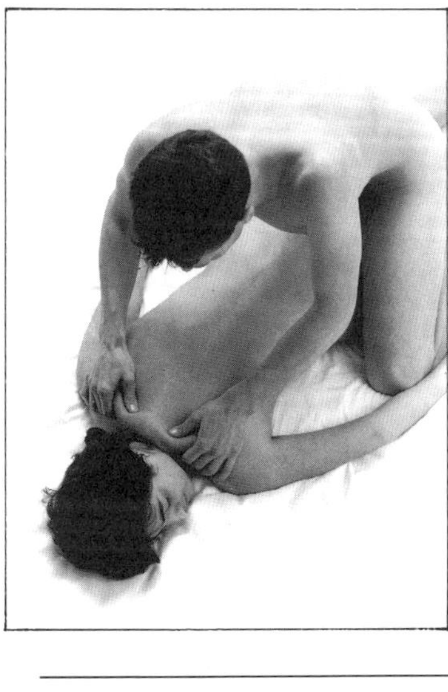

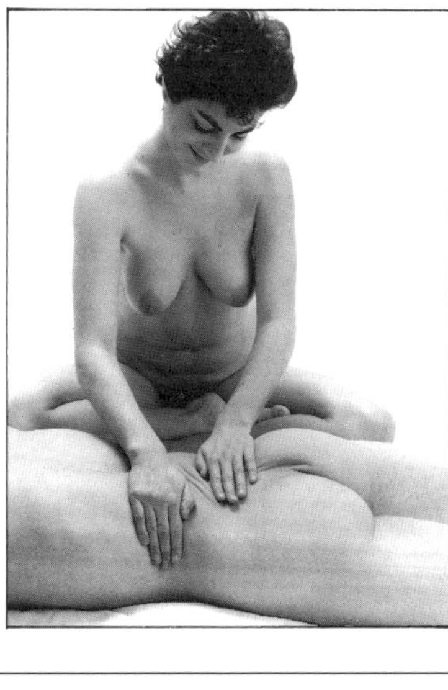

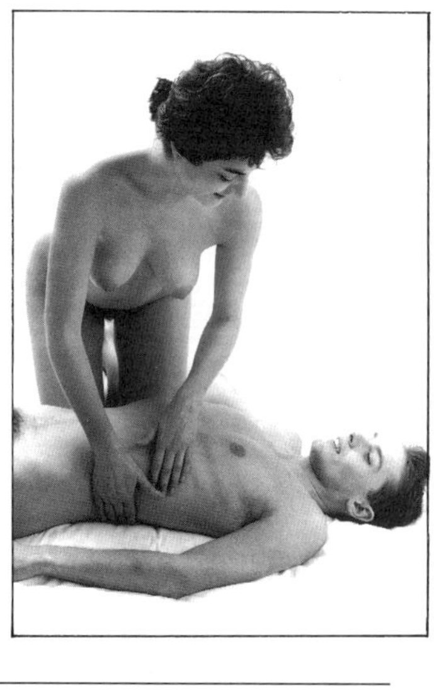

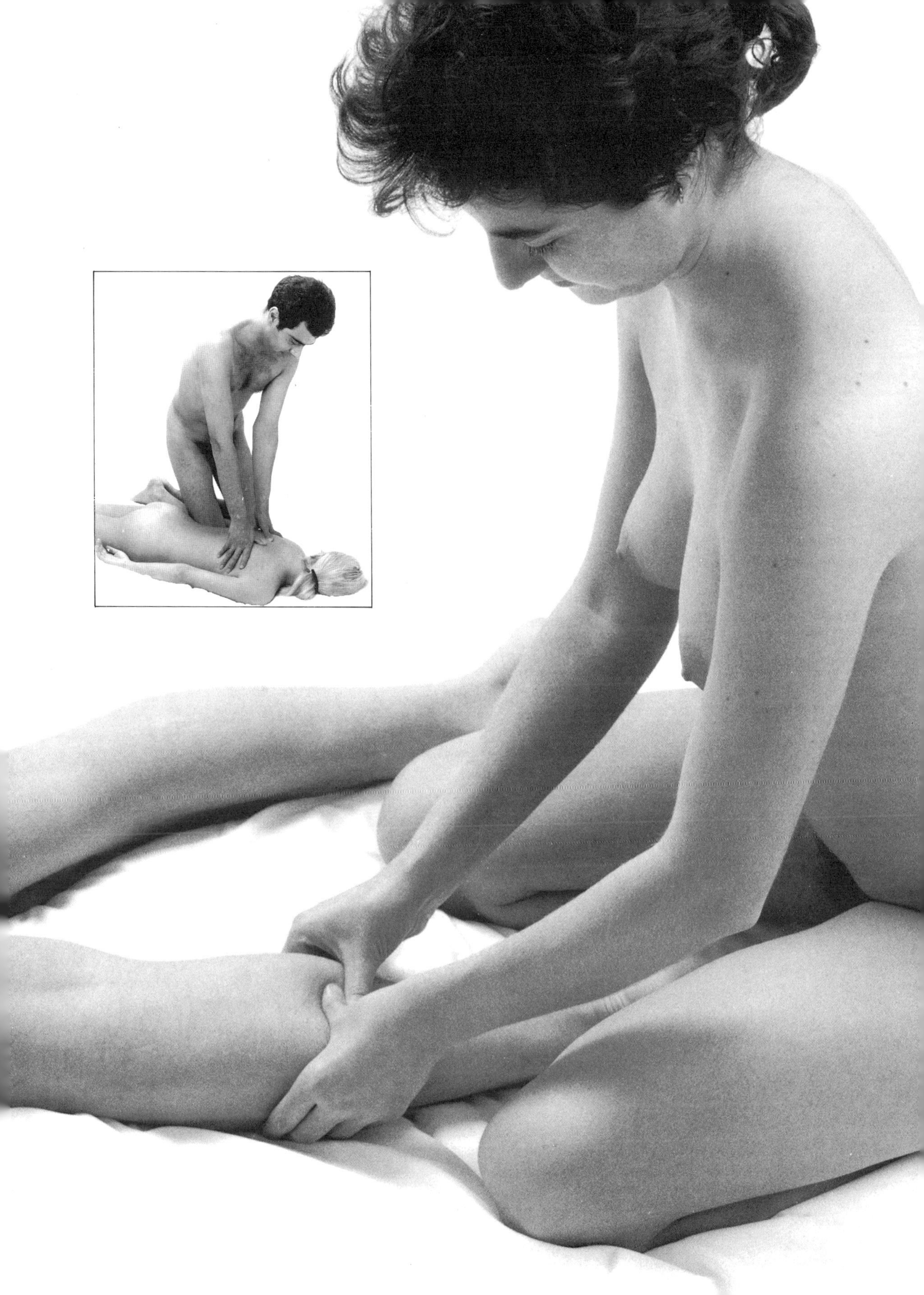

wirklichem Schmerz ein schmaler Grat ist. Sie werden aber schon während der ersten Massage merken, wo diese Grenze liegt.

Die häufigste Form tiefer Massage ist wahrscheinlich das Drücken mit den Daumen. Pressen Sie die Daumenballen tief ins Fleisch und drücken Sie die Haut durch kleine Kreisbewegungen oder kurze Striche von sich weg oder durch andere Bewegungen, die Ihnen für den betreffenden Körperbereich geeignet erscheinen. Setzen Sie beide Daumen gleichzeitig oder abwechselnd ein und bewegen Sie sich langsam in einer kriechenden Bewegung über den Körperbereich, den Sie massieren. Achten Sie darauf, daß stets einer der Daumen mit der Haut des Empfängers in Kontakt bleibt. Anstelle der Daumen können auch die Handballen benutzt werden.

Druck mit den Fingerspitzen kann ebenfalls sehr wirkungsvoll sein, ist allerdings für den Massierenden ziemlich anstrengend. Halten Sie die Fingerspitzen zusammen, so daß sie ein „Fingerpolster" bilden, und drücken Sie es ganz langsam tief in den Muskel. Sie können dieses Verfahren in Körperbereichen anwenden, die Ihr Partner als besonders schmerzhaft oder verspannt bezeichnet. Legen Sie Ihr gesamtes Körpergewicht in diesen Griff, sonst sind Sie schnell erschöpft. Sie können auch mit einem einzelnen Finger bestimmte besonders empfindliche oder verspannte Punkte bearbeiten, doch nur wenige halten dies wegen der damit verbundenen Anstrengung sehr lange durch.

Sensible Bewegungen der Fingerspitzen eignen sich besonders im Umfeld von Gelenken, am Oberrücken (um die Schulterblätter), auf der Handinnenfläche und unter den Füßen. Experimentieren Sie aber auch in anderen Bereichen damit.

Klopfen

Diese Art zu massieren ist bei der Partnermassage weniger populär als bei Berufsmasseuren, da sie eher anregend als entspannend wirkt. Dennoch kann sie nützlich sein.

Hacken ist eine Form des Klopfens, bei welcher die Handkanten abwechselnd und rhythmisch auf den Körper des Empfängers trommeln und sich dabei über den gesamten Bereich bewegen, der gerade massiert wird. Dies eignet sich gut für die Gesäßbacken, die Oberschenkel und die Waden. An anderen Stellen kann es schmerzhaft sein.

Eine andere Möglichkeit ist, mit geschlossenen Fäusten auf den Körper des Empfängers zu pochen. Auch dies sollte man nur an Stellen tun, wo viel Muskelfleisch ist, niemals in Bereichen, wo die Knochen an der Körperoberfläche liegen, beispielsweise am Brustkorb oder am Schienbein.

Zwicken kann ebenfalls erstaunlich angenehm sein. Zwicken Sie kleine Fleischmengen abwechselnd mit den Fingerspitzen beider Hände.

Manchmal sind diese eher belebenden Techniken nützlich beim Übergang von der sinnlichen zur erotischen Massage. Von hier aus ist es kein weiter Weg mehr zum sexuellen Vorspiel.

Wenn Sie alle diese Arten der Massage in wenigen Massagesitzungen erlernt und schon bald herausgefunden haben, was Ihrem Partner am angenehmsten ist, so sind Sie zu beglückwünschen, denn es kann Monate dauern, die Bedürfnisse des Partners zu

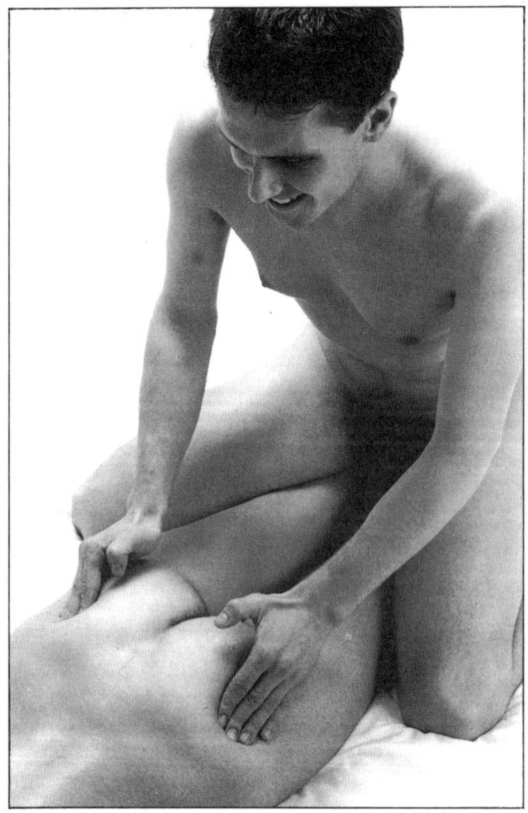

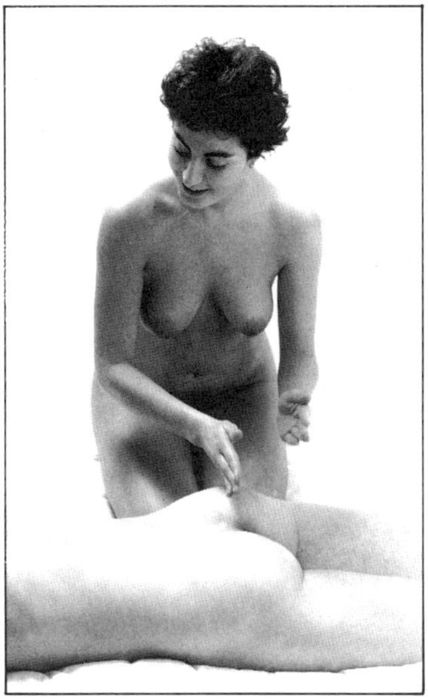

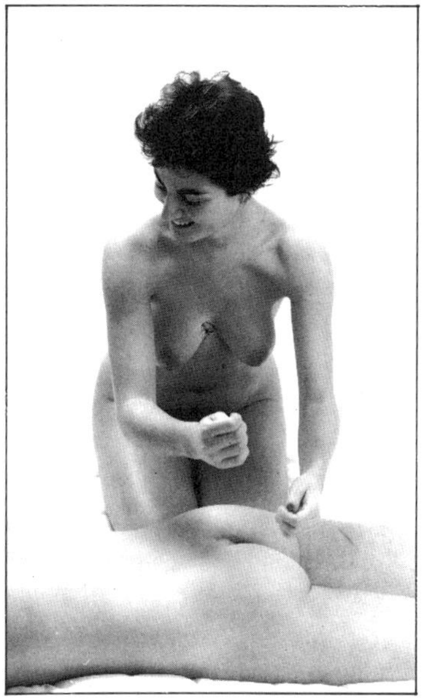

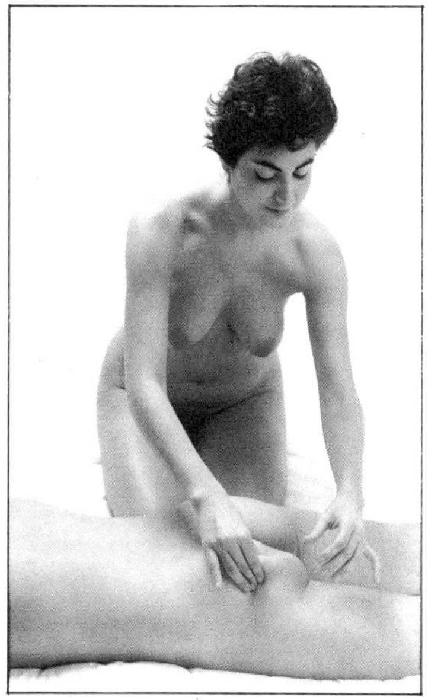

erkunden, und natürlich ändern sie sich auch von Zeit zu Zeit. Besonders Frauen haben zu verschiedenen Zeiten ihres Monatszyklus verschiedene Bedürfnisse. Das gilt ganz besonders für Frauen, bei denen sich während der Menstruation viel Flüssigkeit im Körpergewebe staut. Wenn ein Mann über diese Zusammenhänge Bescheid weiß, wird er sensibler für den Körper und die zyklischen Veränderungen seiner Partnerin, was auch dem Sexualleben sehr zugute kommt.

Wenn Sie die grundlegenden Massagetechniken beherrschen, dann üben Sie regelmäßig weiter und erfinden Sie eigene Varianten. Die von mir beschriebenen eignen sich in den meisten Fällen gut, doch gibt es natürlich eine Vielzahl individueller Abwandlungsmöglichkeiten. Darauf muß ich immer wieder hinweisen, denn ich habe festgestellt, daß viele sich bei der Partnermassage auf bestimmte Körperbereiche sowie auf Techniken konzentrieren, die ihnen selbst am meisten Lust bereiten. Einigen fällt es schwer zu glauben, daß ihrem Partner etwas völlig anderes angenehmer sein könnte; manche sind sogar regelrecht verärgert, weil sie ihrem Partner nicht das aufzwingen können, was ihnen selbst gefällt. Das sagt mir gewöhnlich viel über die Ehe der beiden. Solche Paare profitieren eine Menge davon, wenn sie über diese Konflikte sprechen.

Auch Sie können daraus lernen, wie Sie bei der Massage kommunizieren. Nutzen Sie die Erfahrung der Massage, um festzustellen, wie gut Sie wirklich auf die Bitten und Bedürfnisse eines anderen einzugehen vermögen. Wie reagieren *Sie*? Wie fühlen Sie sich, wenn Sie gebeten werden, etwas zu tun, insbesondere wenn es nicht das ist, was Sie für richtig halten oder was Sie lieber tun würden? Sind Sie in der Rolle des Empfängers angespannt oder ängstlich? Bieten Sie sich meist als Geber an und empfangen Sie selbst selten? Über solche Fragen sollte man innerhalb einer liebevollen Beziehung sprechen können - und es auch tun.

Viele Menschen beiderlei Geschlechts lassen Lustgefühle nicht zu. Es ist fast so, als ob sie dazu erzogen worden wären zu glauben, es sei schlecht, sich gut zu fühlen - und das ist bei vielen auch tatsächlich der Fall. Menschen, die so aufgewachsen sind, brauchen viel geduldiges Verständnis von seiten ihrer Partner, damit sie sich von ihren tiefverwurzelten Hemmungen befreien und das Durchbrechen ihrer Lustgefühle zulassen können. Versuchen Sie, auf solche Themen möglichst positiv zu reagieren, wenn sie infolge einer Partnermassage an die Oberfläche kommen, und suchen Sie notfalls professionelle therapeutische Hilfe, wenn Sie die Situation nicht gemeinsam bewältigen können.

3

Wie man eine sinnliche Massage gibt

Wie bereits erwähnt, gibt es bei einer Partnermassage kein grundsätzliches Richtig oder Falsch. Aber ganz gleich, wie Sie massieren wollen, Sie müssen systematisch vorgehen, um keinen Bereich zu vergessen, in dem Ihr Partner Lust empfinden könnte.

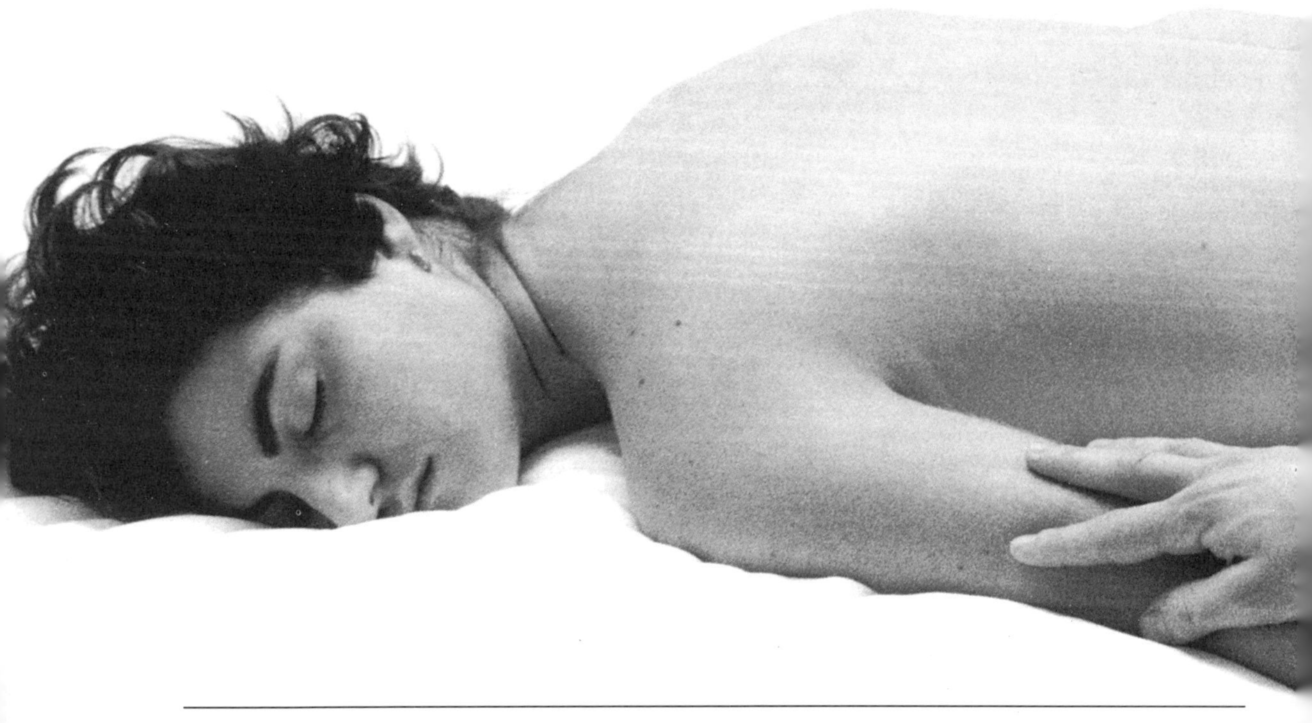

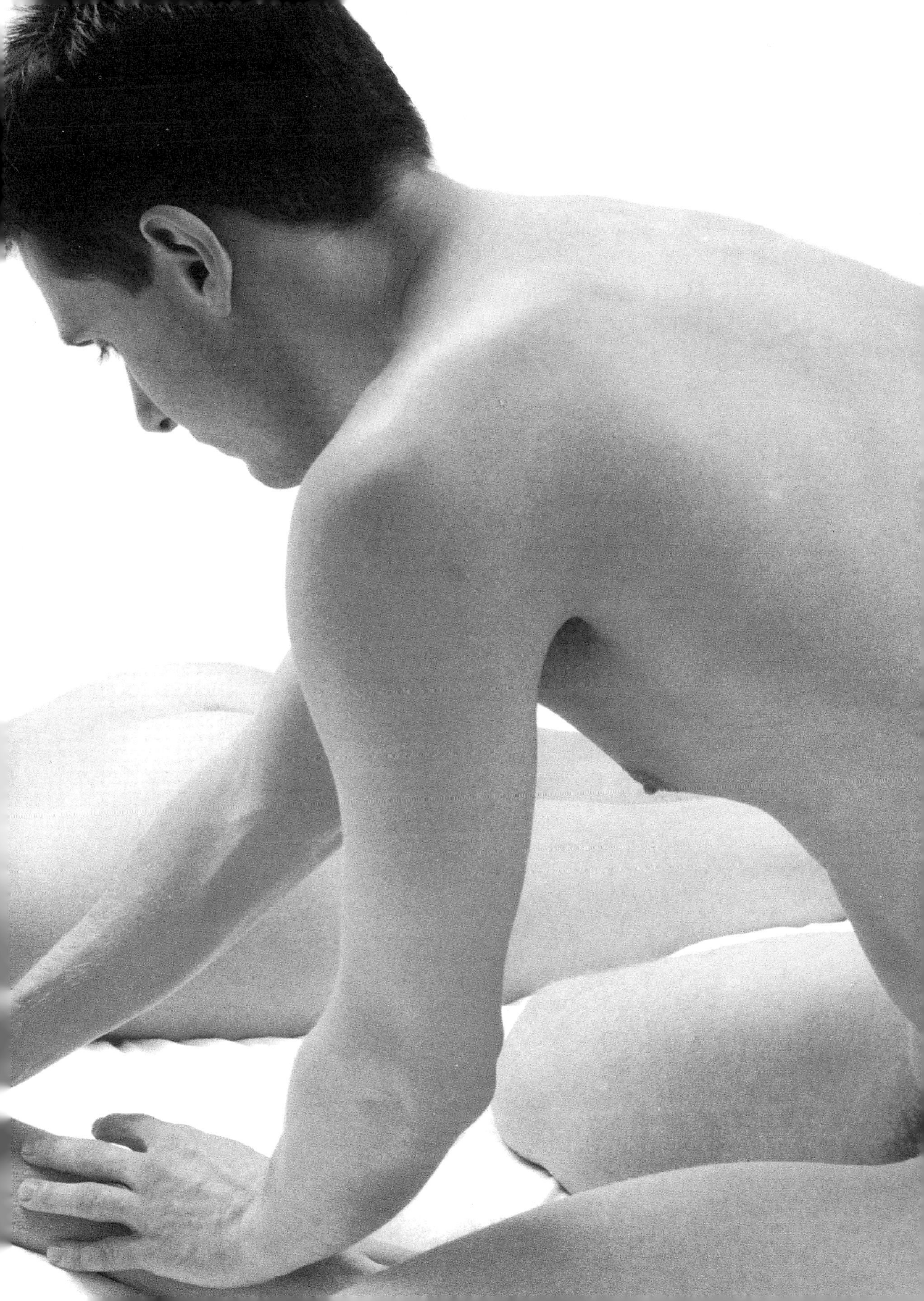

Natürlich spielt auch die Zeit, die Ihnen zur Verfügung steht, eine Rolle. Viele Massagebücher gehen von der Voraussetzung aus, daß das Paar eine oder zwei Stunden Zeit hat. Wenn auch Sie soviel Zeit haben, können Sie die im Anschluß beschriebene Sequenz komplett durcharbeiten; das dauert etwa eine Stunde, wenn man es sorgfältig macht. Wenn Sie jedoch nur eine halbe Stunde oder sogar noch weniger Zeit zur Verfügung haben, brauchen Sie das Vorhaben deshalb noch nicht gleich zu verschieben. Fragen Sie Ihre Partnerin oder Ihren Partner, was ihr oder ihm am liebsten wäre, und verkürzen Sie dann die beschriebene Sequenz dementsprechend. Partner, die einander lieben, sollten einander mitteilen können, was sie wollen, und es müßte auch möglich sein, daß sie es bekommen, ganz gleich, ob es sich um eine Rückenmassage handelt, um eine zehnminütige Fußmassage oder um was auch immer. Die Alternative braucht nicht zu lauten „alles oder nichts".

Einige der beschriebenen Vorschläge empfinden manche als besonders angenehm, anderen hingegen sind bestimmte Massagegriffe ausgesprochen unangenehm. Sie werden sicher bald herausfinden, was Ihr Partner oder Ihre Partnerin mag. Mir ist klar, daß die beschriebene Massagesequenz etwas überladen ist, und ich kenne nur wenige Paare, die sie jedesmal vollständig ausführen. Das ist aber auch nicht notwendig.

Eine gute Massage zu geben und zu empfangen hat nichts mit dem Nachkochen eines Kochrezepts gemein. Sie brauchen sich nicht sklavisch an einen vorgefertigten Plan zu halten, um Ihre Sache gut zu machen. Es ist sogar besser, sich nicht starr an ein bestimmtes Verfahren zu halten. Allerdings zahlt es sich später aus, zumindest anfangs sehr systematisch und planmäßig vorzugehen. Später können Sie sich mehr Freiheiten nehmen und maßgeschneiderte Sequenzen speziell für Ihre Partnerin oder Ihren Partner erfinden.

An eine Regel sollten Sie sich allerdings unbedingt halten. Berühren Sie bei einer sinnlichen Partnermassage niemals die Brüste und die Genitalien. Es geht hier nicht um sexuelle Erregung - diese kann sogar die Lust an der Massage beeinträchtigen. Wenn Sie später zur erotischen Massage oder zum sexuellen Vorspiel übergehen wollen, werden Brüste und Genitalien natürlich zum Mittelpunkt Ihrer Aufmerksamkeit.

Meiner Meinung nach ist der beste Ausgangspunkt für eine Massage der Rücken. Deshalb wollen wir uns hier auch zunächst mit diesem Teil des Körpers beschäftigen.

Der Rücken

Ich empfehle Paaren aus vielen Gründen, zuerst den Rücken zu massieren.

- Der Rücken ist ein relativ robuster, flacher Körperteil. Das erleichtert es dem Massierenden gerade zu Anfang, sich auf die Massage zu konzentrieren, während es dem Empfänger Gelegenheit gibt, sich zu entspannen und Vertrauen zu entwickeln.
- Der Rücken ist groß und spricht auf viele verschiedene Arten von Massage an, so daß der Massierende eine gewisse Vielfalt entwickeln und so den Empfänger gleich von Anfang an durch Abwechslungsreichtum erfreuen kann.
- Bei vielen Menschen ist der Schulter- und Nackenbereich sehr verspannt. Auch deshalb ist es ein guter Anfang für eine allgemeine Körpermassage, an diesem Bereich zu arbeiten.
- Durch die Rückenmassage entspannt sich der Empfänger meist so sehr, daß er gut auf die Massage des übrigen Körpers vorbereitet ist.
- Ein letzter Punkt steht mir als Therapeut vielleicht besonders deutlich vor Augen: Wenn der Empfänger zu Beginn der Massage auf dem Bauch liegt, fühlt er sich weniger ausgeliefert, als wenn er auf dem Rücken - also mit dem Gesicht nach oben - liegen würde; dies gilt insbesondere, wenn er nackt ist.

Alle diese Gründe machen den Rücken zu einem guten Ausgangspunkt für die Massage.

Wenn Sie massieren, sollten Sie zunächst eine bequeme und entspannte Position einnehmen. Da der Rücken ein so großer Körperteil ist, werden Sie sich bei langen Massagestrichen stark bewegen müssen, besonders, wenn der Empfänger groß und kräftig ist. Am besten knien Sie sich deshalb vor den Kopf des Empfängers, der flach auf dem Boden liegt, während seine Arme am Körper entlang liegen und die Innenflächen der Hände nach oben weisen. Sein Kopf sollte zur Seite gewandt sein, und Ihre Knie befinden sich zu beiden Seiten des Kopfes.

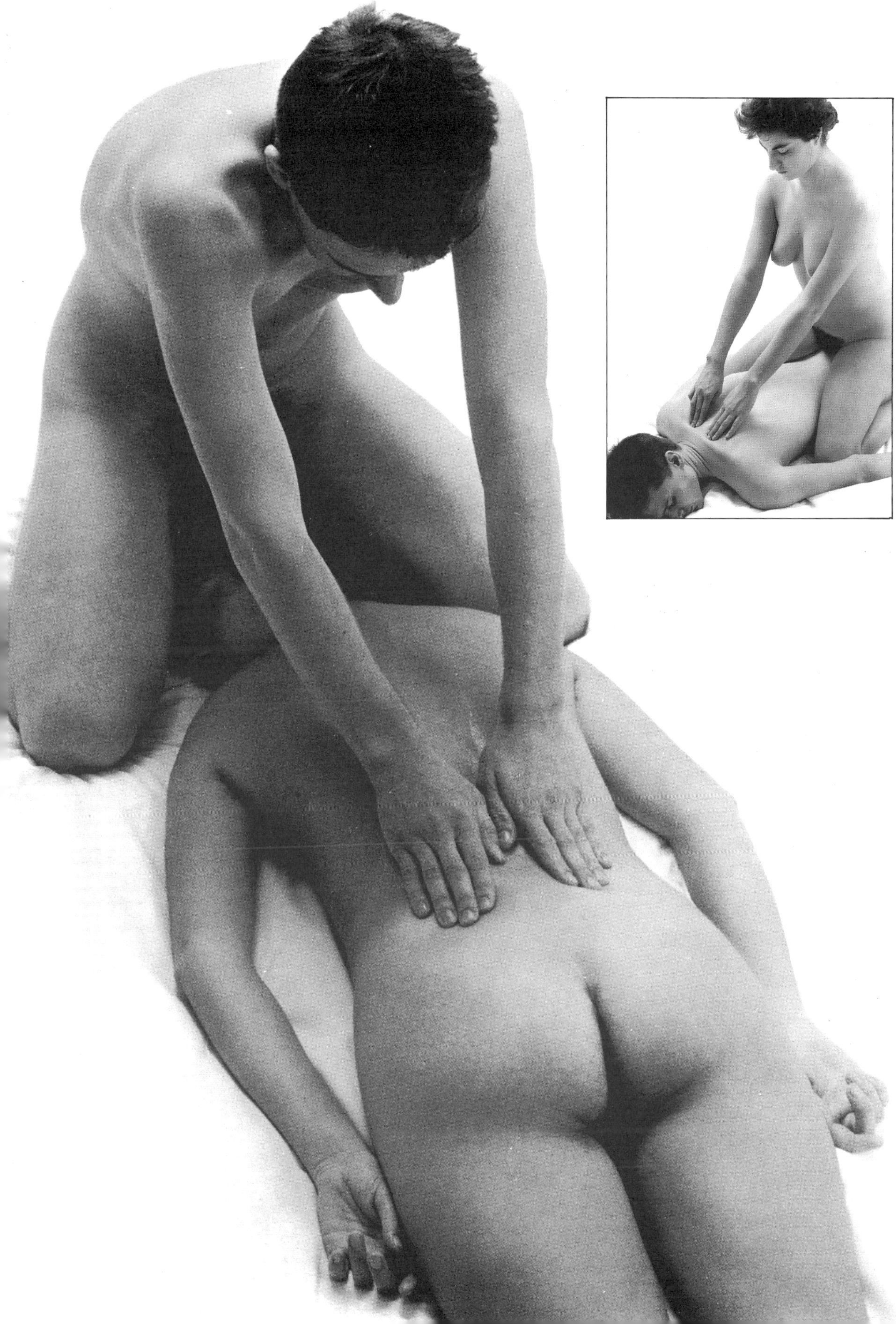

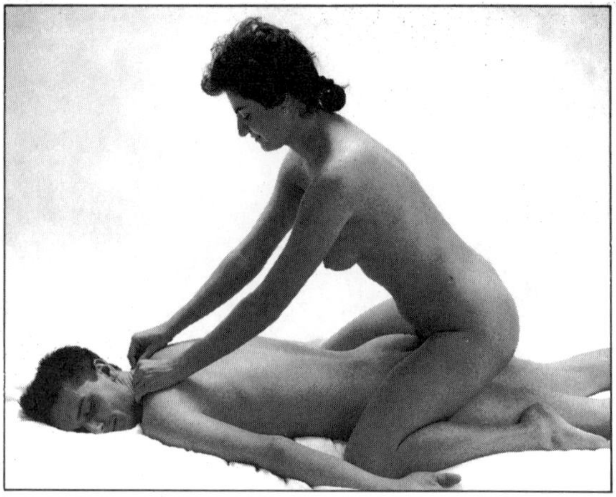

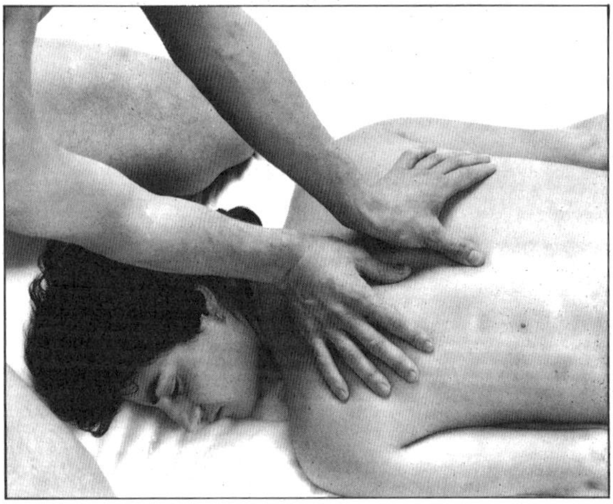

Ich „sitze“ auch gerne auf den Gesäßbacken des Empfängers, allerdings ohne seinen Körper mit dem Gewicht meines eigenen zu belasten. Der enge Kontakt zwischen dem Körper des Gebers und des Empfängers verstärkt die sinnliche Empfindung des Empfängers bei der Massage.

Sie sind nun bereit, mit der Massage zu beginnen.

Atmen Sie ein paarmal langsam und tief durch und entspannen Sie gleichzeitig die Schultern. Wenn es Ihnen hilft, so schließen Sie die Augen und konzentrieren Sie sich auf Ihren Partner.

Öffnen Sie dann die Augen wieder, gießen Sie ein wenig angewärmtes Öl in eine Handfläche und verteilen Sie es auf dem Rücken des Empfängers. Schließen Sie erneut die Augen und konzentrieren Sie sich darauf, wie sich der Körper unter Ihren Händen anfühlt. Streichen Sie ein paarmal in langen Zügen den Rücken hinauf und hinab, indem Sie mit beiden Händen große Kreise vollführen; die Bewegungen der beiden Hände sind die gleichen, jedoch spiegelbildlich zueinander.

Dann öffnen Sie wieder die Augen. Sie können nun mit einer kräftigeren Massage beginnen und die Massagegriffe anwenden, die Ihnen für Nackenbasis und Schultern am besten geeignet erscheinen. Massieren Sie die beiden Schultern nacheinander. Den Oberrücken können Sie kneten sowie mit Daumendruck und breiten Massagestrichen bearbeiten. Achten Sie auf Knoten und auf Stellen, an denen Sie „kleine Steinchen“ unter der Haut spüren. Massieren Sie auch mit den Fingerspitzen rund um die Schulterblätter. Und heben Sie die Schulter mit einer Hand an, während Sie den Bereich weiter massieren. Dazu ändern Sie am besten Ihre Position, so daß Sie neben der Brust des Empfängers sitzen, seinem Kopf zugewandt.

Setzen Sie sich anschließend wieder rittlings auf Ihren Partner, und nachdem Sie die Fingerspitzen zu Polstern gebündelt haben, massieren Sie damit die Muskelstränge längs der Wirbelsäule aufwärts und abwärts.

Lassen Sie die Hände vom Ende der Wirbelsäule bis zur Nackenwurzel und dann wieder zurück streichen. Orientieren Sie sich daran, was Ihrem Partner behagt. Viele Menschen empfinden bei der Massage bestimmter Körperbereiche besonders angenehme Gefühle. Konzentrieren Sie sich mit tiefen, bedächtigen Strichen auf diese Bereiche. Lassen Sie anschließend Ihre Finger über die Muskeln der Wirbelsäule auf- und ab-„spazieren". wobei Sie unbedingt darauf achten sollten, auf die Wirbel im Mittelbereich der Wirbelsäule keinen Druck auszuüben, da dies für den Empfänger sehr unangenehm sein kann.

Beenden Sie die Rückenmassage mit einigen breiten Strichen, die den gesamten Rücken erfassen.

Um auch den Unterrücken bequem erreichen zu können, müssen Sie nun eine Position in Höhe der Oberschenkel des Empfängers einnehmen. Vollführen Sie mit überlappenden Händen ein paar mitteltiefe Kreisbewegungen auf dem Unterrücken und kneten Sie anschließend die Gesäßbacken, wobei Sie auch Hackbewegungen verwenden können, wenn dies dem Empfänger angenehm ist. Sie können auch eine Position seitlich vom Empfänger einnehmen, sich von dort aus zur gegenüberliegenden Körperseite hinüberlehnen und die Seitenfläche des Gesäßes in die Höhe ziehen. Doch kommt ein ähnlicher Griff auch in einem späteren Teil der Sequenz vor.

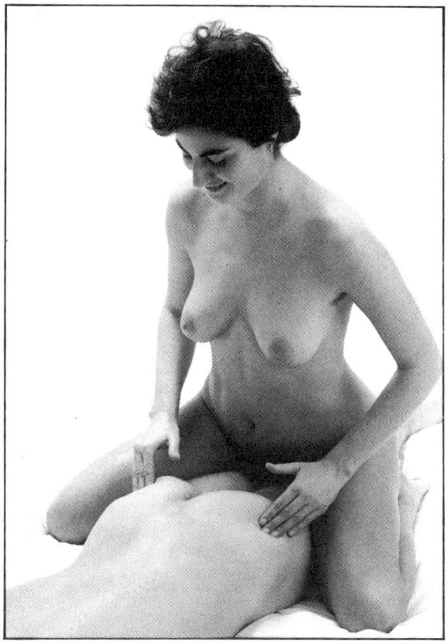

Machen Sie Ihre Hände möglichst breit und massieren Sie mit großen Kreisbewegungen das ganze Gesäß vom Unterrücken bis zu den Oberschenkeln.

Benutzen Sie auch hier wieder die gebündelten Fingerspitzen, um tief in die Gesäßmuskeln über dem Hüftgelenk vorzudringen. Vollführen Sie dort kleine Kreise und versuchen Sie herauszufinden, an welchen Stellen dies für Ihren Partner besonders angenehm ist; für viele ist es beim erstenmal eine große Überraschung, daß man in diesem Bereich so lustvolle Empfindungen haben kann.

Nun folgt die Massage der Beine.

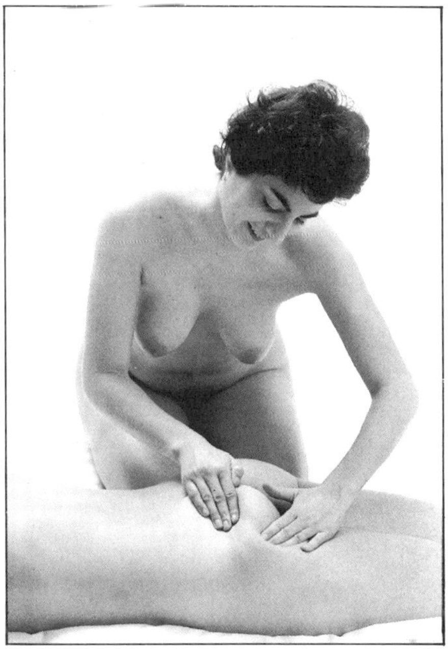

Die Rückseiten der Beine

Die beste Position für die Beinmassage finden Sie, indem Sie die Beine Ihres Partners so weit auseinanderziehen, daß Sie genügend Platz haben, um seinem Körper zugewandt zwischen seinen Füßen zu knien. Tragen Sie auf beide Beine Öl auf. Ist Ihr Partner groß, so müssen Sie sich zu diesem Zweck vorbeugen. Wenn Sie beide Beine von den Gesäßbacken bis zu den Knöcheln eingeölt haben, dann konzentrieren Sie sich jeweils auf ein Bein.

An den Rückseiten der Beine können sehr unterschiedliche Arten von angenehmen Empfindungen

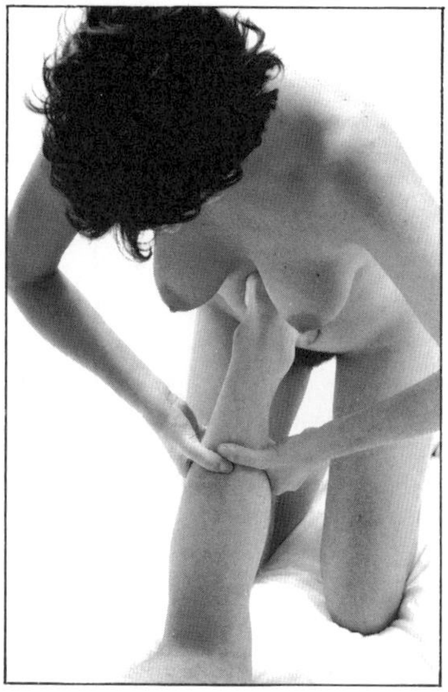

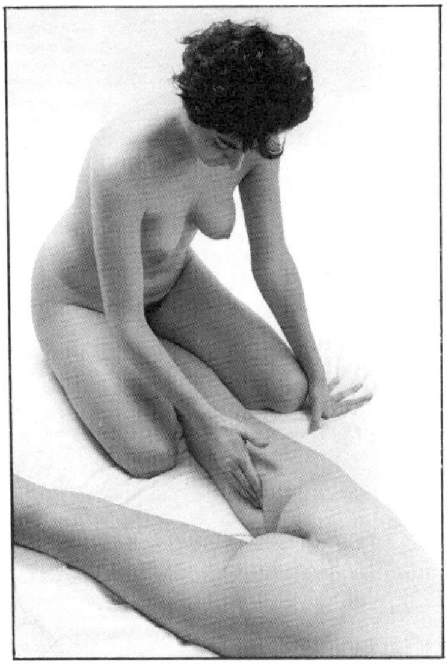

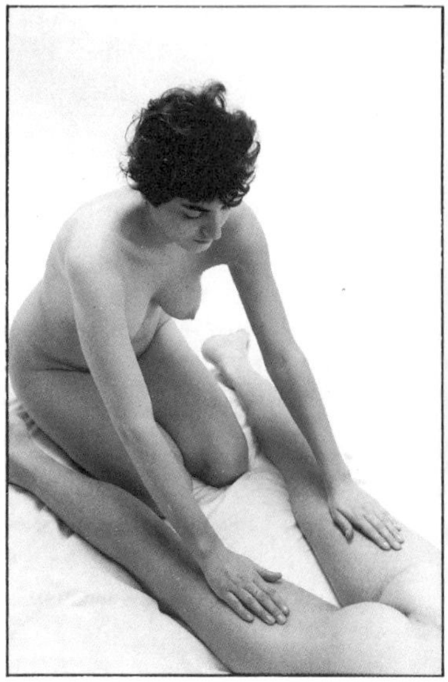

auftreten. Manche Menschen lassen sich gerne die Waden massieren, empfinden jedoch die Massage an den Oberschenkeln als nicht besonders angenehm. Bei anderen ist es genau umgekehrt. Was immer Sie tun und ganz gleich, wie Sie es tun, denken Sie stets daran, möglichst wenig Druck auf die Haut an den Beinen auszuüben, wenn Sie *abwärts* massieren. Anderfalls kann es passieren, daß Sie Blut in die Venenklappen der Beinvenen pressen, was Schmerzen oder zumindest unangenehme Gefühle verursachen kann. Hat Ihr Partner an den Beinen Krampfadern, so kann dies sogar gefährlich sein. Wenn Sie Krampfadern bemerken (dicke, verknotete, gewundene und gut erkennbare Adern), dann meiden Sie beim Massieren diesen Bereich.

Kneten und Wringen sind für die Beine zu empfehlen, und auch die folgenden beiden Methoden erscheinen mir sehr geeignet.

Ihr Partner befindet sich noch in der beschriebenen Position, und Sie heben einen seiner Unterschenkel im rechten Winkel zum Boden an. Sie sitzen ein wenig nach vorn gebeugt und setzen sich den Fuß des Empfängers flach auf den Brustkorb. Dann massieren Sie mit beiden Daumen tief die Wade. Bearbeiten Sie die Wade kräftig von unten nach oben, wobei sich beide Daumen jeweils auf gleicher Höhe befinden sollten. Für viele Menschen ist dies ein großer sinnlicher Genuß.

Beliebt ist auch, die Innenseiten der Oberschenkel zu massieren. Dazu sitzen Sie bequem auf den Beinen Ihres Partners, und zwar auf Höhe der Knie. Massieren Sie mit kräftigen Strichen an den Innenseiten der Oberschenkel entlang bis zu den Genitalien hinauf, die Sie jedoch nicht einbeziehen. Diese Massage ist gewöhnlich sehr entspannend, besonders für Frauen.

Runden Sie das Ganze mit ein paar langen Strichen von den Fußknöcheln bis zum Gesäß ab und lassen Sie dann beide Hände in großen, kreisenden Bewegungen über das Gesäß und um die Hüften streichen.

Im Anschluß hieran kann man zu den Füßen übergehen. Ich bin allerdings der Meinung, daß es leichter ist, die Füße zu massieren, wenn der Empfänger auf dem Rücken liegt.

Bevor Ihr Partner die Rückenlage einnimmt, sollten Sie noch ein wenig an den Armen arbeiten.

Die Rückseiten der Arme

Knien Sie seitlich von Ihrem Partner und streichen Sie mit flachen Händen an dem Arm entlang, der sich auf dieser Körperseite befindet. Beginnen Sie an der

Schulter und streicheln Sie den Arm abwechselnd mit der rechten und linken Hand in einer sanften, wellenartigen, abwärtsführenden Bewegung, bis Sie an den Fingerspitzen angelangt sind. Versuchen Sie, den ganzen Arm mit diesen großzügigen Strichen zu umhüllen... Das fühlt sich für Ihren Partner wundervoll an.

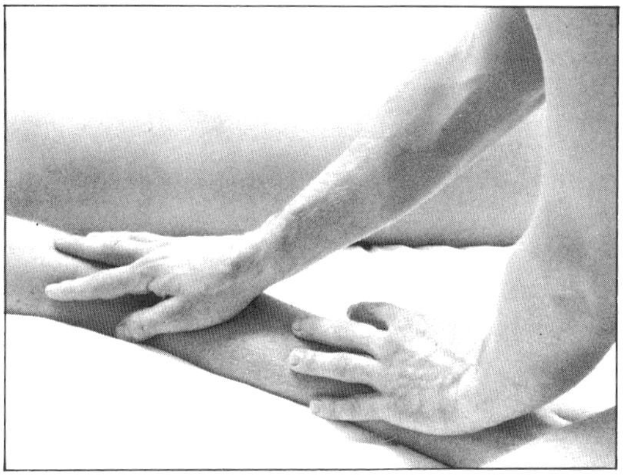

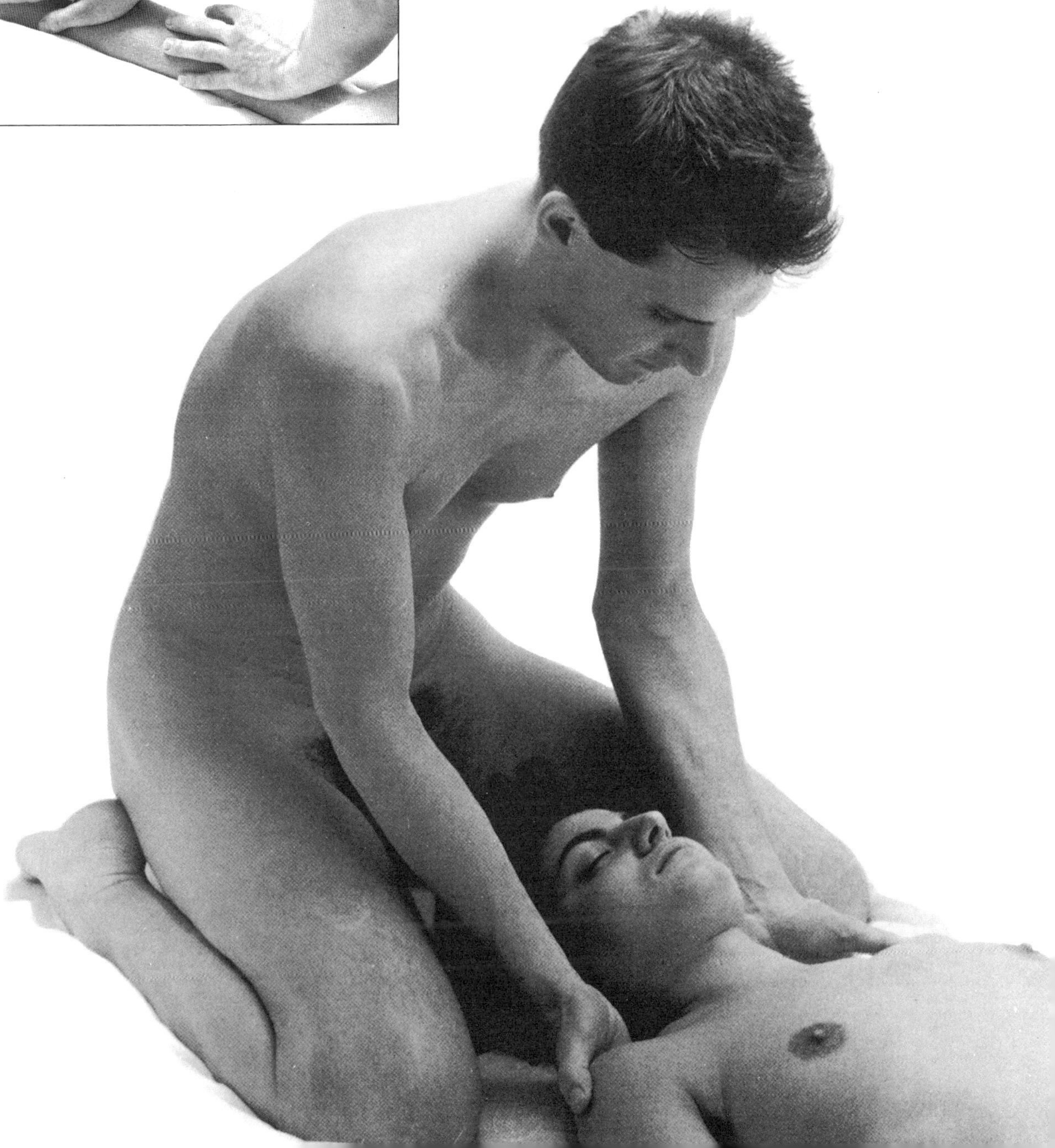

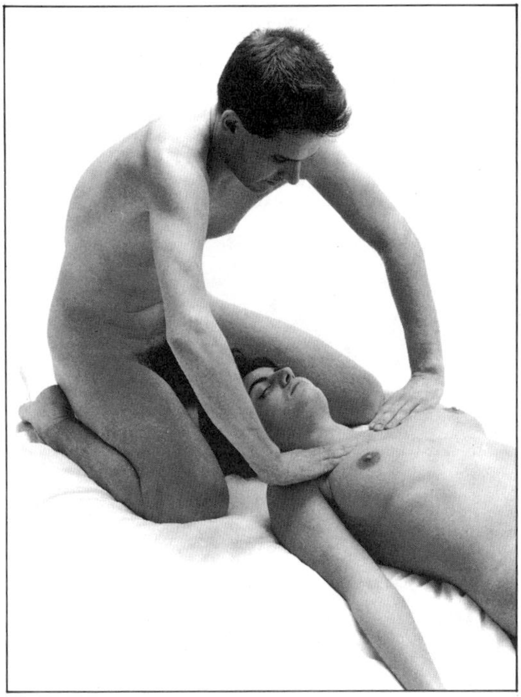

Knien Sie dann wieder zwischen den Beinen Ihres Partners oder setzen Sie sich in die Kniekehlen, die nun dicht beieinander liegen, und lassen Sie beide Hände mit ein paar Strichen über die ganze Rückseite des Körpers vom Hals bis zu den Knien gleiten. Sie können auch noch einmal über die Arme abwärts streichen, wenn Sie möchten und wenn Sie die Arme aus dieser Position erreichen können. Nachdem Sie alle Bereiche der Körperrückseite, die Sie massiert haben, miteinander verbunden haben, ist dieser Teil der Massage beendet.

Wenn die Zeit knapp ist oder andernfalls keine Zeit mehr wäre, die Rollen zwischen Geber und Empfänger zu tauschen, kann man die Massage an diesem Punkt beenden. Wir gehen jedoch davon aus, daß Sie weiterhin massieren und Ihr Partner weiterhin der Empfänger der Massage ist. Bitten Sie ihn nun, sich umzudrehen.

Schultern und Hals

Wenn Ihr Partner mit dem Gesicht nach oben liegt, sollten Sie zunächst wieder an Hals und Schultern beginnen, denn diese sind oft immer noch angespannt, selbst wenn sich Ihre vorherigen Bemühungen schon positiv ausgewirkt haben. Außerdem ist es meist wesentlich wirksamer, in dieser Position an Schultern und Hals zu arbeiten, (siehe unteres Bild auf Seite 37), denn das Eigengewicht des Empfängers kommt Ihnen dabei zur Hilfe. Knien Sie also für diesen Teil der Massage vor dem Kopf Ihres Partners.

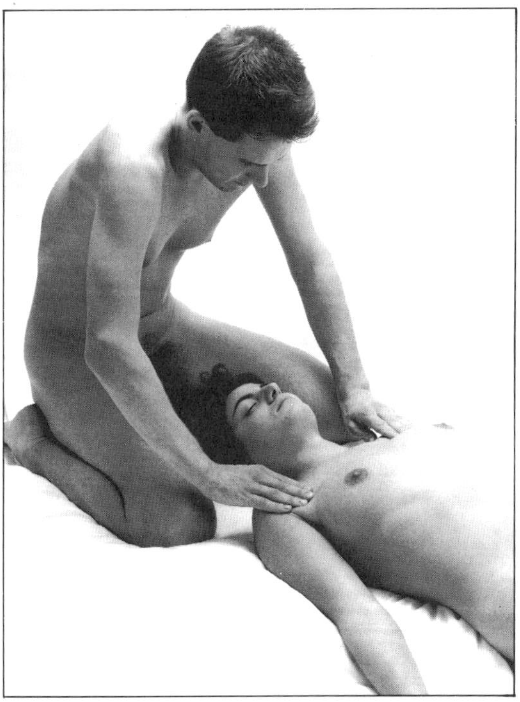

Wie zuvor verteilen Sie zunächst Öl auf dem Bereich, den Sie nun massieren werden. Gießen Sie ein wenig angewärmtes Öl in die Handflächen beider Hände und legen Sie sie ganz oben auf den Brustkorb des Empfängers. Lassen Sie die Hände dort eine Weile ruhen, wobei die Fingerspitzen beider Hände einander über dem Brustbein fast berühren. Bewegen Sie nach einer Weile die Handflächen nach außen auf die Schultern zu, dann rund um die Rückseite der Schultern bis zum obersten Teil der Schulterblätter. Danach lassen Sie Ihre Hände über den Nacken nach oben gleiten. Wiederholen Sie diese Bewegung mehrmals und beginnen Sie jedesmal am oberen Ende des Brustkorbs.

Umfassen Sie als nächstes den Kopf Ihres Partners mit beiden Händen an der Schädelbasis und ziehen Sie ihn sanft nach hinten, um den Hals zu strecken.

Wenn Sie das wirklich sanft tun, ist es völlig ungefährlich. Sie können den Hals außerdem vorsichtig insgesamt ein wenig nach vorne biegen, wobei er aber gestreckt bleiben sollte. Lassen Sie den Kopf danach wieder sanft auf den Boden zurücksinken und legen Sie die Hände unter den Nacken. Massieren Sie mit einer Hand die eine Seite des Nackens und anschließend mit der anderen Hand die andere Seite.

Abschließend arbeiten Sie am oberen Teil des Rückens, oberhalb der Schulterblätter bis zu den Schulterspitzen, diesmal jedoch von unten. Sie haben schon einmal etwas ähnliches getan, als Ihr Partner auf dem Bauch lag, doch in der jetzigen Position ist dies besonders angenehm, und das Körpergewicht des Empfängers, das gegen Ihre Hände drückt, erleichtert Ihre Bemühungen erheblich.

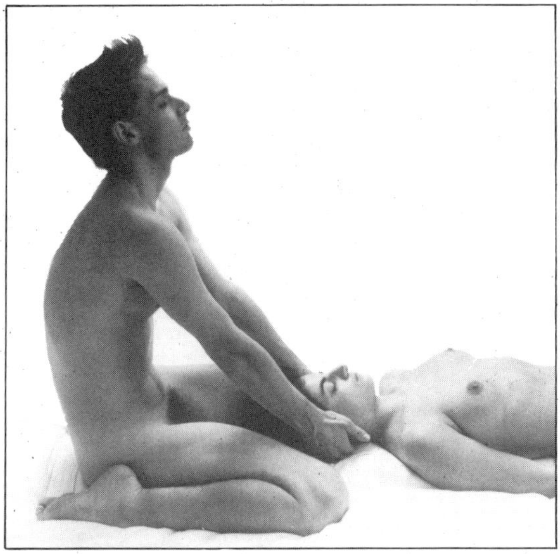

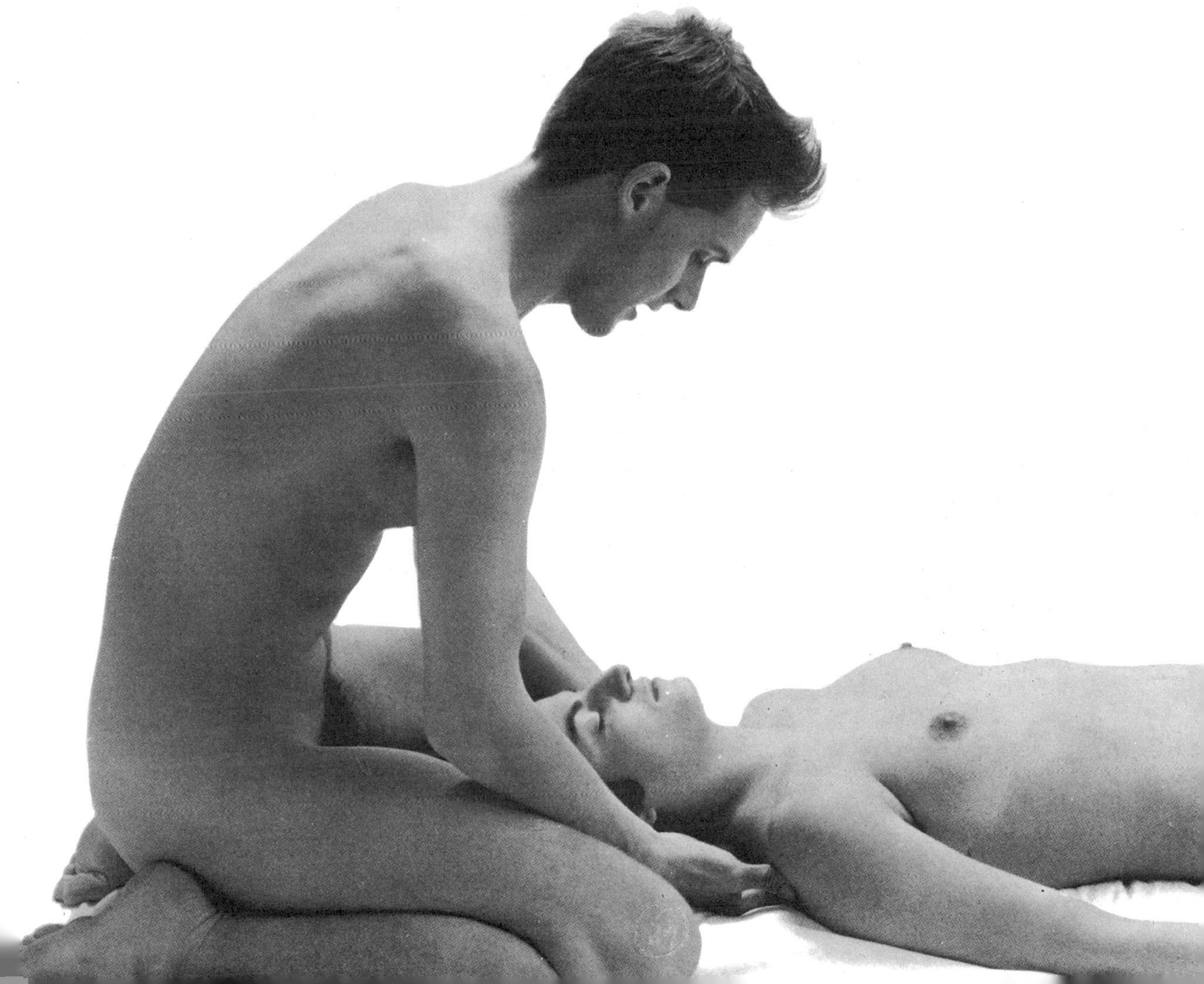

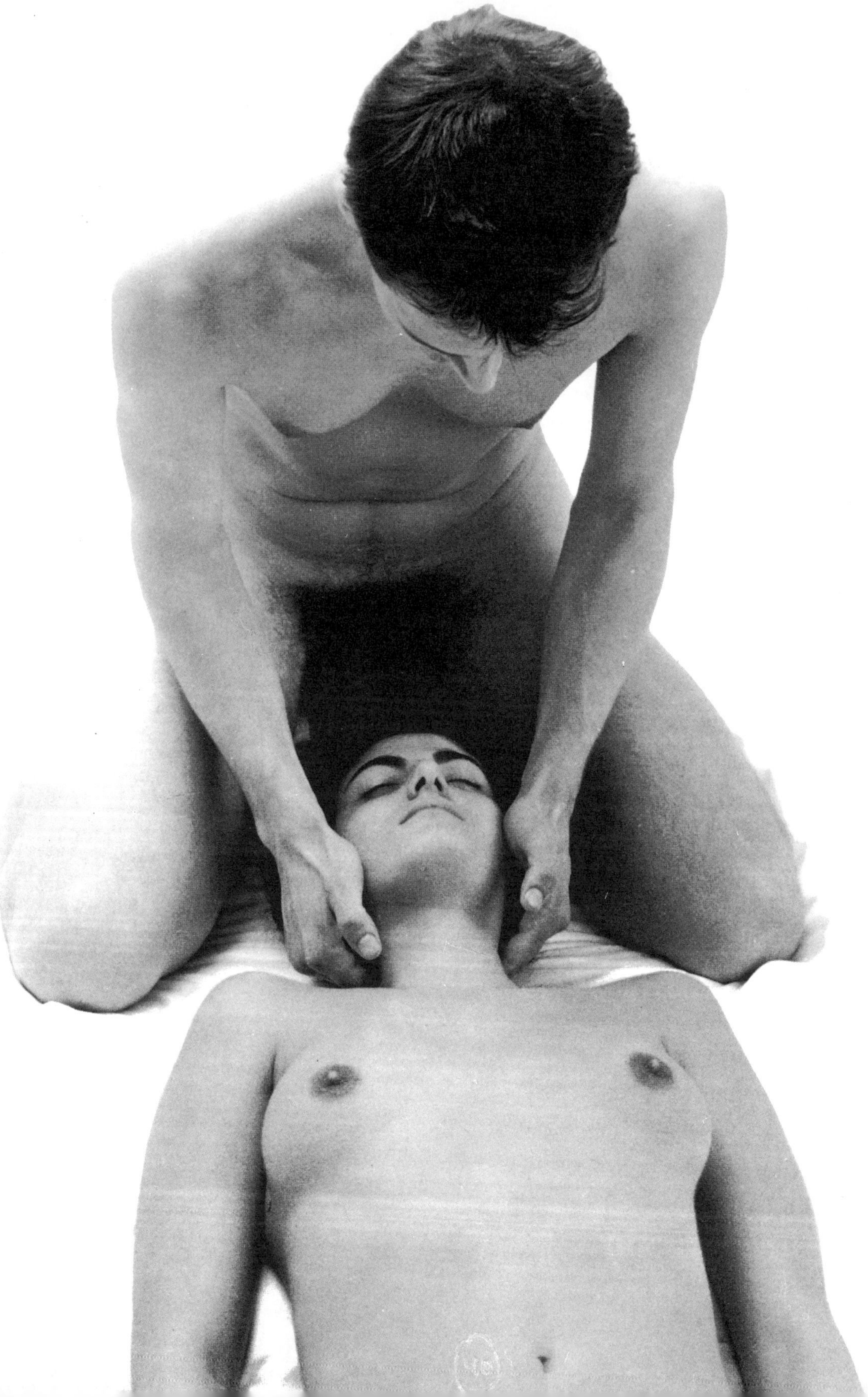

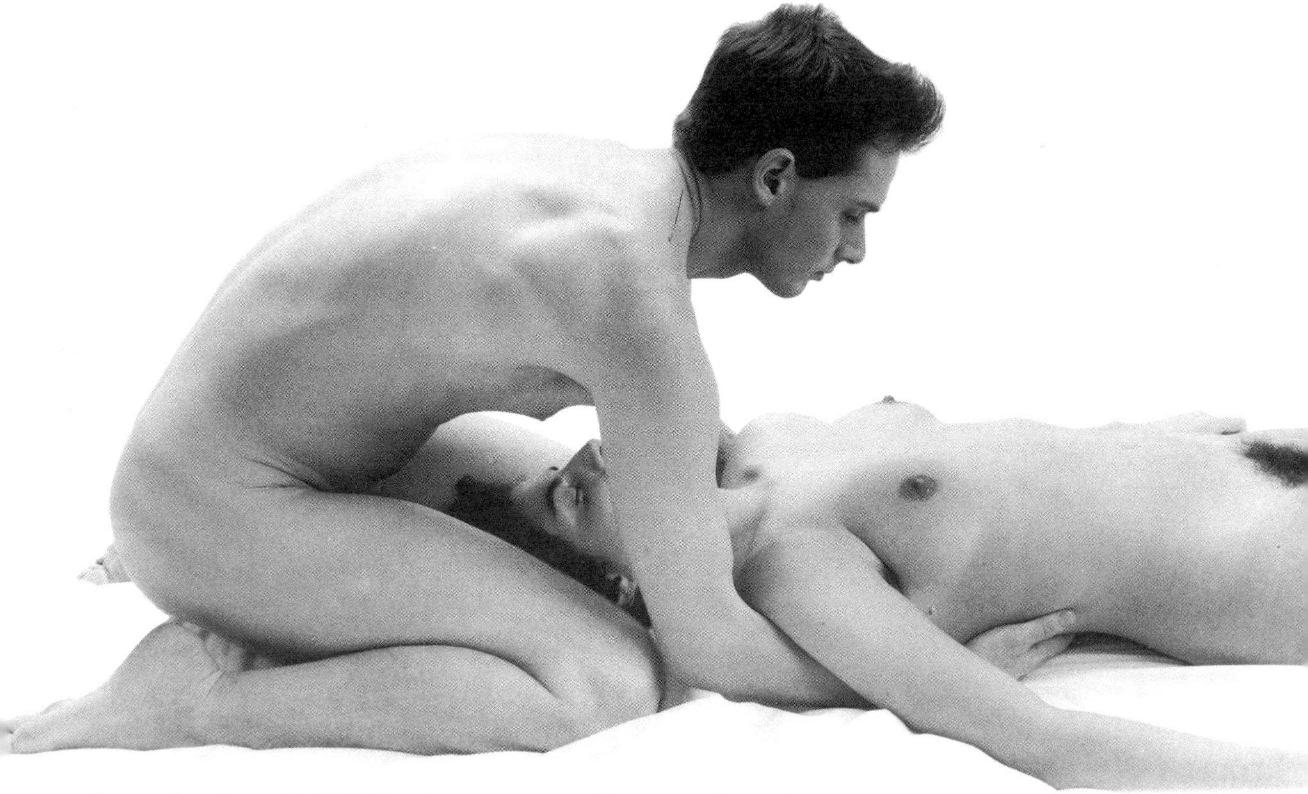

Streckung der Wirbelsäule

Wenn Ihr Partner nicht gerade außergewöhnlich schwer oder groß ist (wodurch das, was Sie nun tun sollen, schwierig, wenn nicht gar unmöglich wird), ist das Folgende für ihn wahrscheinlich sehr angenehm.

Er muß Kopf und Rücken ein wenig anheben, damit Ihre Hände und Arme darunter Platz finden. Dann beugen Sie sich vor, so daß sich Ihr Oberkörper praktisch parallel zu dem Ihres Partners in der Luft befindet. Legen Sie Ihre Hände in Nabelhöhe unter den Rücken und die Körperseiten des Empfängers.

Bitten Sie ihn, sich völlig zu entspannen und sich in Ihre Arme und Hände fallenzulassen. Ihre Hände bleiben in der beschriebenen Position, und Sie ziehen mit dem Gewicht Ihres Körpers nach hinten. Dadurch üben Sie auf die untere Hälfte des Körpers Ihres Partners einen Zug aus, dem jedoch sein Eigengewicht entgegengerichtet ist. Das erzeugt beim Empfänger der Massage ein sehr angenehmes Gefühl.

Lassen Sie nun die Rückenhaut Ihres Partners durch Ihre Hände gleiten, so daß diese sich auf den dicken Muskelsträngen längs der Wirbelsäule aufwärtsbewegen. Auf diese Weise gleiten Ihre Hände bis zu den Schultern, dann zum Hals und schließlich weiter zum Schädel. Das erzeugt eine sehr ungewöhnliches Gefühl, das die meisten Menschen sehr genießen.

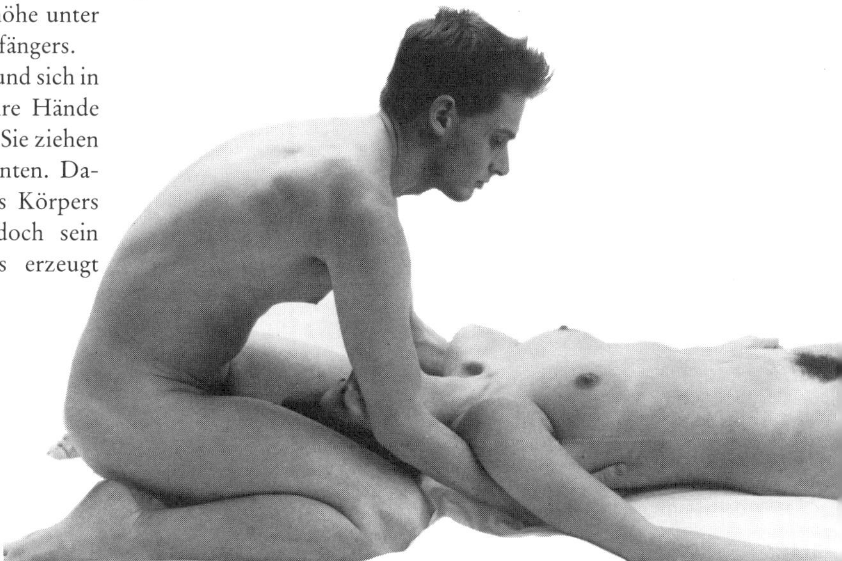

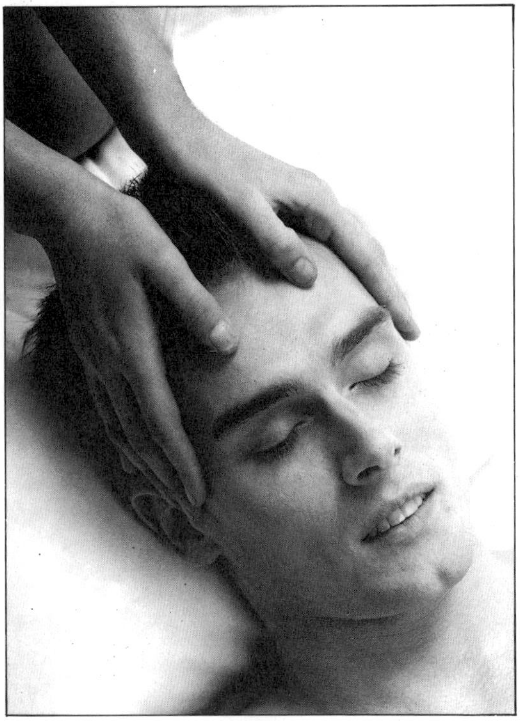

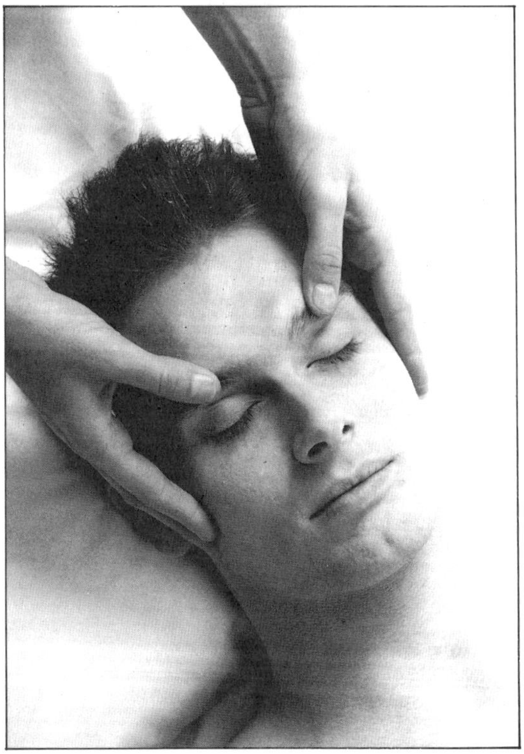

Das Gesicht

Oft gibt unser Gesicht mehr Aufschluß über unsere Gefühle als jeder andere Teil unseres Körpers. Man kann am Gesicht eines Menschen eine Menge sowohl über seine gegenwärtige Situation als auch über seine Vergangenheit ablesen.

Gesichtsmassage ist im Grunde eine Sache der Intuition. Man muß ein wenig experimentieren, um herauszufinden, was sich für den jeweiligen Partner gut anfühlt. Für die Gesichtsmassage brauchen Sie Ihre Hände nicht erneut einzuölen; das restliche Öl von der vorangegangenen Massage reicht völlig aus.

Nehmen Sie sitzend oder kniend den Kopf Ihres Partners in beide Hände und erforschen Sie vorsichtig, was er gerne mag. Das Gesicht ist ziemlich knochig und fest, abgesehen von den Wangen, aber Sie brauchen sich deshalb keine Sorgen zu machen. Es ist keineswegs so verletzlich, wie Sie vielleicht meinen, abgesehen von der feinen Haut rund um die Augen - seien Sie also in diesem Bereich besonders vorsichtig. Ich empfehle Ihnen, die Gesichtsmassage zunächst einmal an sich selbst auszuprobieren, damit sie ein Gefühl dafür entwickeln.

Auf eine Gesichtsmassage reagieren Menschen sehr unterschiedlich. Deshalb ist es in diesem Fall besonders wichtig, ganz genau auf das Feedback des Empfängers zu achten, vor allem, wenn Sie noch unerfahren sind.

Natürlich müssen die Massagebewegungen hier klein und sehr kontrolliert sein im Vergleich zu denen beim Massieren der großen Körperoberflächen, doch das werden Sie bestimmt bald im Griff haben. Achten Sie auf langsame und ruhige Bewegungen.

Eine befriedigende Gesichtsmassage zu geben, bei der die Wünsche des Partners berücksichtigt werden, erfordert eine Menge Erfahrung. Ich möchte hier ein paar Techniken beschreiben, die viele Menschen als angenehm empfinden.

Legen Sie zunächst Ihre Fingerspitzen auf beiden Seiten des Kopfes (nahe den Schläfen) und die Daumen auf die Mitte der Stirn. Lassen Sie die Daumen langsam zur Seite gleiten, kehren Sie anschließend zur Mitte der Stirn zurück, jedoch ein wenig weiter unterhalb, und wiederholen Sie den Vorgang. Arbeiten Sie auf ähnliche Weise an den Augenbrauen Ihres Partners.

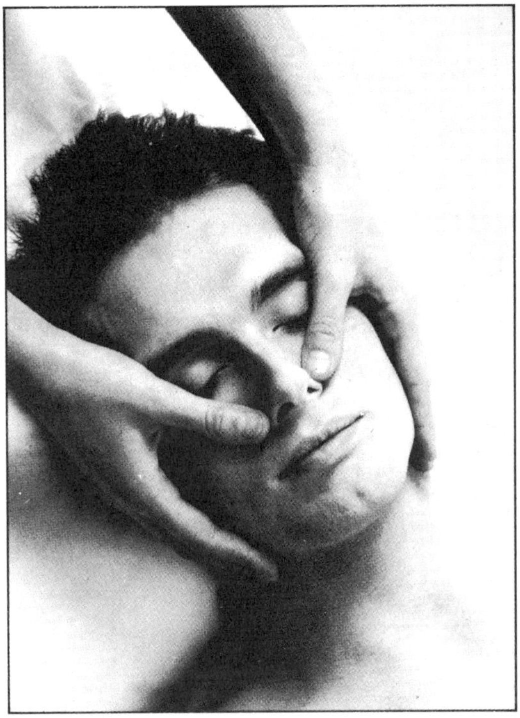

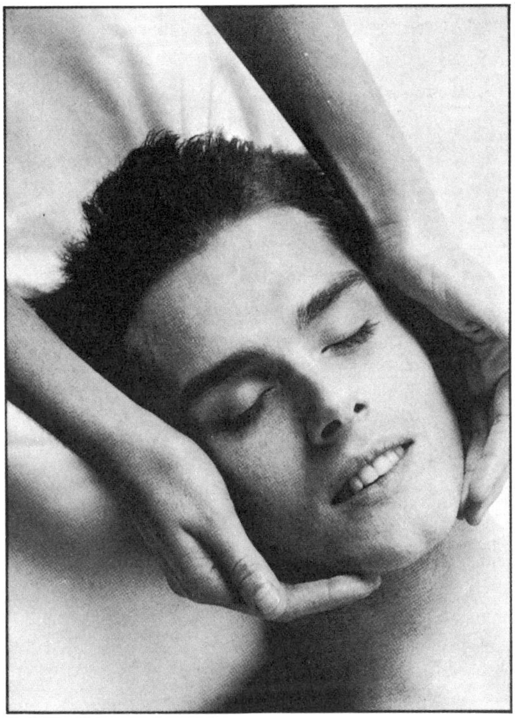

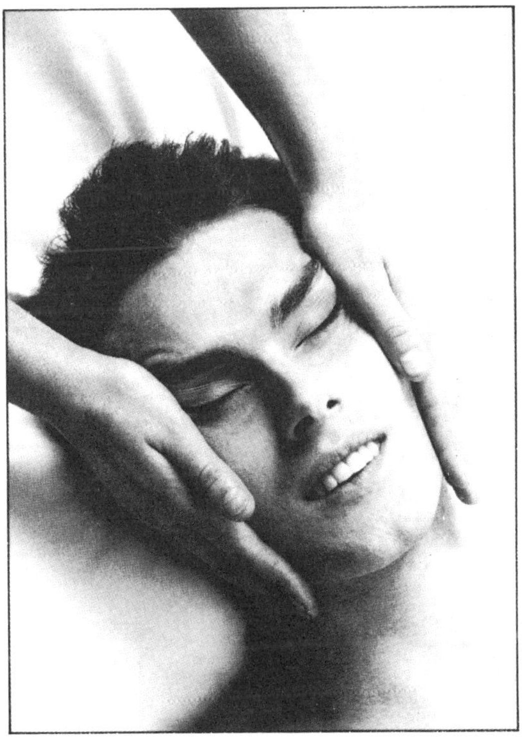

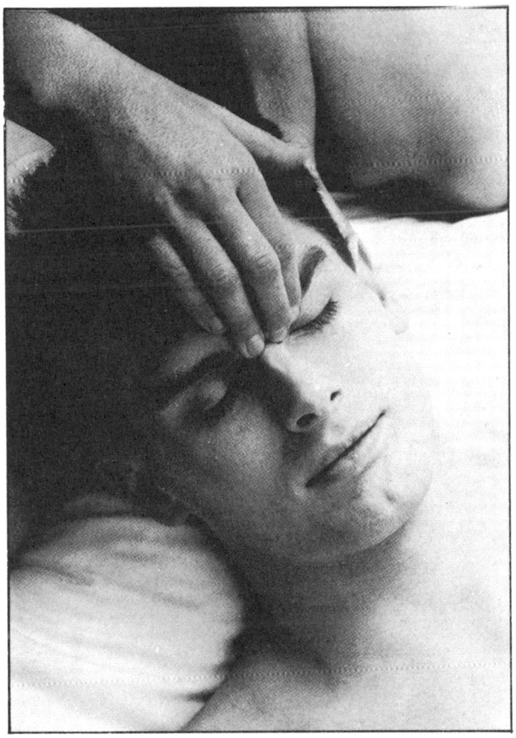

Beginnen Sie dann an den inneren Augenwinkeln und lassen Sie Ihre Daumen über die Wangen nach außen zum Jochbein gleiten. Wiederholen Sie dies, wobei sich Ihre Hände an den Wangen entlang nach unten bewegen, bis Sie die gesamte untere Gesichtshälfte auf diese Weise bearbeitet haben.

Massieren Sie mit gebündelten Fingern die Kaumuskeln bis zum Kiefergelenk am Ohr. Bearbeiten Sie anschließend mit sanftem Zwicken das Kinn.

Sie können auch mit flachen Händen über das ganze Gesicht streichen und an Stellen verweilen, wo Ihr Partner dies als besonders angenehm empfindet.

Bedecken Sie zum Schluß einfach das Gesicht des Empfängers mit Ihren Händen. Das ist ein ruhiger und beruhigender Abschluß der Gesichtsmassage.

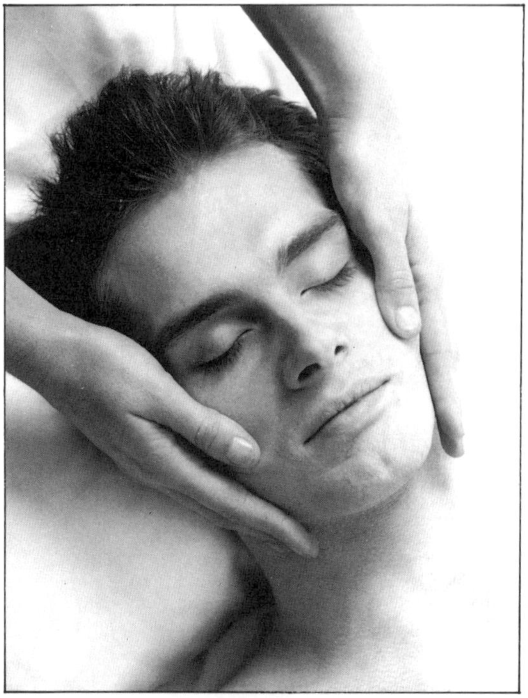

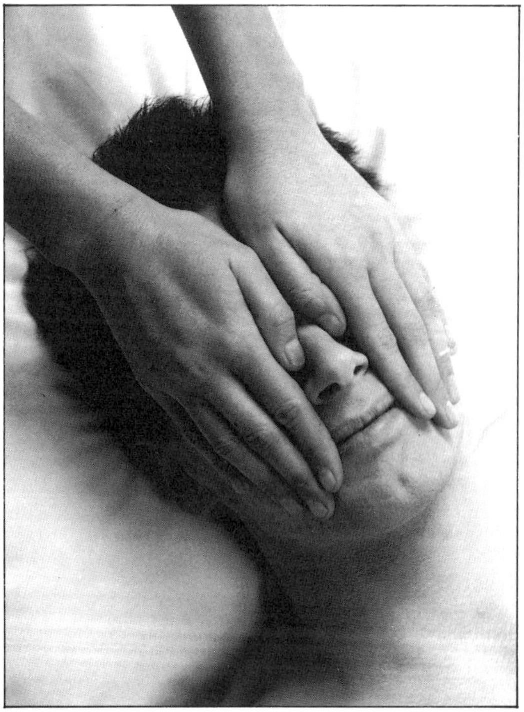

Arme und Hände

Eine Massage an Armen und Händen kann besonders für diejenigen eine wertvolle Erfahrung sein, die Ihre Gefühle gewöhnlich unterdrücken. Vielleicht verspüren sie das Bedürfnis, die Fäuste zu ballen, mit einem Gegenstand herumzuspielen, mit den Fingern auf den Tisch zu trommeln oder sogar jemanden zu schlagen, wenn sie sich wütend fühlen. Doch alle diese Emotionen bleiben in ihren Armen und Händen stecken. Wenn diese Spannungen aufgelöst werden könnten, so wäre das sicherlich ein Gewinn.

Knien Sie neben Ihrem Partner und tragen Sie ein wenig Öl auf die Arme auf. Tun Sie dies mit langsamen, langen, fließenden Strichen von den Schultern bis zu den Händen, wobei Sie beide Hände nahtlos abwechseln.

Weiter oben habe ich das Heben des Fußes und das Beugen des Knies beschrieben. Das gleiche kann auch für die Arme sehr entspannend sein. Heben Sie den Unterarm Ihres Partners am Ellbogen an und stützen Sie seinen Oberarm mit einem Ihrer eigenen Arme. Umfassen Sie sein Handgelenk mit Ihrer freien Hand und bewegen Sie Ihre andere Hand langsam, aber kräftig am Unterarm entlang, wobei Sie diesen so drücken, als würden Sie ihn melken. Wiederholen Sie dies mehrmals, so wie es das oberste Bild auf der nächsten Seite zeigt.

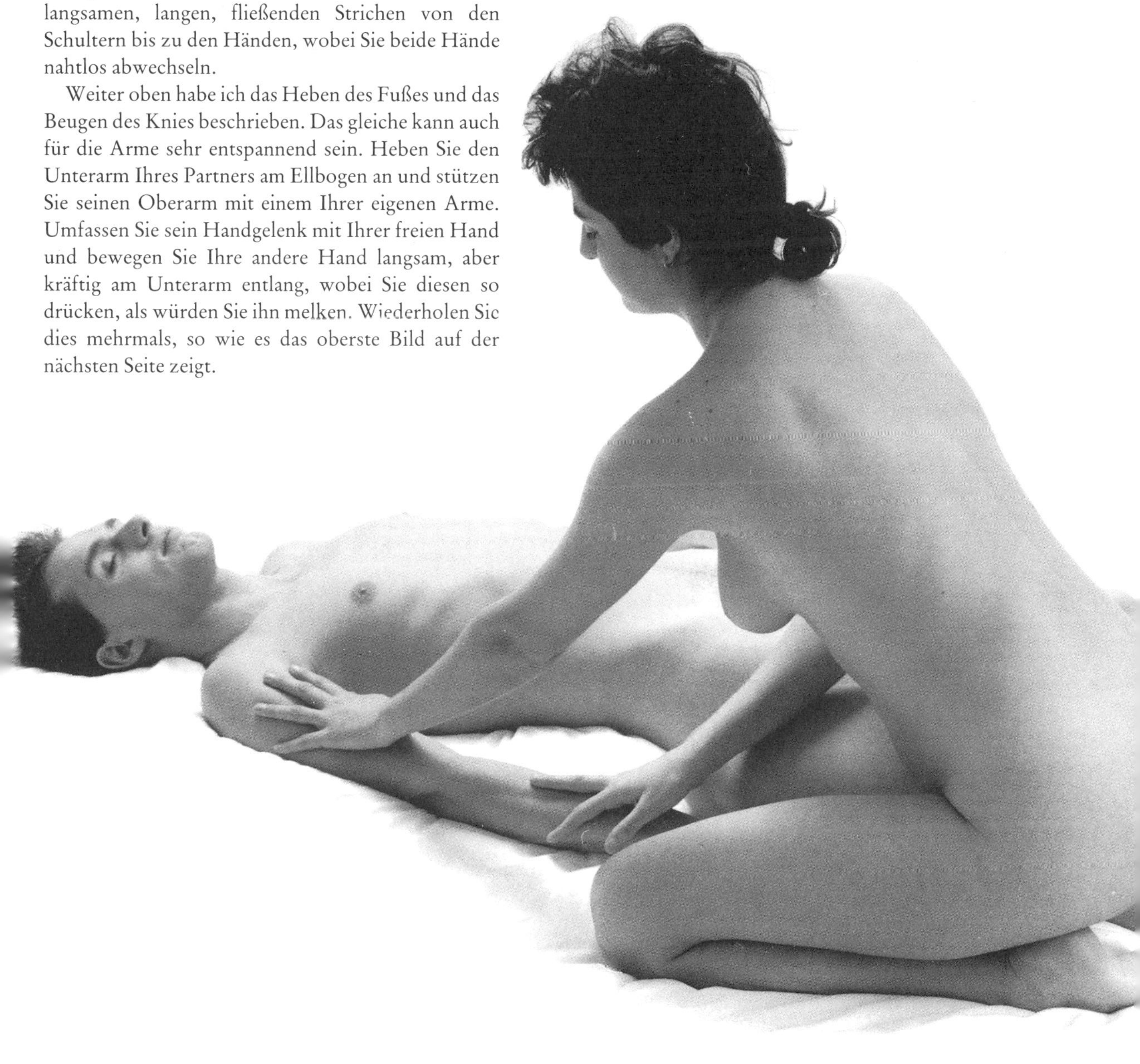

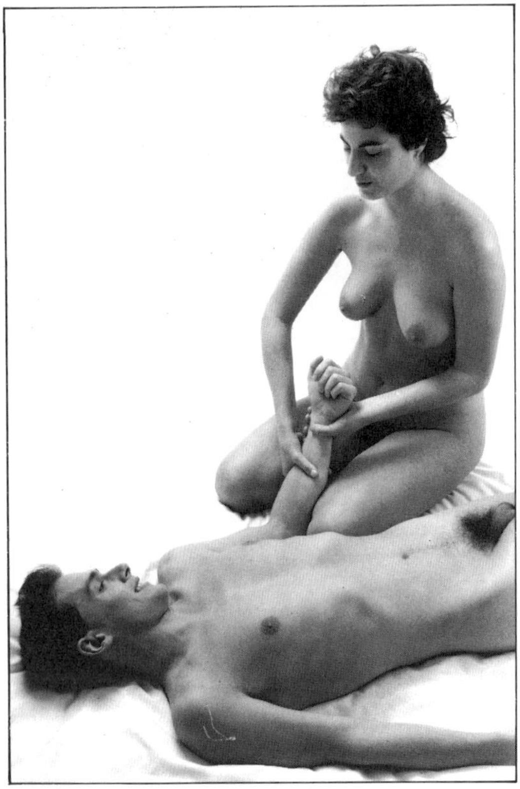

Anschließend können Sie den Oberarm entweder kneten oder wringen. Enden Sie in jedem Fall mit ein paar langen Strichen über den ganzen Arm und über die Schulter. Wiederholen Sie diese Sequenz am anderen Arm.

Auch die Hand ist ein Körperteil, der erstaunlich viel Genuß bereiten kann. Viele Menschen staunen darüber, wie angenehm sich eine Handmassage anfühlt.

Bitten Sie Ihren Partner, den Handrücken auf den Boden zu legen, und massieren Sie dann sanft die Innenfläche. Heben Sie die Hand danach hoch, und während Sie sie mit einer Ihrer Hände festhalten, massieren Sie mit dem Daumen Ihrer anderen Hand die gesamte Handinnenfläche Ihres Partners. Fragen Sie ihn, wo sich das am besten anfühlt. Erforschen Sie die Handfläche so lange, bis Sie alle angenehmen Bereiche gefunden haben und bis Sie wissen, wie Ihr Partner an diesen Stellen am liebsten massiert werden möchte. Dies kann einige Zeit dauern. Ähnlich wie bei der Fußmassage (siehe Seite 52) gibt es auch Menschen, die sich besonders gerne und lange die Hände massieren lassen.

Ziehen Sie als nächstes sanft an den Fingern; seien Sie aber sehr vorsichtig, denn wenn man dies noch nicht erlebt hat, kann es etwas beängstigend wirken. Versuchen Sie zu verhindern, daß Spannungen oder Schmerzen entstehen. Arbeiten Sie zuerst an der einen Hand, dann an der anderen, und halten Sie die Hand, an der Sie arbeiten, fest und sicher am Handgelenk fest.

Drücken Sie Ihre Handfläche gegen die Ihres Partners, so daß die Finger einander gegenüberstehen. Gleiten Sie mit Ihren eigenen Fingern an denen

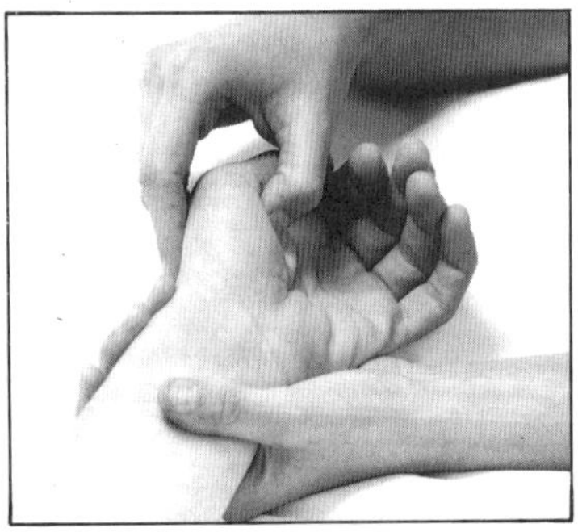

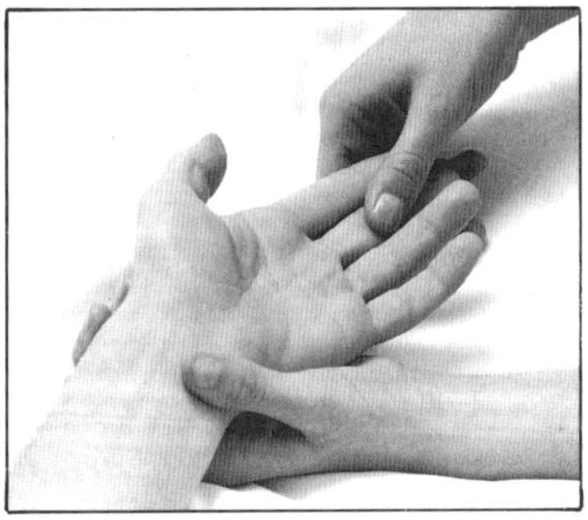

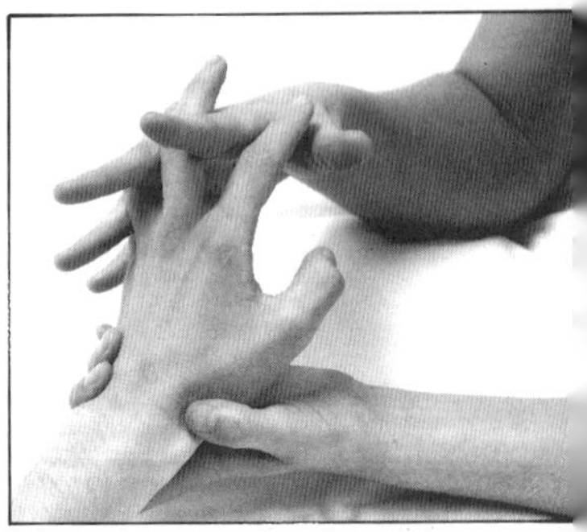

Ihres Partners aufwärts, bis Sie seine Fingerspitzen erreichen. Auf diese Weise werden die Seiten der Finger bearbeitet, und viele Menschen können dies eine ganze Weile genießen. Manche können von dieser Art der Handmassage gar nicht genug bekommen, so angenehm ist sie für sie.

Brust und Bauch

Zur Massage dieses Körperbereichs können Sie zwei Positionen einnehmen. Manche knien gerne am Kopf des Empfängers. Ich empfehle jedoch gewöhnlich, sich über die geschlossenen Beine des Partners zu hocken. Der Hautkontakt von Geber und Empfänger intensiviert die Vertrautheit, was nicht so ist, wenn der Geber neben dem Kopf des Empfängers kniet.

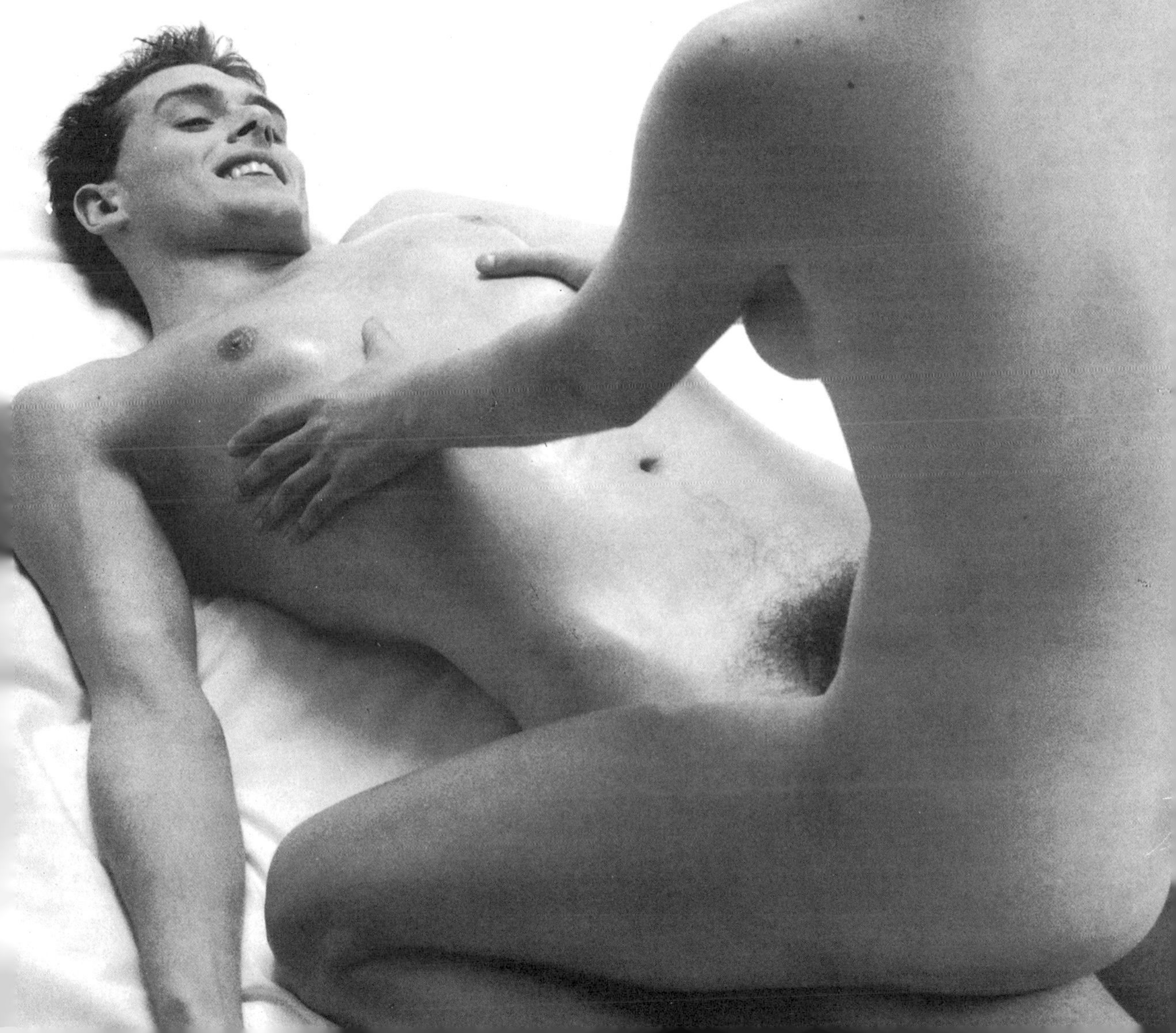

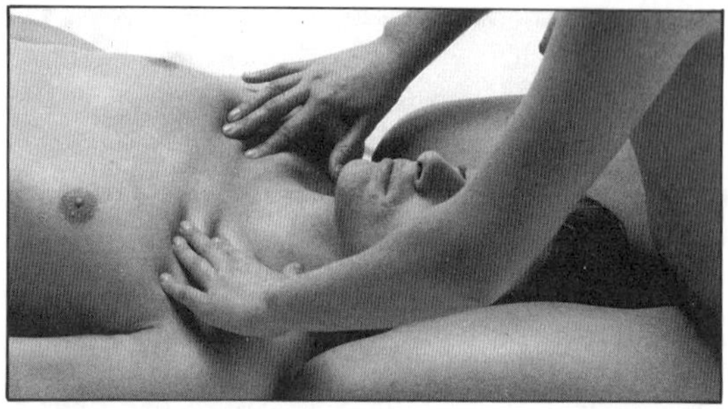

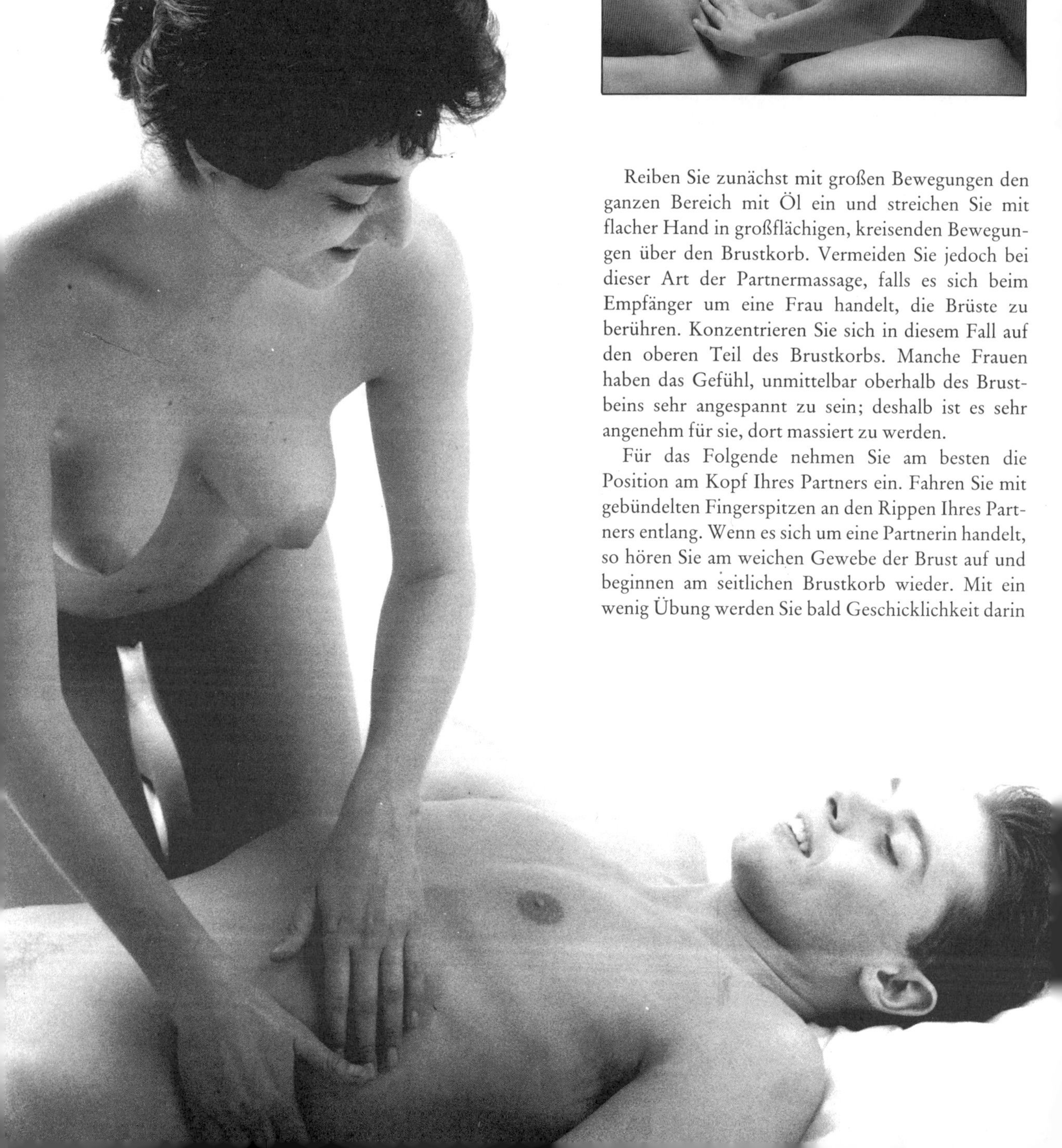

Reiben Sie zunächst mit großen Bewegungen den ganzen Bereich mit Öl ein und streichen Sie mit flacher Hand in großflächigen, kreisenden Bewegungen über den Brustkorb. Vermeiden Sie jedoch bei dieser Art der Partnermassage, falls es sich beim Empfänger um eine Frau handelt, die Brüste zu berühren. Konzentrieren Sie sich in diesem Fall auf den oberen Teil des Brustkorbs. Manche Frauen haben das Gefühl, unmittelbar oberhalb des Brustbeins sehr angespannt zu sein; deshalb ist es sehr angenehm für sie, dort massiert zu werden.

Für das Folgende nehmen Sie am besten die Position am Kopf Ihres Partners ein. Fahren Sie mit gebündelten Fingerspitzen an den Rippen Ihres Partners entlang. Wenn es sich um eine Partnerin handelt, so hören Sie am weichen Gewebe der Brust auf und beginnen am seitlichen Brustkorb wieder. Mit ein wenig Übung werden Sie bald Geschicklichkeit darin

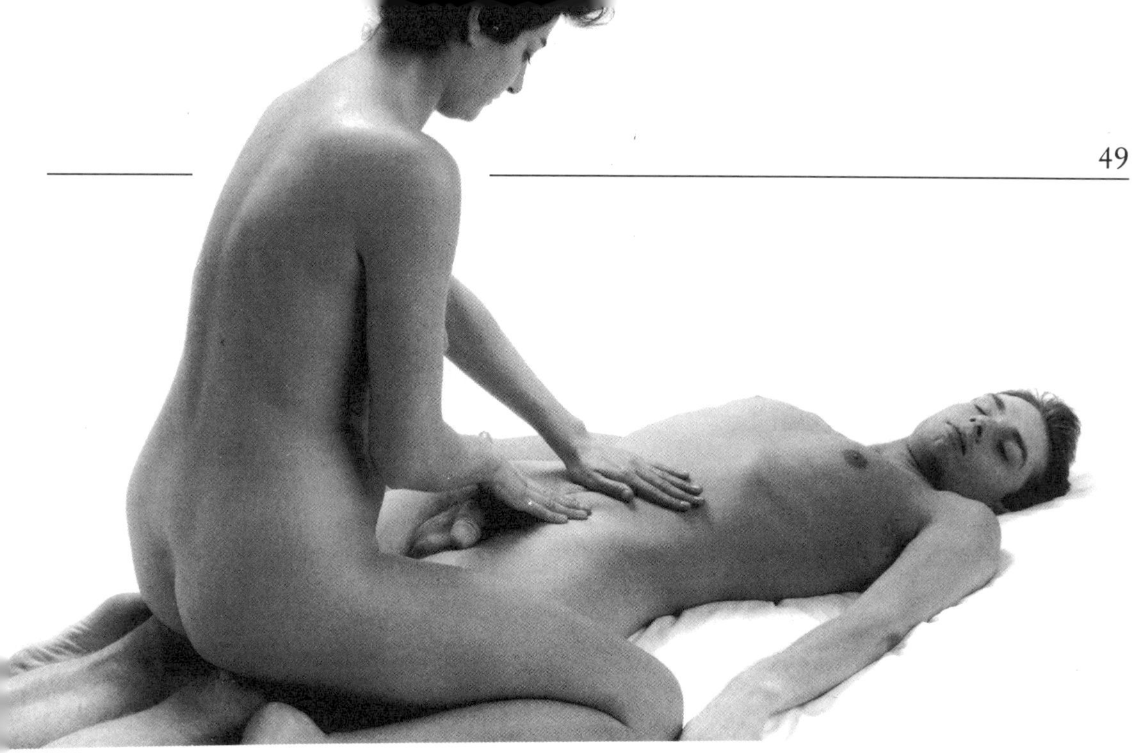

entwickeln. Ansonsten ist die Massage bei Frauen die gleiche wie bei Männern.

Knien Sie seitlich des Empfängers, wobei sein Arm auf der anderen Körperseite im rechten Winkel zum Rumpf abgestreckt sein soll. Greifen Sie nun mit viel Öl an den Händen zur anderen Seite hinüber und massieren Sie mit Ziehbewegungen (siehe Seite 26) von dem Punkt, wo der Körper des Empfängers den Boden berührt, über die Seitenfläche des Körpers nach oben bis zur Mittellinie. Tun Sie dies mit beiden Händen abwechselnd und bewegen Sie sich mit jedem Strich weiter abwärts; die einzelnen Striche sollen einander teilweise überlappen. Fahren Sie auf diese Weise fort, bis Sie am Knie angekommen sind. Wiederholen Sie den gesamten Vorgang von der Achselhöhle bis zu den Knien mehrmals. Wiederholen Sie den Vorgang auch auf der anderen Seite mehrmals. Dies ist für die meisten Menschen äußerst angenehm; manche behaupten sogar, es fühle sich so an, als würden sie von mehreren Personen gleichzeitig massiert. Entscheidend ist, daß das Gefühl einer einzigen großen Berührungswelle entsteht, die an der gesamten Körperseite des Empfängers entlangstreicht.

Ich habe festgestellt, daß viele Menschen es nicht mögen, wenn man ihren Bauch massiert. In diesem Bereich treten leicht Kitzelgefühle auf, die natürlich die Entspannung verhindern. Doch kann man Kitzeln durch feste, entschlossene Striche vermeiden.

Im Bauchbereich sind zwei Arten von Massage vielen Menschen angenehm. Die erste ist ein großzügiges Kreisen, wobei beide Hände gleichzeitig eingesetzt werden und einander bei der Begegnung ablösen. Beginnen Sie mit einer Hand (mit nach unten gekehrter Handfläche), genau unter dem Brustbein, mit der anderen direkt über dem Schamhaar. Bewegen Sie beide Hände im Kreis. Die untere Hand beschreibt vollständige Kreise, die andere unterbricht den Kontakt, wenn Sie der ersten begegnet. Die meisten Empfänger empfinden es als angenehmer, wenn sich die beiden Hände im Uhrzeigersinn bewegen. Der Grund dafür ist, daß die Nahrung, die sich im Dickdarm (direkt unter der Haut und den Muskeln) befindet, durch die Muskelkontraktionen des Darms ebenfalls im Uhrzeigersinn befördert wird. Die Energie in der Bauchhaut und in der Bauchmuskulatur scheint sich ebenfalls in dieser Richtung zu bewegen. Als ich dies noch nicht wußte, habe ich es einmal mit der entgegengesetzten Kreisbewegung probiert, woraufhin der Empfänger mich bat, sofort damit aufzuhören, weil es sich sehr unangenehm anfühlte. Es gibt zwar auch Menschen, die die Bewegung im Gegenuhrzeigersinn bevorzugen, doch sind dies seltene Ausnahmen.

Eine andere Massagebewegung für den Bauchbereich sind kleine Kreisbewegungen innerhalb eines größeren Kreises. Stellen Sie sich eines jener Karussels vor, auf denen jedes Fahrzeug um sich selbst kreist, während die Plattform sich ebenfalls schnell dreht. Ahmen Sie dies in Zeitlupe nach. Ihr Partner wird es vermutlich sehr gerne mögen.

Runden Sie das Ganze mit ein paar langen Strichen ab, um den Brust- und Bauchbereich miteinander zu verbinden, bevor Sie sich den Vorderseiten der Beine zuwenden.

Die Vorderseite der Beine

Dieser Bereich wird ähnlich behandelt wie die Rückseite der Beine, jedoch mit größerer Vorsicht bei der Massage der Unterschenkel, weil das Schienbein direkt unter der Haut liegt, so daß Druck darauf schmerzen kann.

Die beste Position für die Massage ist diejenige, bei der sich ein Unterschenkel des Empfängers zwischen Ihren Knien befindet. Knien Sie sich zunächst zwischen die Füße Ihres Partners. Seine Beine sind

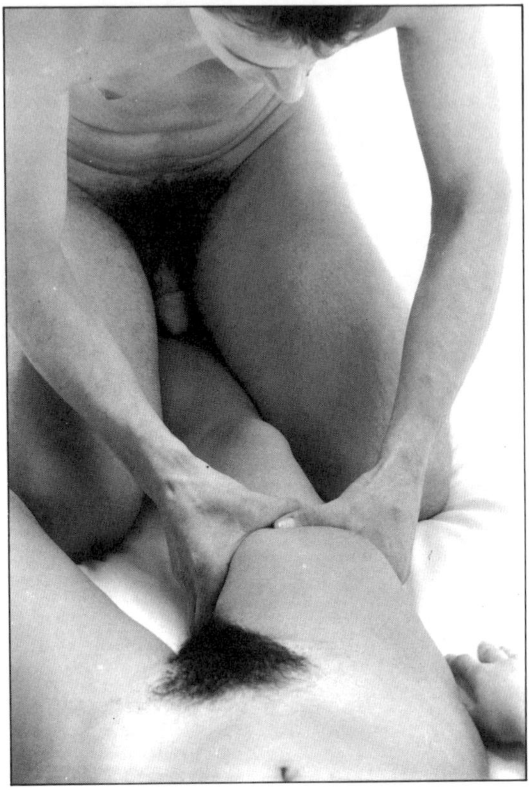

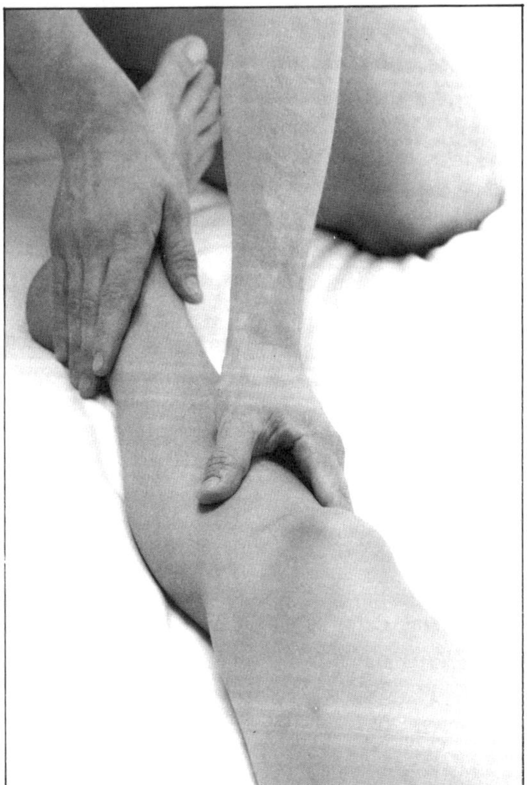

gespreizt, so daß Sie auf beide gleichzeitig Öl auftragen können. Da Sie jedoch jeweils nur an einem Bein arbeiten, müssen Sie irgendwann Ihre Position verändern, damit stets das Bein, an dem Sie arbeiten, zwischen Ihren Knien liegt.

Streichen Sie mit ein paar langen Strichen von der Leiste bis zum Fußknöchel. Benutzen Sie entweder beide Hände, wobei die Finger zum Kopf des Empfängers weisen und abwechselnd in Wellenlinien abwärts gezogen werden, oder legen Sie die Hände schalenförmig über den Oberschenkel und bewegen Sie sie abwechselnd überlappend abwärts. Wiederholen Sie dies anschließend etwas weiter seitlich, einmal weiter rechts und einmal weiter links. Auf diese Weise können Sie mit drei Strichen das ganze Bein überstreichen. Wenn Sie genügend Zeit haben und Ihr Partner es wünscht, können Sie den gesamten Vorgang auch noch einmal wiederholen.

Für den Oberschenkel gibt es noch zwei andere sehr angenehme Massagetechniken. Bewegen Sie Ih-

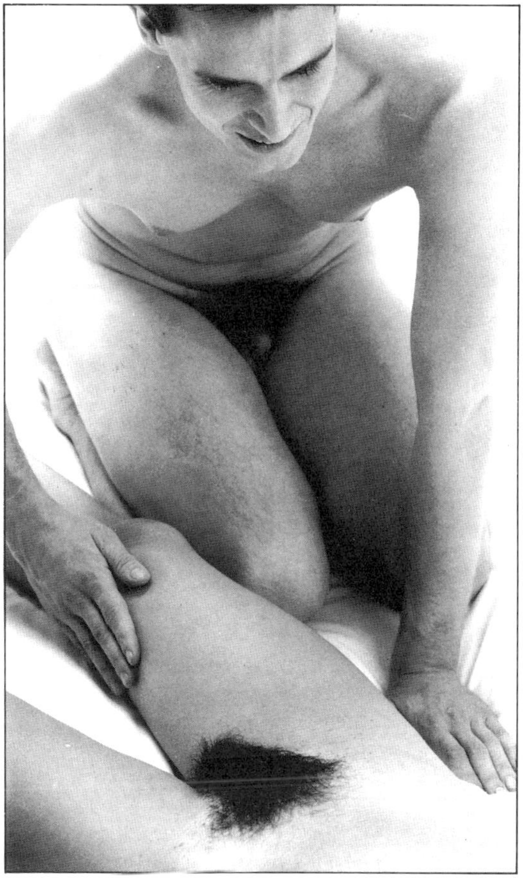

ren Daumen vom Knie bis zur Lende aufwärts, wobei das Bein in der Hüfte und am Knie gebeugt sein kann. Finden Sie heraus, was sich für Sie selbst und für Ihren Partner am besten anfühlt. „Melken“ Sie das Gewebe, indem Sie beide Daumen gleichzeitig in die gleiche Richtung drücken und allmählich Zentimeter um Zentimeter am Oberschenkel aufwärts gleiten, bis Sie den Lendenbereich erreicht haben.

Die zweite Methode ist, die Innenseite des Oberschenkels zu massieren, insbesondere den „Tunnel“ zwischen den Muskeln, die vom Knie ausgehend zum

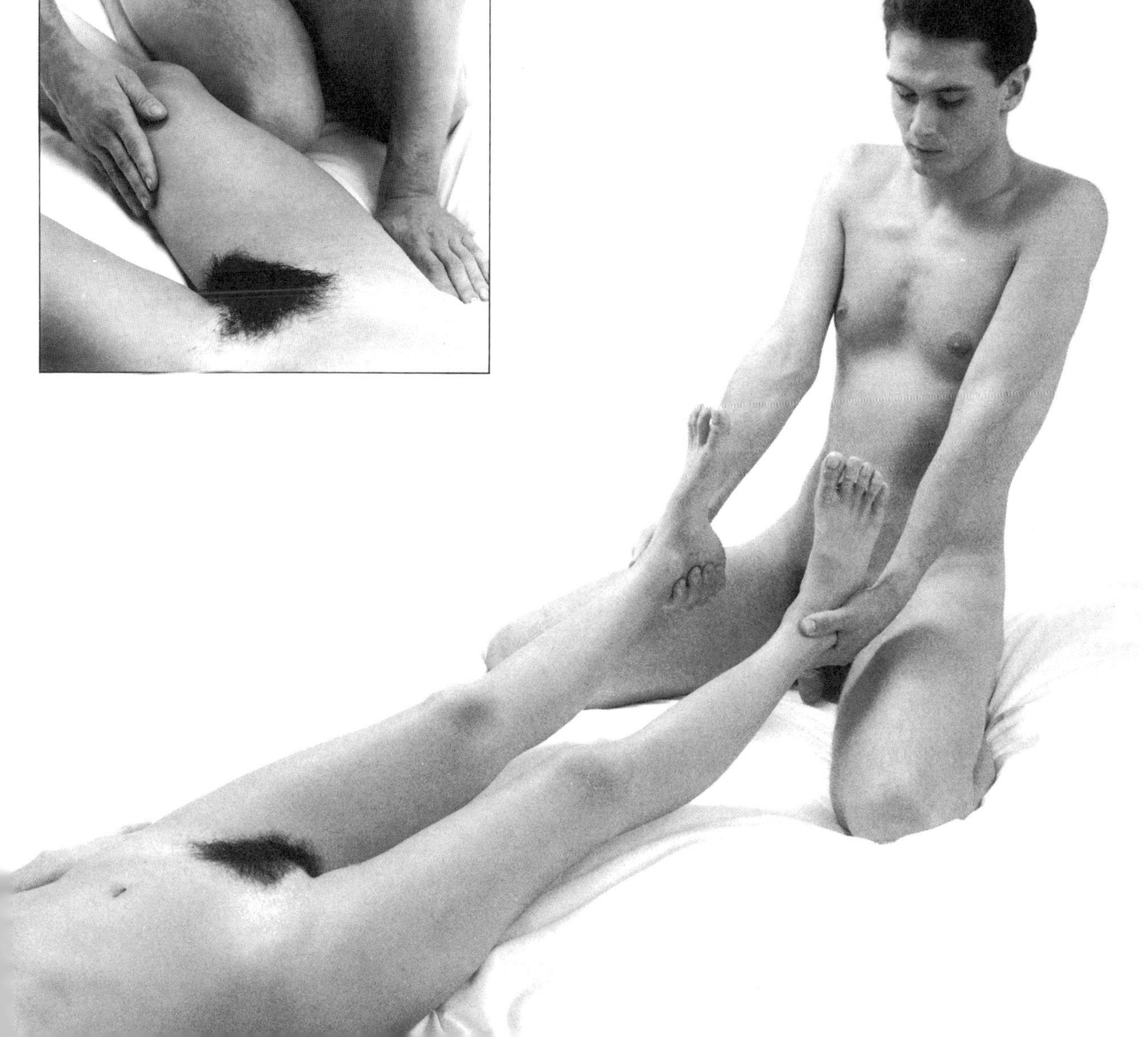

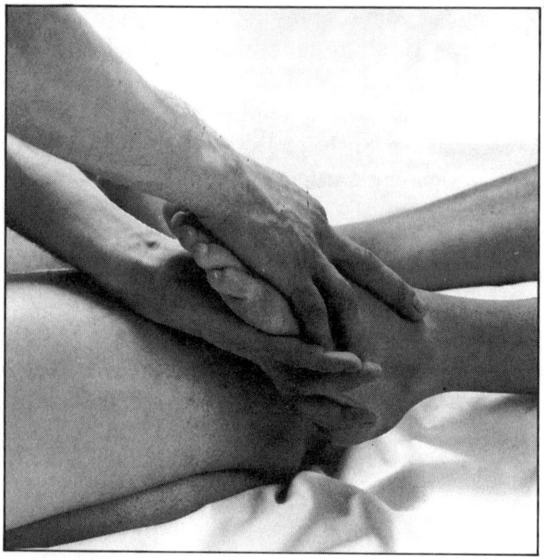

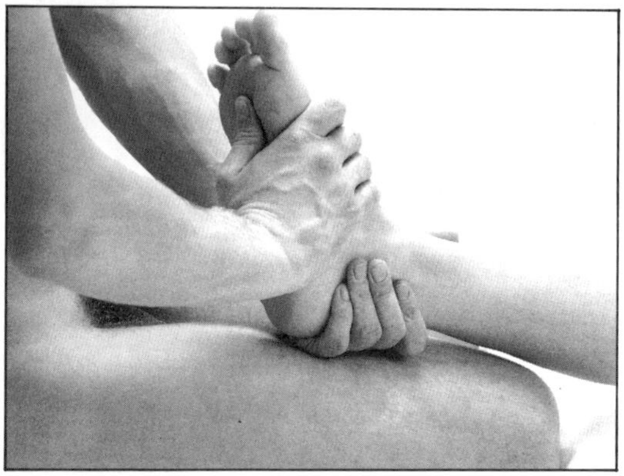

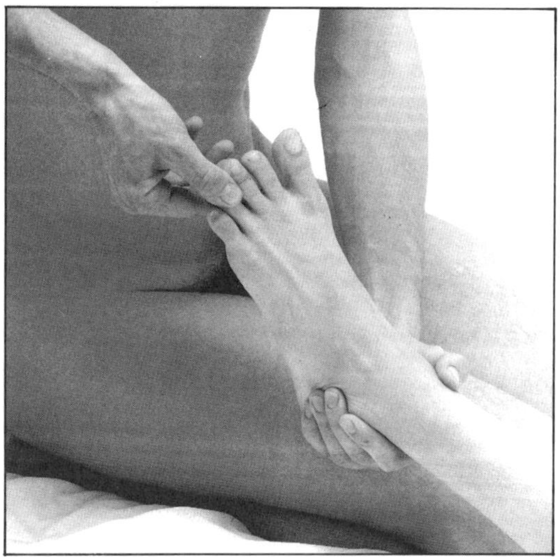

Lendenbereich führen. Manche mögen es, wenn dies mit einer Massage des Lendenbereichs, dort, wo das Bein in den Bauch übergeht, abgerundet wird.

Knien Sie schließlich noch einmal an den Füßen Ihres Partners und ziehen Sie Fuß und Knöchel, um das soeben massierte Bein zu strecken. Dies kann sehr angenehm für Menschen sein, die an Schmerzen im Unterrücken leiden. Um den Genuß noch zu steigern, können Sie es anschließend mit beiden Füßen gleichzeitig wiederholen.

Nun können Sie sich dem Unterschenkel zuwenden. Nach meiner Erfahrung mögen die meisten Menschen dort nur eine sehr sanfte Massage. Ich persönlich halte lange Striche für die beste Möglichkeit; man kann sie als eine Art „Vorspiel" zur Fußmassage verstehen.

Die Füße

Wie die Hände so sind auch die Füße meist sehr sensibel für eine gute Massage. Ich kenne viele Frauen, die sagen, sie hätten bei Fußmassagen gelegentlich orgasmusähnliche Empfindungen. In Kapitel 5 werden wir uns mit den Vorzügen der Reflexzonenmassage beschäftigen, einer besonderen Art von Fußmassage. Hier jedoch wollen wir uns mit der gewöhnlichen lustbetonten Fußmassage beschäftigen.

Viele Menschen, die etwas kitzlig sind, werden schon beim bloßen Gedanken daran etwas ängstlich, daß man ihre Füße auch nur *berühren* könnte, ganz zu schweigen von *massieren*. Doch diese Angst ist völlig unbegründet, wenn der Massierende sein Handwerk versteht. Verwenden Sie bei der Fußmassage stets feste, großzügige Handbewegungen. Halten Sie zu Beginn den Fuß zwischen den Handflächen und streicheln Sie ihn vorsichtig.

Ziehen Sie dann den Vorderfuß sanft, aber auch kräftig mit einer Hand, und wenn diese Hand von den Zehen gleitet, dann ergreifen Sie den Fuß mit der anderen Hand und wiederholen Sie das Ganze. Dieses „Melken" löst meist sehr angenehme Gefühle aus. Wiederholen Sie den Vorgang mehrmals an beiden Füßen.

Nehmen Sie anschließend den Fuß in die Hand und massieren Sie sanft, aber kräftig die Fußsohle, so wie Sie es zuvor mit der Innenfläche der Hand getan haben. Finden Sie heraus, wo Ihr Partner die ange-

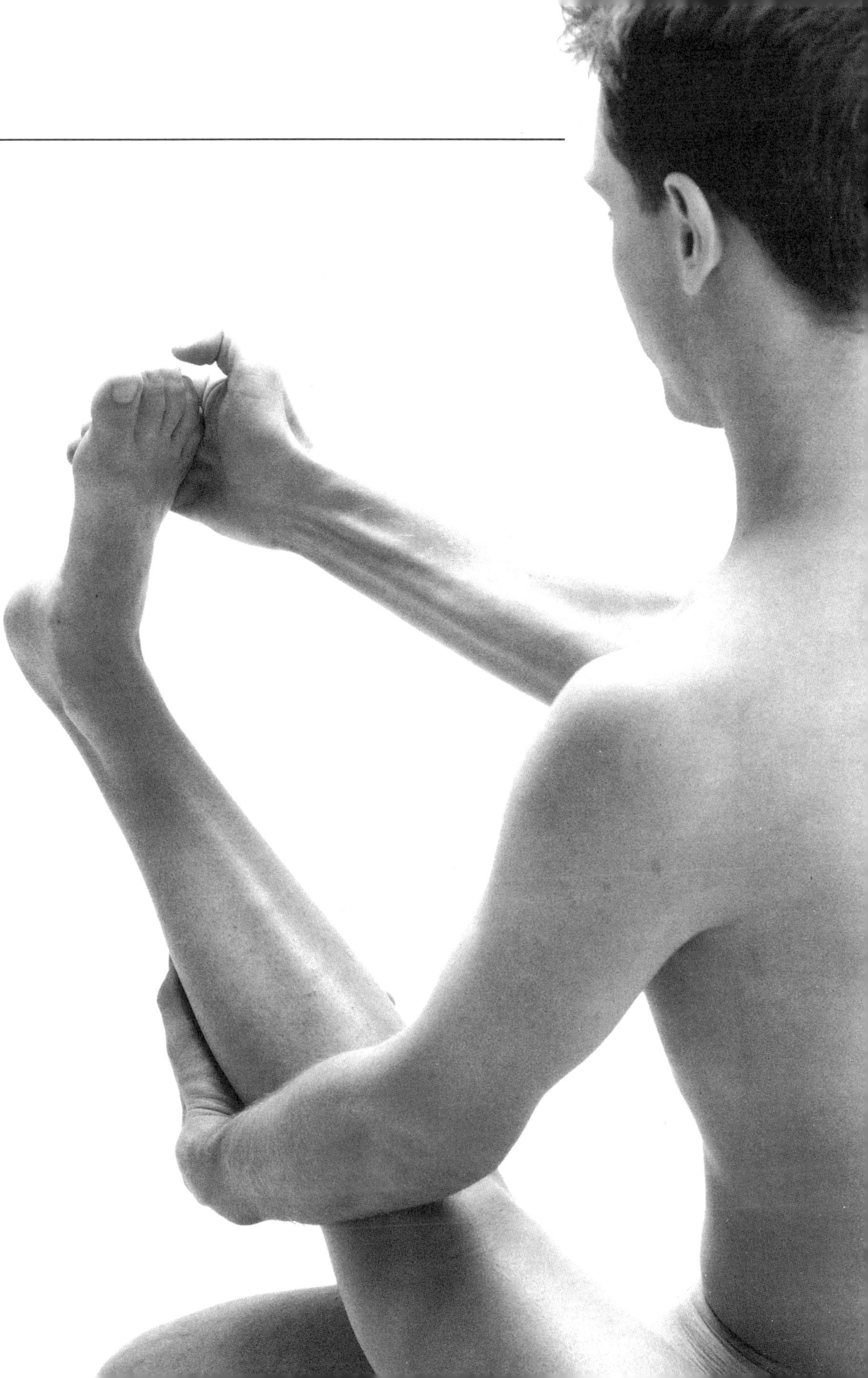

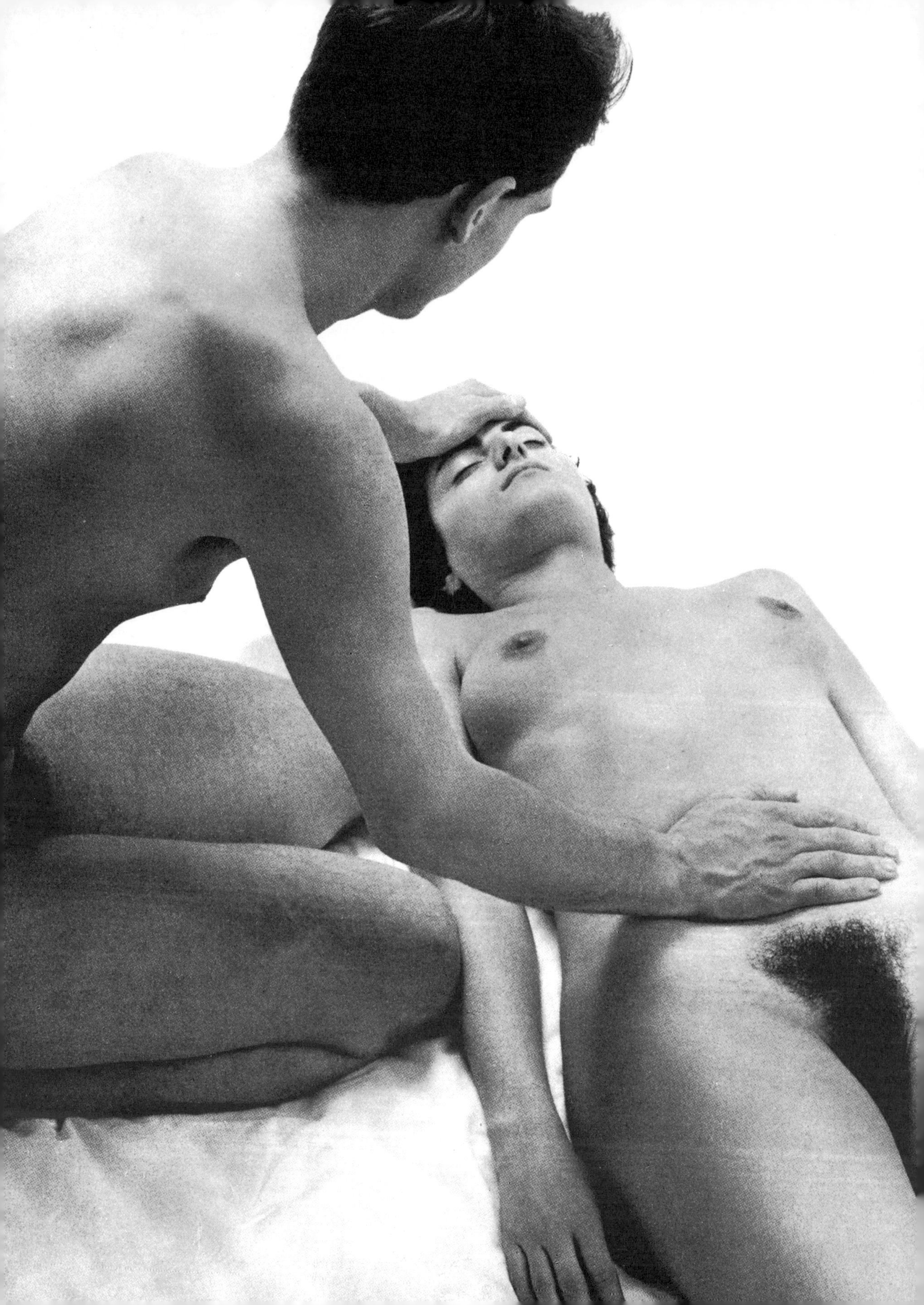

nehmsten Empfindungen hat, und konzentrieren Sie sich dann auf diese Bereiche. Sie werden merken, daß sich die Daumen hierfür am besten eignen. Lassen Sie und Brust (bei Frauen um die Brust herum) und dann am Arm abwärts bis zu den Fingerspitzen. Wiederholen Sie dies noch einmal auf dieser Seite und anschließend auch zweimal auf der anderen.

Legen Sie zum Abschluß eine Hand auf die Stirn Ihres Partners und die andere auf den Bauch zwischen Schamhaar und Nabel. Sitzen Sie einfach eine Minute den Fuß Ihres Partners unter keinen Umständen einfach auf den Boden zurückfallen, sondern setzen Sie ihn vorsichtig wieder auf, bevor Sie zum anderen Fuß übergehen.

Im Anschluß daran ziehen Sie einzeln an den Zehen, auch diesmal wieder sanft und gleichzeitig kräftig. Das kann sehr genußvoll sein. Fahren Sie auch mit den Fingerspitzen in den Zwischenräumen an den Seiten der Zehen entlang, wie Sie es schon bei den Fingern getan haben.

Halten und massieren Sie zum Abschluß den ganzen Fuß.

Abschließende Verbindung aller Körperbereiche

Nun haben Sie alle Bereiche des Körpers massiert, und Ihr Partner fühlt sich wahrscheinlich sehr entspannt; vielleicht ist er sogar eingeschlafen. Verbinden Sie zum Abschluß alle Bereiche mit ein paar langen, sanften Strichen.

Sie sitzen oder knien seitlich vom Körper des Empfängers und streichen mit einer Hand von einem Fuß aufwärts bis zur Lende, über den Unterbauch und am anderen Bein wieder abwärts bis zum Fuß. Wiederholen Sie dies langsam und einfühlsam mehrere Male.

Beginnen Sie anschließend unmittelbar über dem Schamhaar und fahren Sie mit einer Hand über Bauch und Brust (bei Frauen um die Brust herum) und dann am Arm abwärts bis zu den Fingerspitzen. Wiederholen Sie dies noch einmal auf dieser Seite und anschließend auch zweimal auf der anderen.
Legen Sie zum Abschluß eine Hand auf die Stirn Ihres Partners und die andere auf den Bauch zwischen Schamhar und Nabel. Sitzen Sie einfach eine Minute lang ruhig da und verbinden Sie die Energiemuster, die Sie während der Massage geschaffen haben.

Nun kann Ihr Partner die Augen öffnen, und was danach passiert, liegt an Ihnen beiden. Meist ist der Empfänger nach einer solchen Massage so entspannt, daß er sich gerne noch ein wenig ankuscheln und dann einschlafen möchte - besonders, wenn die Massage am Abend stattfindet.

Natürlich kann es auch sein, daß Sie sich äußerst liebevoll und nah fühlen und gerne mit einer erotischen Massage fortfahren würden, die - bei einem oder bei beiden Partnern - in einem Orgasmus enden kann oder auch nicht.

Es soll noch einmal ausdrücklich betont werden, daß die hier beschriebene Form der sinnlichen Partnermassage nicht automatisch eine Form des sexuellen Vorspiels ist. Ich habe das schon vielen Paaren gesagt, die nach einer oder nach zwei Wochen wieder zu mir kamen und berichteten, nach der Massage sei es über sie gekommen, und sie hätten miteinander geschlafen. Dagegen ist prinzipiell nichts einzuwenden, doch kann der eigentliche Sinn der Partnermassage dadurch in Vergessenheit geraten. Wenn eine sinnliche Massage eine *eigenständige* lustvolle Aktivität sein soll, die *nicht* unbedingt zu Sex führt, dann muß besonders der Empfänger die Möglichkeit haben, sich zu entspannen und sich völlig wohlzufühlen - er muß das Vertrauen haben können, daß er am Ende keinen Preis zu zahlen hat. Andernfalls gehen Entspannung und Vertrauen größtenteils wieder verloren. Gewöhnlich empfehle ich, daß beide Partner bei den ersten Massagen nicht einmal um Sex bitten. Haben sie erst einmal gelernt, daß beides voneinander trennbar ist und daß eine Massage nicht automatisch zu Sex führen muß, dann kann beides mit der Zeit ineinander übergehen, wobei vielleicht die Künste der erotischen Massage zur Anwendung kommen.

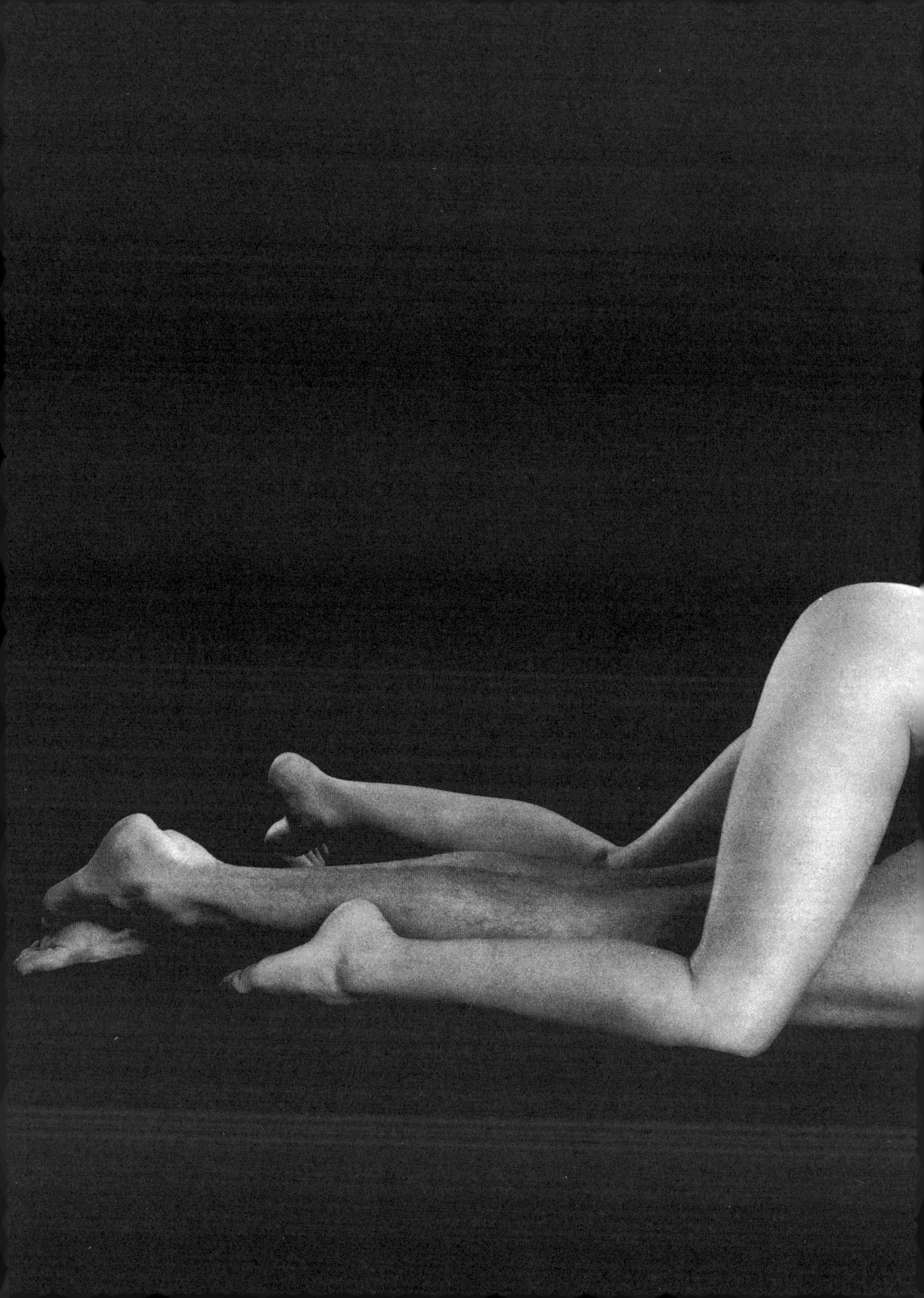

4

Die Freuden der erotischen Massage

Das vorige Kapitel handelte davon, wie man durch sinnliche Massage dem Partner Lust bereiten kann, ohne eine sexuelle Erregung herbeizuführen.

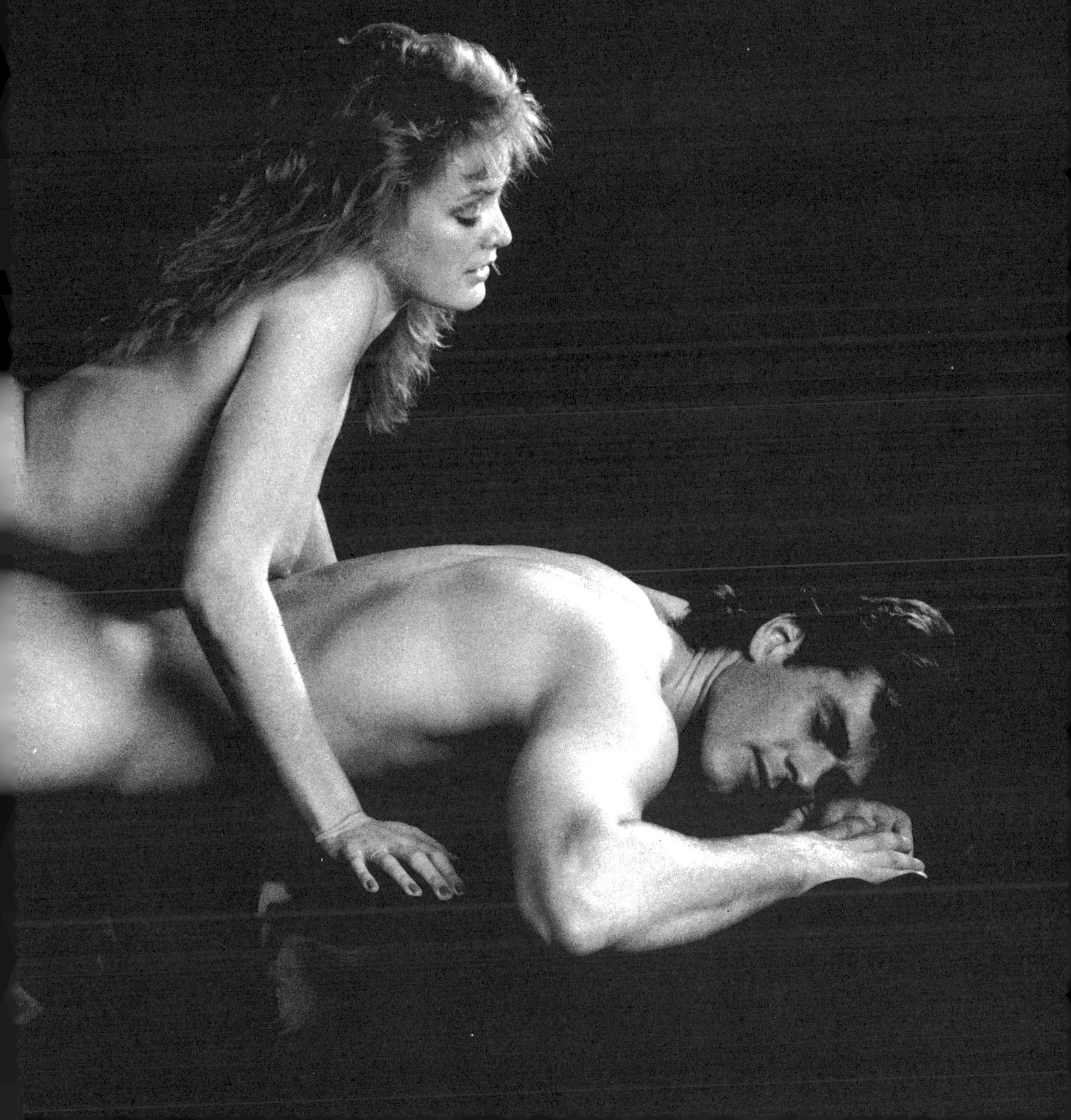

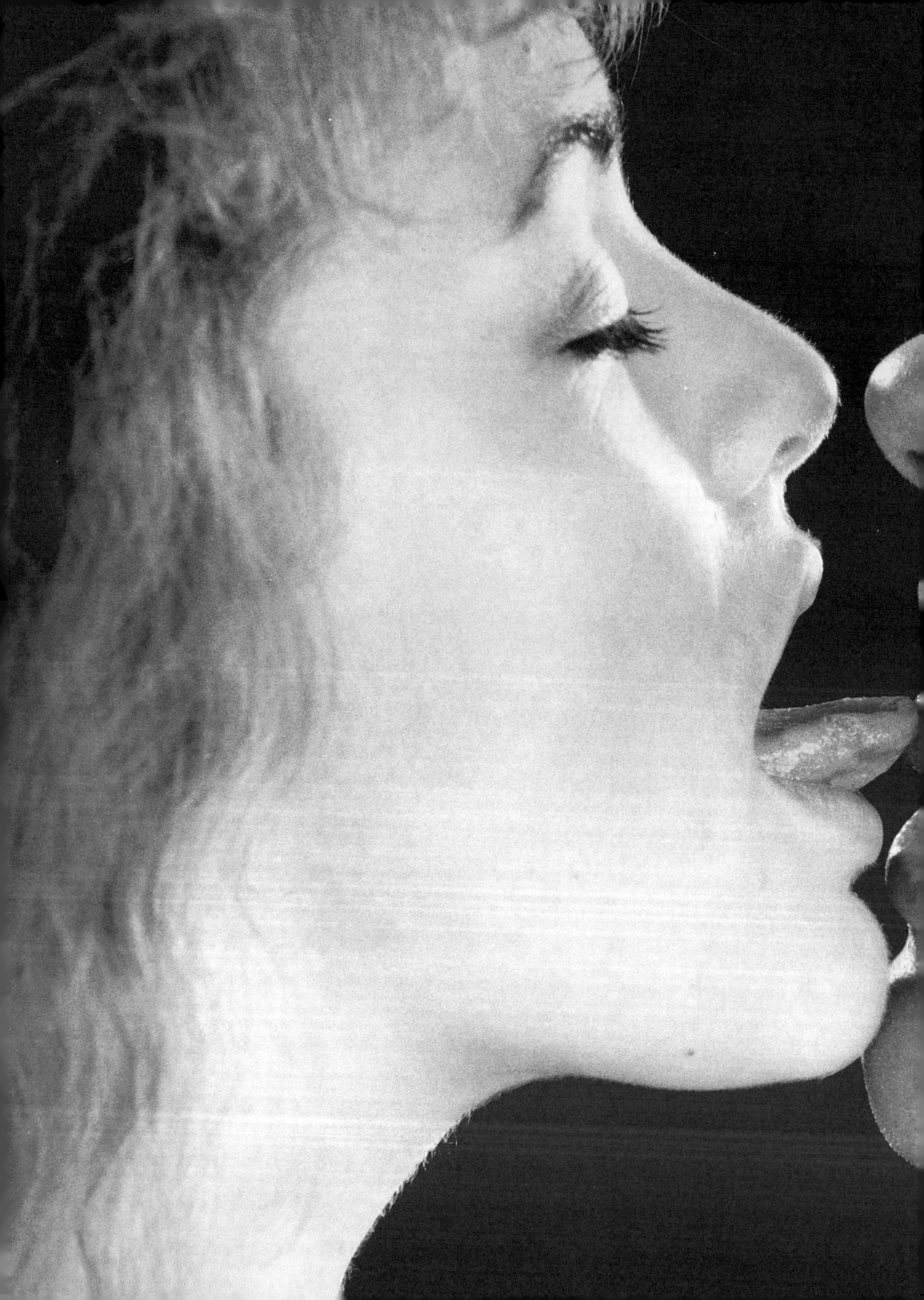

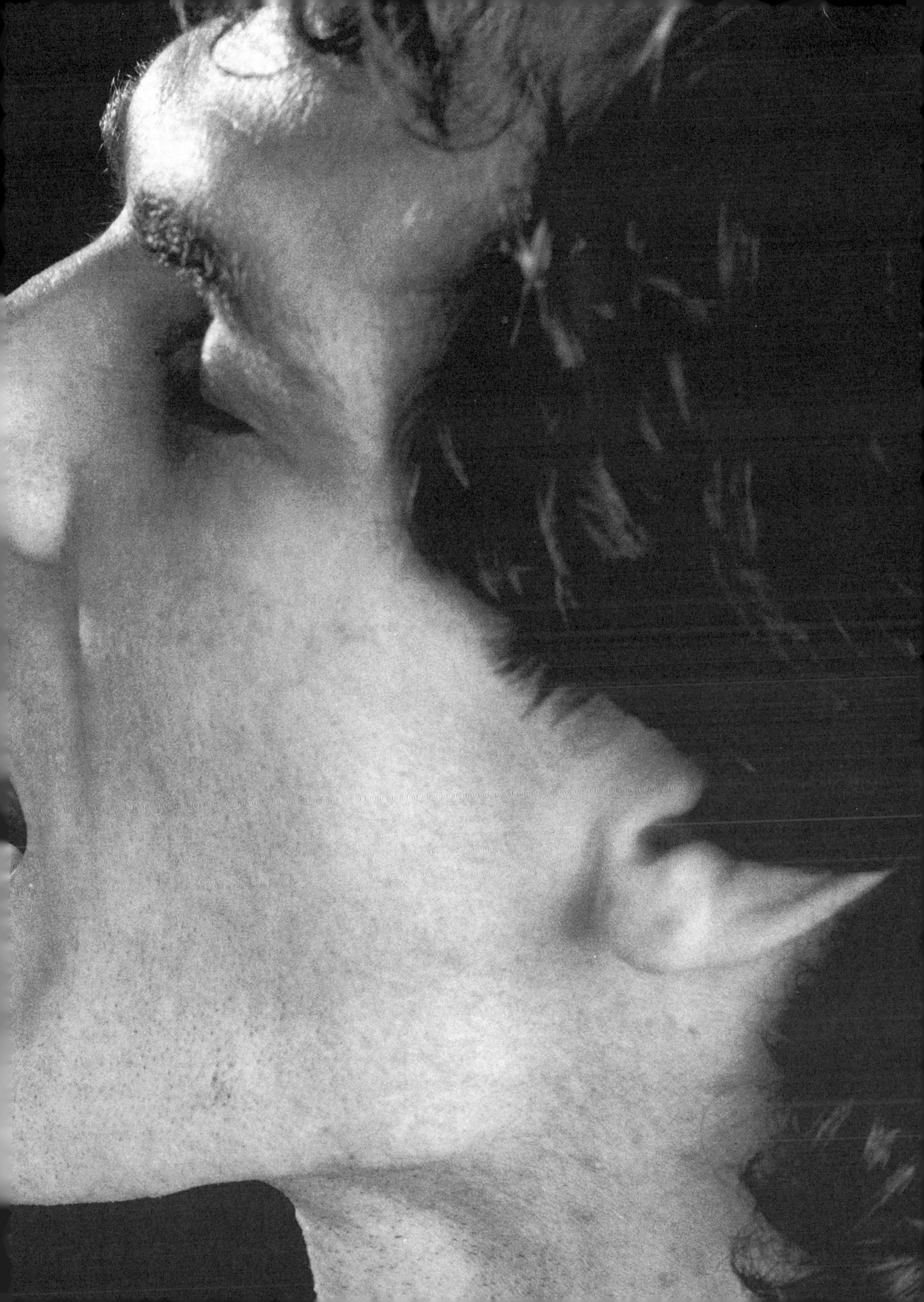

Viele Paare halten dies zunächst für unmöglich, doch wenn Sie sich erst einmal mit der Vorstellung vertraut gemacht haben, auch ohne Genitalkontakt physische Lust geben und empfangen zu können, so verändert sich ihre Ansicht meist - gewöhnlich zu ihrem eigenen Vorteil.

Was ist erotische Massage?

Das Ziel der erotischen Massage ist ein völlig anderes. Sie soll den Partner vor Beginn des eigentlichen sexuellen Aktivität erregen. Sexuelle Aktivität braucht jedoch keineswegs gleichbedeutend mit Genitalverkehr zu sein. Wegen der großen Unsicherheit infolge der schnellen Ausbreitung von AIDS benutzen heute immer mehr Paare die erotische Massage als Auftakt zum Vorspiel, das zur gegenseitigen Masturbation führt. Natürlich wurde das auch schon in der Vergangenheit praktiziert, um unerwünschte Schwangerschaften zu vermeiden.

Die erotische Massage unterscheidet sich grundlegend von der zuvor beschriebenen sinnlichen Partnermassage. Bei der erotischen Massage geht es darum, den Partner unter Einsatz der Hände und des ganzen Körpers sexuell zu erregen, wogegen es bei der sinnlichen Massage darum ging, ein Gefühl der Entspannung und des allgemeinen sinnlichen Körpergenusses herbeizuführen. Wir werden uns hier nicht mit der Masturbation befassen, da dieses Thema in anderen Büchern ausführlich behandelt wird.

Um einen Partner sexuell erregen zu können, müssen wir zunächst herausfinden, auf welche Arten von Massage er überhaupt anspricht. Dazu muß man feststellen, welche Bereiche seines Körpers besonders empfindsam sind und welche weniger - im Gegensatz zur *sinnlichen* Massage, auf die fast der gesamte menschliche Körper positiv anspricht.

Die erogenen Zonen

Fast überall auf der Körperoberfläche befinden sich Nervenenden, die Botschaften ins Gehirn übermitteln. Doch in den berührungsempfindlichen Bereichen des Gehirns ist der gesamte Körper nicht gleichmäßig stark repräsentiert. Der Mund (insbesondere die Lippen) und die Fingerspitzen beispielsweise sind mit besonders vielen Sensoren ausgestattet, die Botschaften in spezifische Bereiche des entsprechenden Gehirnareals senden.

Einige dieser Bereiche reagieren hochgradig empfindlich auf Berührung, andere hingegen scheinen eine besonders ausgeprägte erotische Bedeutung zu haben. Werden sie stimuliert, so entsteht sexuelle Erregung. Wie bei allem, was die menschliche Sexualität betrifft, gibt es auch hierbei viele individuelle Unterschiede. Dies sollten Sie bedenken, wenn Sie Ihrem Partner oder Ihrer Partnerin eine erotische Massage geben. Besonders bei Frauen gibt es starke Unterschiede in der erotischen Empfindsamkeit. Ein Mann sollte sich hüten, das, was er durch Erfahrung bei einer Frau gelernt hat, automatisch auf eine andere zu übertragen.

Natürlich reagieren bei den meisten Menschen bestimmte Körperbereiche ziemlich ähnlich, wenn sie vom richtigen Partner im richtigen Augenblick sexuell erregt werden.

Im großen und ganzen handelt es sich dabei um die „verbotenen Zonen". die wir im normalen gesellschaftlichen Umgang zu berühren vermeiden. Wir klammern diese Körperbereiche bei alltäglichen Kontakten aus, weil sie so sensibel reagieren und wir durch Berührung derselben eventuell unerwünschte Reaktionen bei Menschen auslösen könnten, die uns nicht besonders nahestehen.

Gewöhnlich sind die ersten erogenen Zonen, die Partner gemeinsam erkunden, die Lippen und der Mund. Damit wird eine direkte Verbindung zu unserer Kindheit hergestellt, in welcher der Mund zunächst die wichtigste Quelle lustvoller Gefühle für uns war. Ein Baby empfindet Lust über den Mund nicht nur, wenn es die Mutterbrust, seine Nahrung und seine Finger hineinsteckt, sondern es steckt sich auch Spielzeug, Tuchzipfel und vieles andere in den Mund, da dies seine Methode ist, die Dinge in der Umgebung zu erforschen. Die babyhaften Freuden, die mit oralen Liebesbezeugungen in Verbindung gebracht werden, sind höchst lustvoll, entspannend und relativ wenig tabuisiert; sie spielen bei der erotischen Massage eine wichtige Rolle.

Die nächsten Körperbereiche, die Liebende gewöhnlich erforschen, sind Gesicht, Ohren und Hals. Schon rein anatomisch sind sie nah bei Lippen und Mund gelegen und außerdem nicht durch Kleidungsstücke bedeckt, weshalb sie unkompliziert erreichbar sind, wenn ein Paar sich gerade erst kennenlernt. Auch die Gefühle, die durch Körperkontakt in

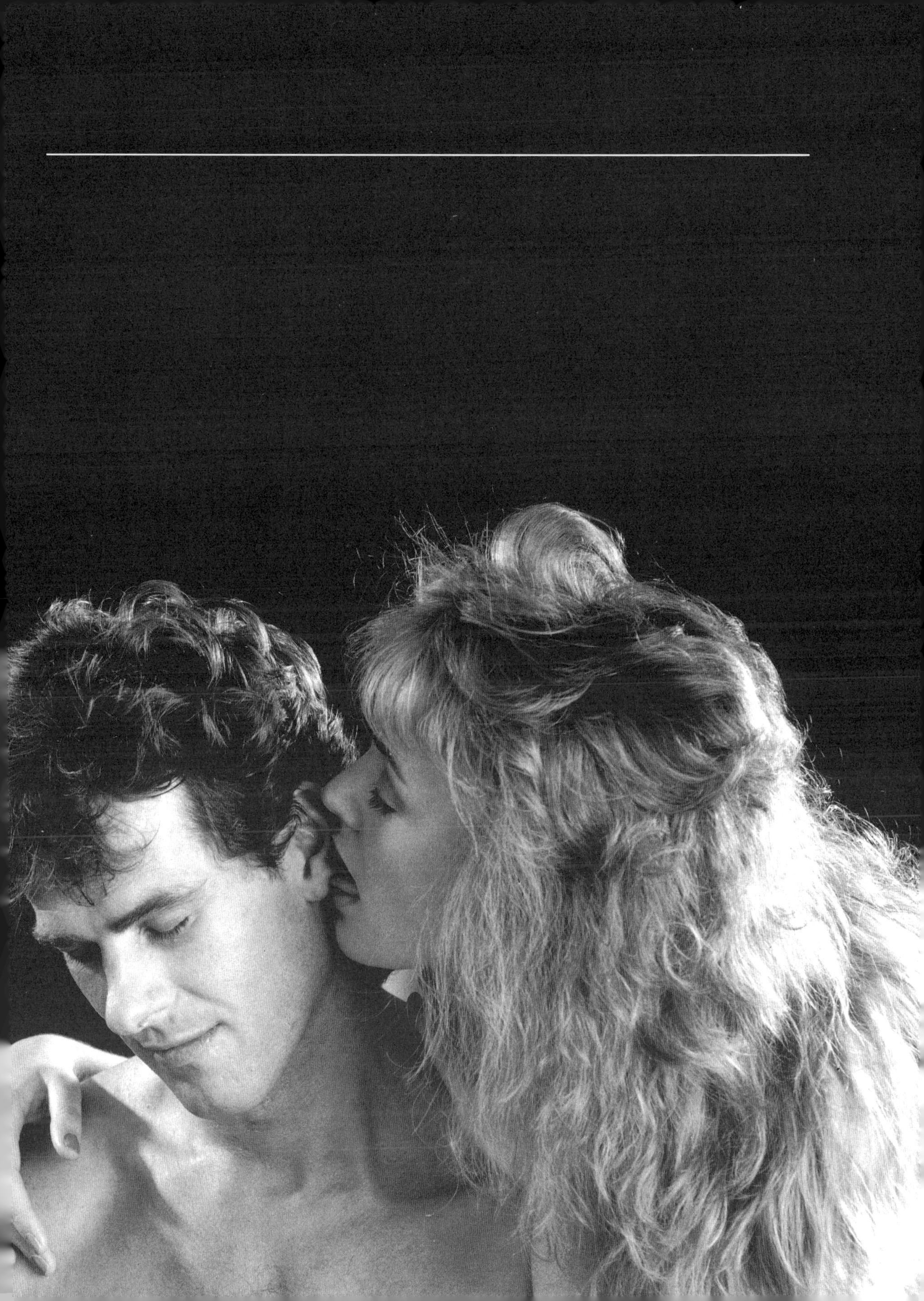

diesem Bereich hervorgerufen werden, führen uns, wie unbewußt uns dies auch sein mag, in unsere Kindheit zurück - in die Zeit, als uns andere Menschen küßten, streichelten und den Kopf tätschelten. Der Kopf- und Nackenbereich ist ein ausgezeichne-

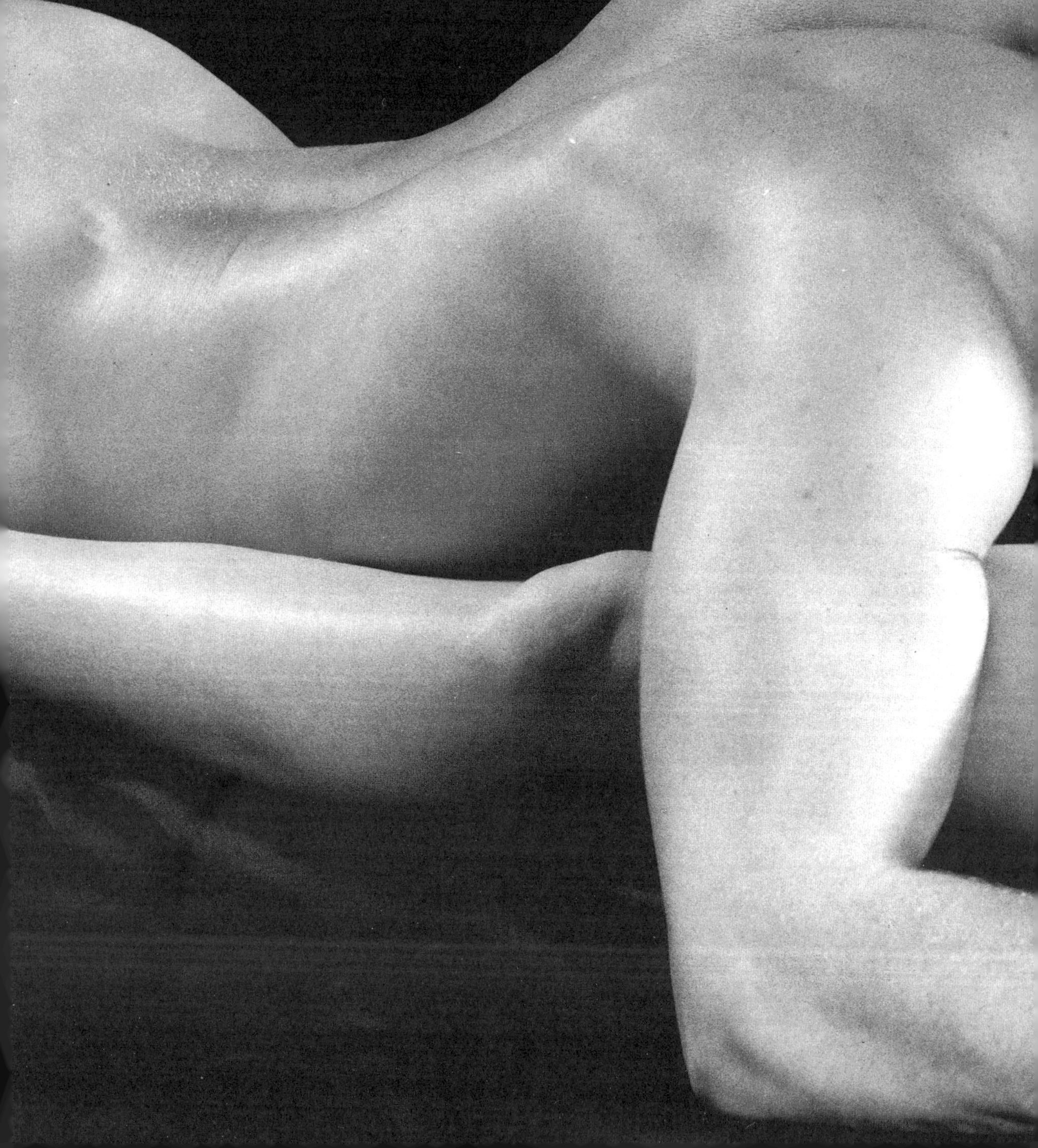

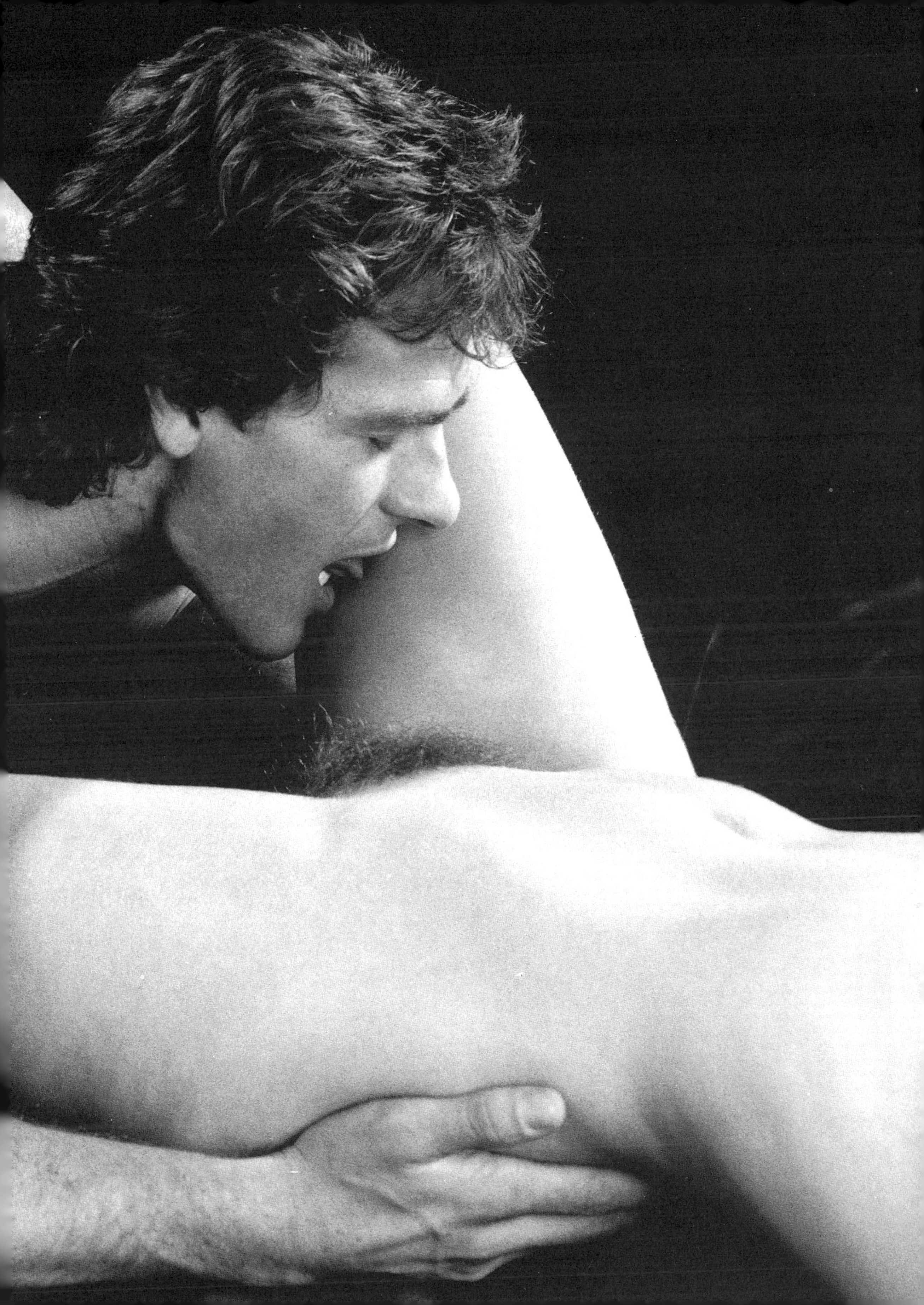

ter Ort, um eine erotische Massage zu beginnen, weil Berührung dort nicht so bedrohlich wirkt.

Auch die Innenflächen der Oberschenkel sind sehr empfindsam, besonders bei Frauen. Manche Frauen erreichen sogar orgasmusähnliche Zustände, wenn man bei ihnen diesen Bereich - vielleicht in Verbindung mit den Kniekehlen - streichelt oder küßt.

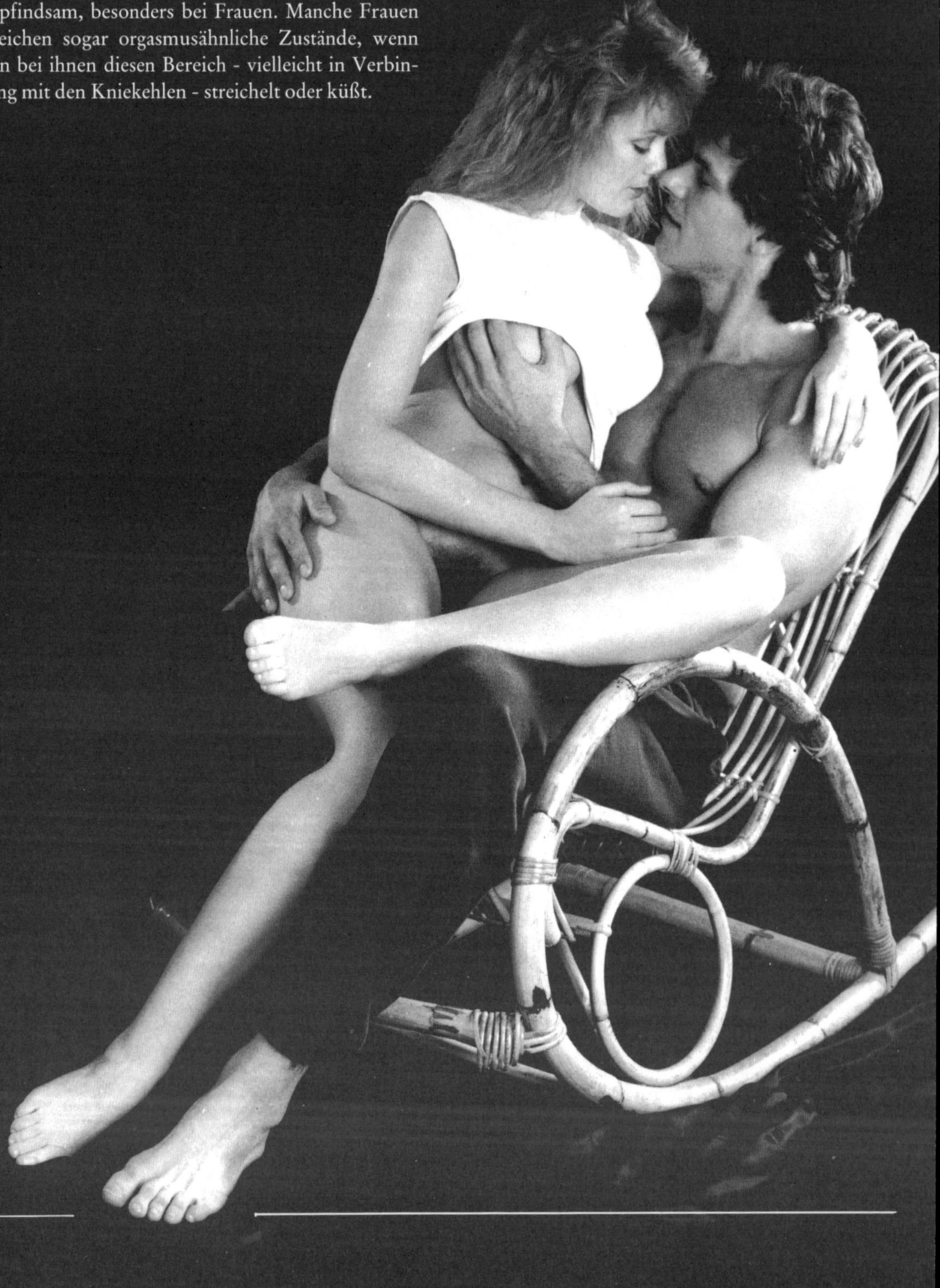

Die Brust einer Frau ist natürlich häufig ebenfalls sehr empfindsam, allerdings sagt etwa die Hälfte aller Frauen, ihre Brüste seien keineswegs so erotisch sensibel, wie Männer gewöhnlich glauben. Zuviele Männer wenden ihre Aufmerksamkeit ohne Umschweife den Brüsten ihrer Partnerin zu und wundern sich dann, wenn diese sich von ihnen abwendet. Zumindest zu Anfang, wenn die sexuelle Erregung noch nicht besonders intensiv ist, mögen es die meisten Frauen lieber, wenn ihre Brüste sanft gehalten und liebkost werden. Später finden sie dann vielleicht auch Gefallen an anderen Formen der Aufmerksamkeit. Damit kommen wir zu einer wichtigen Regel der erotischen Massage: Was sich in einer bestimmten Phase gut anfühlt, muß in einer anderen nicht unbedingt ebenso sein - und umgekehrt. In dieser Hinsicht unterscheidet sich die erotische Massage stark von der sinnlichen Massage; bei letzterer sind die Wirkungen wesentlich vorhersehbarer, teilweise, weil sie nicht unbedingt auf einer emotionalen oder sexuellen Anziehung zwischen den Partnern beruht. Erotische Massage setzt ihrem Wesen nach Intimität zwischen den Partnern als *Liebende* voraus. Folglich ist dabei die Einzigartigkeit der Beteiligten und der Zustand ihrer Beziehung zum jeweiligen Zeitpunkt von Bedeutung.

Alle bisher angesprochenen Körperbereiche werden als „sekundäre erogene Zonen“ bezeichnet. Die „primären erogenen Zonen“ sind beim Mann der Penis, der Hodensack und der Dammbereich, während bei der Frau der entsprechende Bereich Vulva genannt wird. Wie bereits gesagt, werden wir uns in diesem Buch nicht mit den primären erogenen Zonen beschäftigen, da die Stimulation dieser Bereiche schon in vielen anderen Büchern beschrieben worden ist.

Allgemein reagieren Frauen stärker auf Berührung als Männer. Ihr Körper weist auch mehr Lustzonen auf als der männliche. Außerdem haben Frauen meist ein unkomplizierteres Verhältnis zu ihrem Körper und es fällt ihnen leichter als den meisten Männern, Lustgefühle zu akzeptieren. Knaben werden dazu erzogen, hart zu sein und ihre Gefühle nicht zu zeigen. Aus diesem Grund fällt es Männern häufig schwer, sich zu entspannen und sogar, ihre lustvollen Empfindungen zuzulassen - natürlich mit Ausnahme der genitalen. Männer sind aufgrund ihrer Erziehung häufig der Ansicht, die einzige „richtige“ sexuelle Aktivität, die sie sich gönnen und die sie genießen sollten, sei genitaler Sex; alles andere sei Zeitverschwendung oder „feminin“.

Während die meisten Frauen erotische Massage sehr genießen, auch wenn die Genitalien nicht berührt werden, drängen Männer gewöhnlich darauf, endlich „zur Sache“ zu kommen. Das wäre nicht weiter schlimm, wenn Männer andere Männer heiraten würden, was ja bekanntlich gewöhnlich nicht der Fall ist. Viele Frauen klagen, ihren Partnern fehle es an Sensibilität und Geduld - sie gingen direkt auf die Genitalien los, als ob es nichts anderes von Interesse gäbe.

Wenn man bedenkt, wie Männer in unserer Kultur zur Männlichkeit erzogen werden, ist dies vielleicht gar nicht überraschend. Verstärkend wirkt dabei die Tatsache, daß bei Männern die intensivsten erotischen Empfindungen tatsächlich in dem Körperbereich auftreten, der von ihren Badehosen bedeckt wird. Bei Frauen ist das anders.

Manche Frauen können durch Stimulation fast jedes Körperteils zum Orgasmus kommen. Von Männern kann man dies sicherlich nicht behaupten.

Natürlich können Sie während einer erotischen

Massage jeden Körperteil berühren, streicheln, massieren oder küssen, doch am anregendsten wirkt sicherlich, wenn Sie sich auf die speziellen erogenen Zonen Ihres Partners konzentrieren. Allerdings müssen Männer häufig erst dazu ermutigt und „angeleitet" werden, eine erotische Massage wirklich zu genießen. Sie nehmen gewöhnlich an, daß sie ohnehin nur wenige erogene Zonen besitzen - die ihnen wohlbekannt sind -, und übersehen, daß sie auch in vielen anderen Bereichen Ihres Körpers Sensibilität entwickeln können. Doch wird eine Frau, die dazu bereit und erfinderisch genug ist, immer Möglichkeiten finden, ihren Partner zur Lust zu führen, wie wenig erotisch er sich anfangs auch fühlen mag.

Ein paar grundlegende Techniken

Wir werden uns nun zunächst mit einigen Grundtechniken der erotischen Massage beschäftigen, so wie wir es im Kapitel über die sinnliche Partnermassage getan haben. Auch hier wieder sollte man niemals vergessen, daß es sich um nichts weiter als um Vorschläge handelt und daß Sie sicherlich eigene Möglichkeiten erfinden werden, wenn Sie erst einmal etwas geübter und abenteuerlustiger geworden sind.

Viele glauben, bei der erotischen Massage ginge es nur um gewisse manuelle Techniken, doch in Wirklichkeit geht es um wesentlich mehr. Welche Technik Sie auch anwenden mögen, denken Sie stets daran, möglichst ruhig vorzugehen und Ihren Partner möglichst stark zu erregen. Erotische Massage hat nichts mit Sex im Schnellverfahren zu tun - so genußvoll auch das zur rechten Zeit sein mag. Bei der erotischen Massage wird der Zeitraum der körperlichen Liebe mittels erotischer Berührung verlängert, bis beide Partner vor Leidenschaft so verrückt sind, daß sie den Genitalverkehr keine Sekunde mehr aufschieben können.

Es folgen nun ein paar Grundtechniken, die Sie erproben und üben sollten.

Benutzen Sie Ihre Hände

Erotische Massage unterscheidet sich stark von der sinnlichen Massage, da ihr einziger Zweck ist, den Partner zu erregen, wobei es keine Begrenzungen gibt. Sie brauchen Ihren natürlichen Wunsch nach intensiver sexueller Nähe nicht länger zurückzuhalten, da intensives Engagement in diesem Fall der Schlüssel zum Erfolg ist.

Im nächsten Abschnitt werden wir uns damit befassen, wie man alle Körperbereiche so massiert, daß die größte erotisierende Wirkung erzielt wird. Hier geht es zunächst um einige Grundtechniken.

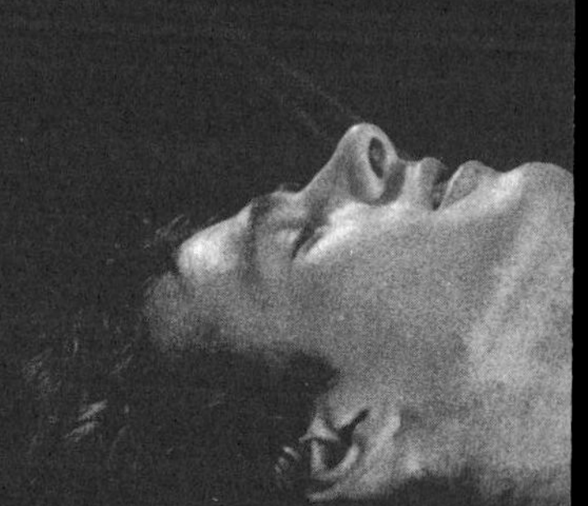

Streicheln wirkt besonders erotisierend. Fahren Sie mit den Händen leicht über große Körperbereiche Ihres Partners, besonders über Rücken, Brustkorb und Brüste, Gesäßbacken und Wirbelsäule. In diesem Fall brauchen Sie kein Öl aufzutragen, und nach einer sinnlichen Partnermassage ist die Haut des Empfängers ohnehin noch ziemlich gleitfähig. Streichen Sie großzügig, nicht kurz und ruckartig. Lassen Sie die Hände über die Körperoberfläche des Empfänger „schwimmen“ und die einzelnen Striche sanft und sensibel verebben.

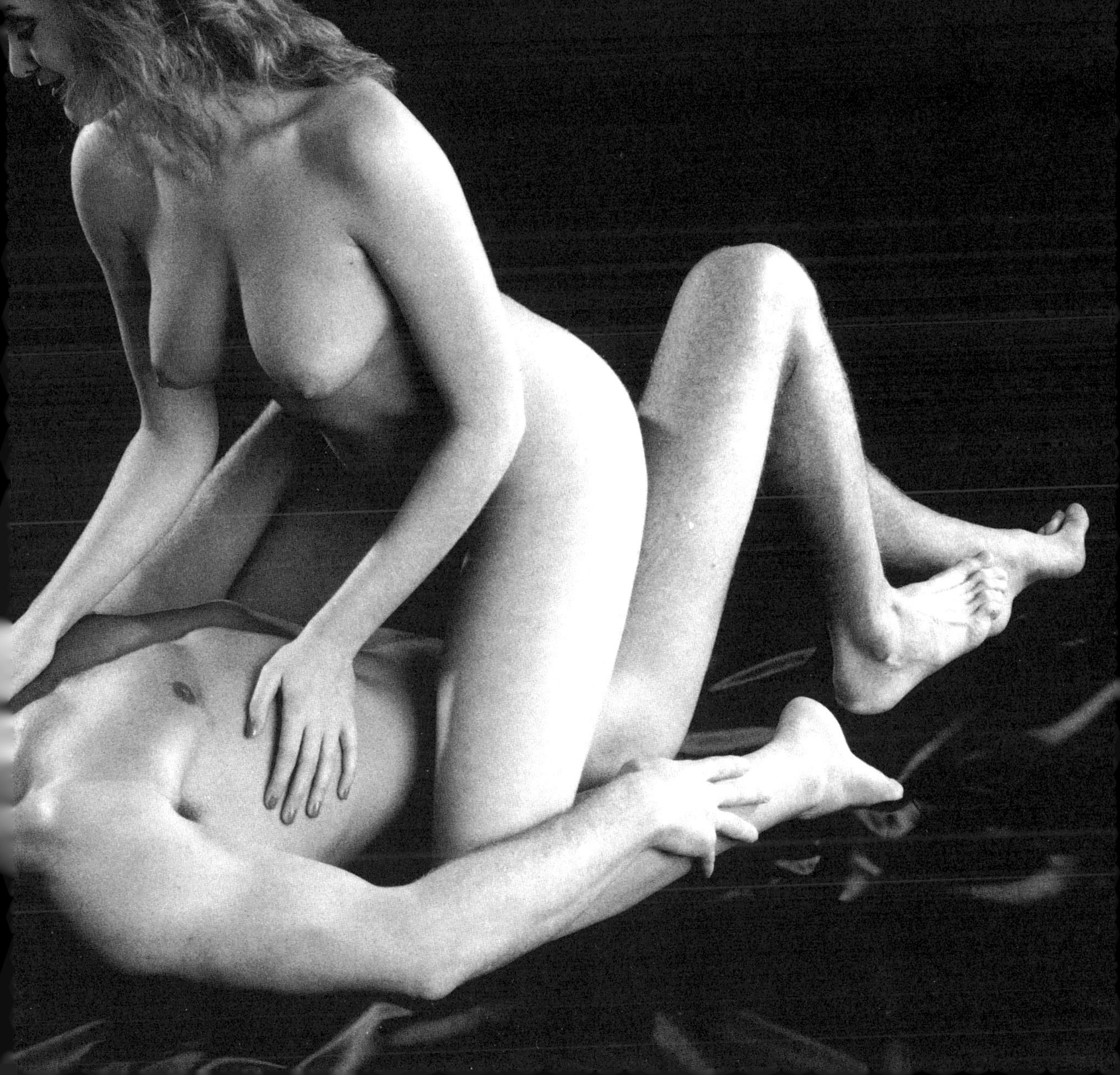

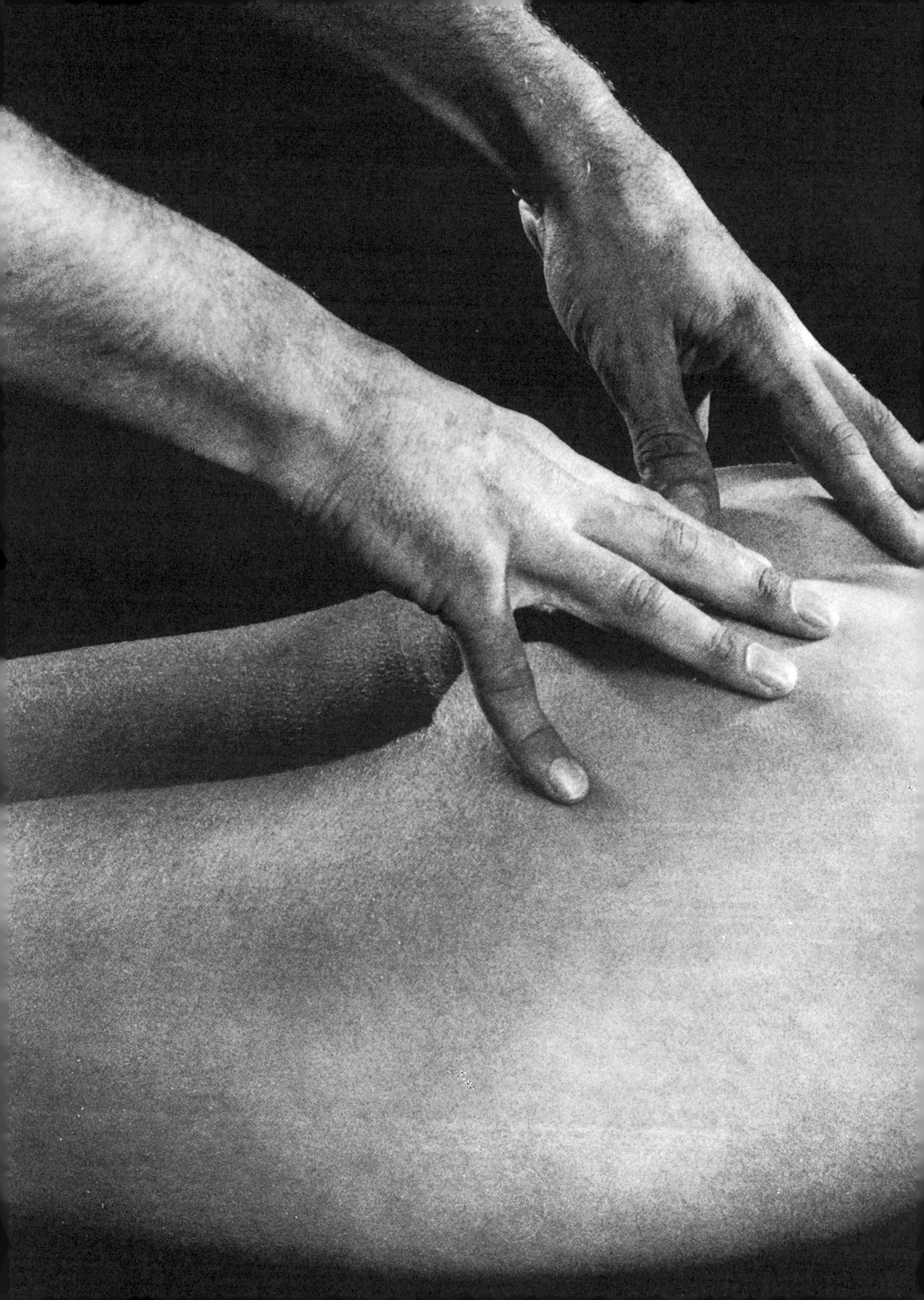

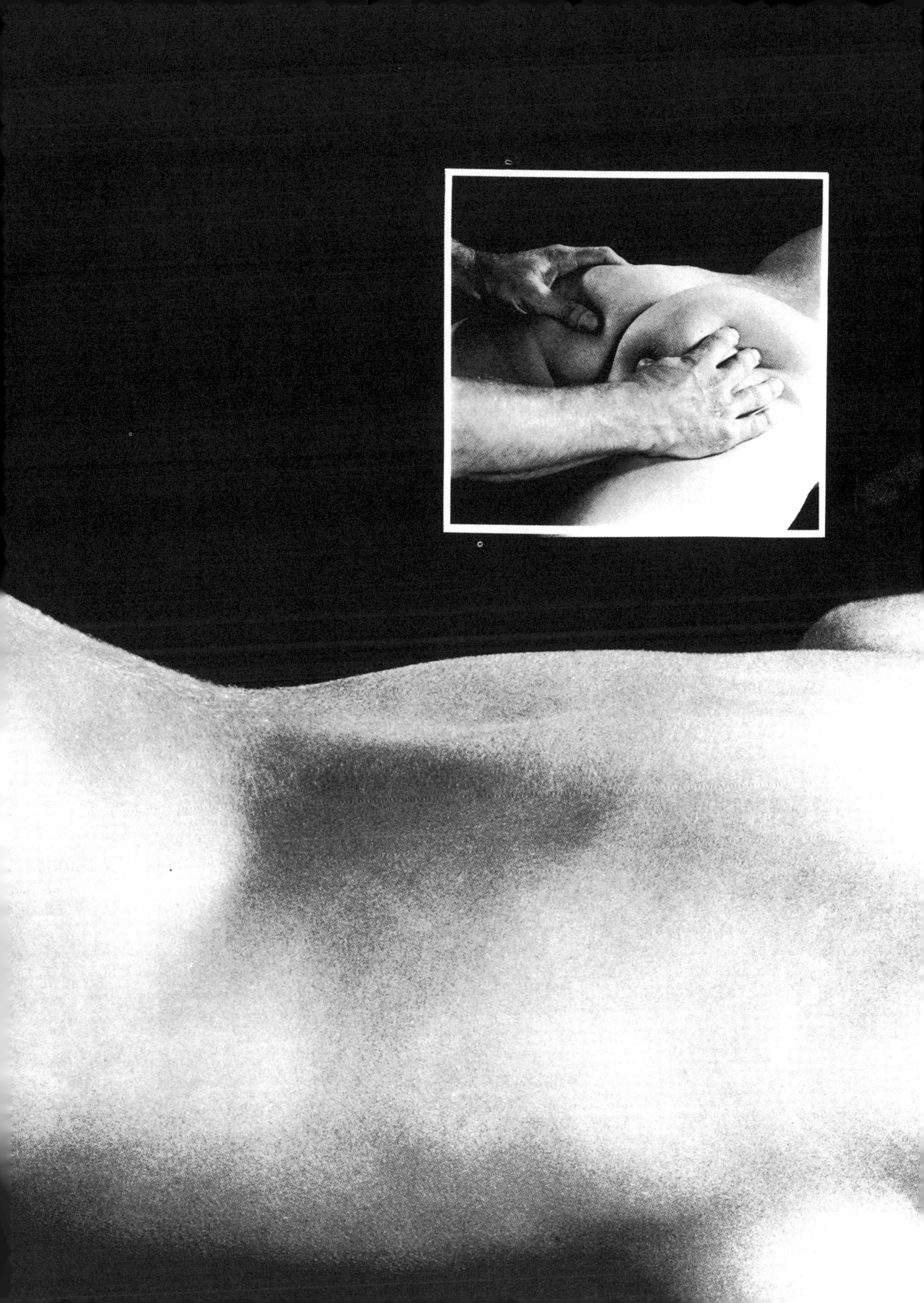

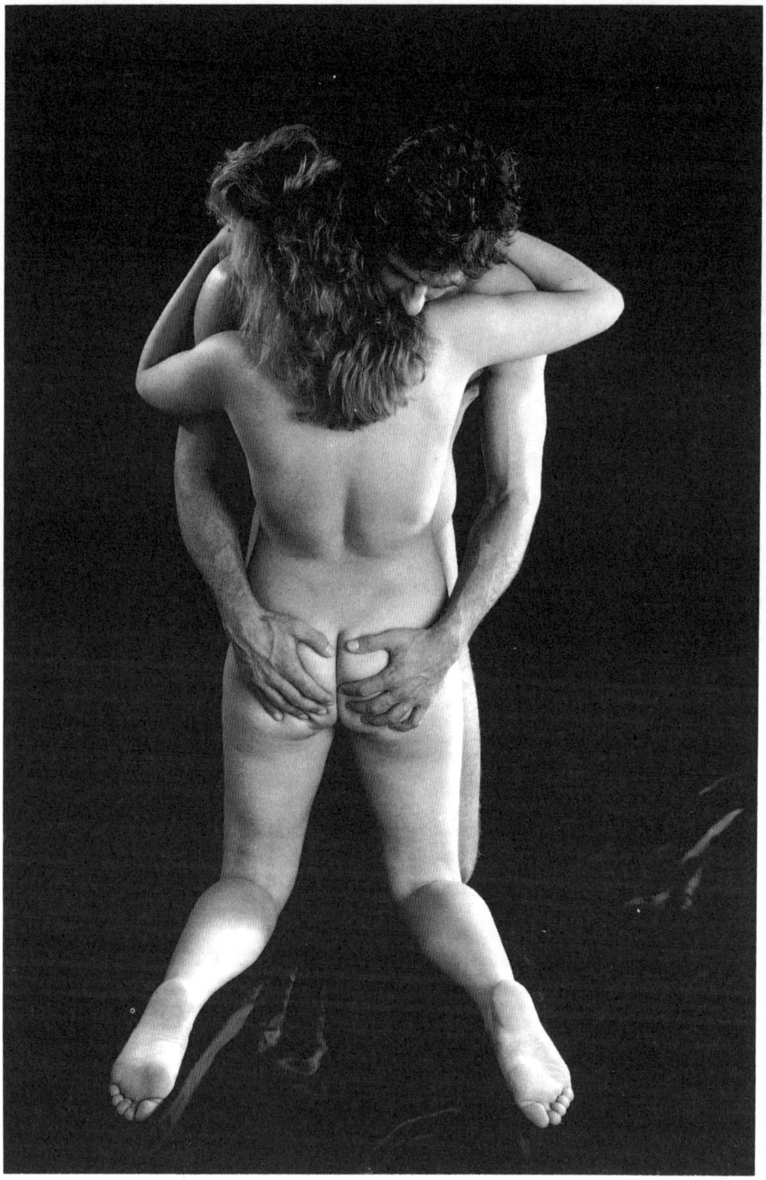

Kneten und andere mittelfeste Massagegriffe können an der richtigen Stelle ebenfalls sehr erotisch wirken. Manchmal können nach Erreichen eines gewissen Erregungsgrades in Körperregionen, die gewöhnlich verspannt sind - wie der Nackenbasis - äußerst erotische Empfindungen auftreten, wenn man genau das richtige Maß an Druck anwendet. Jedoch eignen sich mittelkräftige und sehr kräftige Massagegriffe eher für die sinnliche Massage.
Leichte Berührungen, bei denen die Finger so sanft den Körper des Partners berühren wie Spinnenbeine, wirken in höchstem Maße erregend. Lassen Sie die Finger über den ganzen Körper wandern, und berühren Sie die Hautoberfläche mit den Fingerspitzen - das soll aufreizen, jedoch nicht kitzeln. Finden Sie heraus, an welchen Stellen Ihr Partner die größten Wonnenschauer erlebt. Sie können es fast überall versuchen. Ziehen Sie lange Verbindungslinien zwischen besonders empfindsamen Bereichen. Zwar klammern wir in diesem Buch den Genitalbereich aus, doch möchte ich die Warnung aussprechen, daß „Spinnenbein"-Striche bei den meisten Menschen im Genitalbereich Kitzeln auslösen.
Gehen mit den Fingerspitzen über verschiedene, besonders empfindsame Bereichen kann köstlich sein, und auch *sanftes Zwicken und Drücken* ist am richtigen Ort (nämlich an fleischigen Körperstellen) angenehm.
Wenn Ihr Partner leicht erregbar ist, mag er es vielleicht sogar, wenn man ihm sehr fest drückt. Dies gilt für die weiblichen Brüste und bei manchen Männern für die Brustwarzen. Viele Menschen lassen sich gerne ihre Gesäßbacken fest drücken, und kräftige Umarmungen des gesamten Körpers erzeugen natürlich ein besonderes Gefühl der Nähe. Wenn Partner einander während der erotischen Massage emotional besonders nahe kommen, so sagen sie manchmal, sie hätten das Bedürfnis, mit dem Körper des anderen zu verschmelzen, so stark ist das Gefühl der Nähe, das sie dabei empfinden.

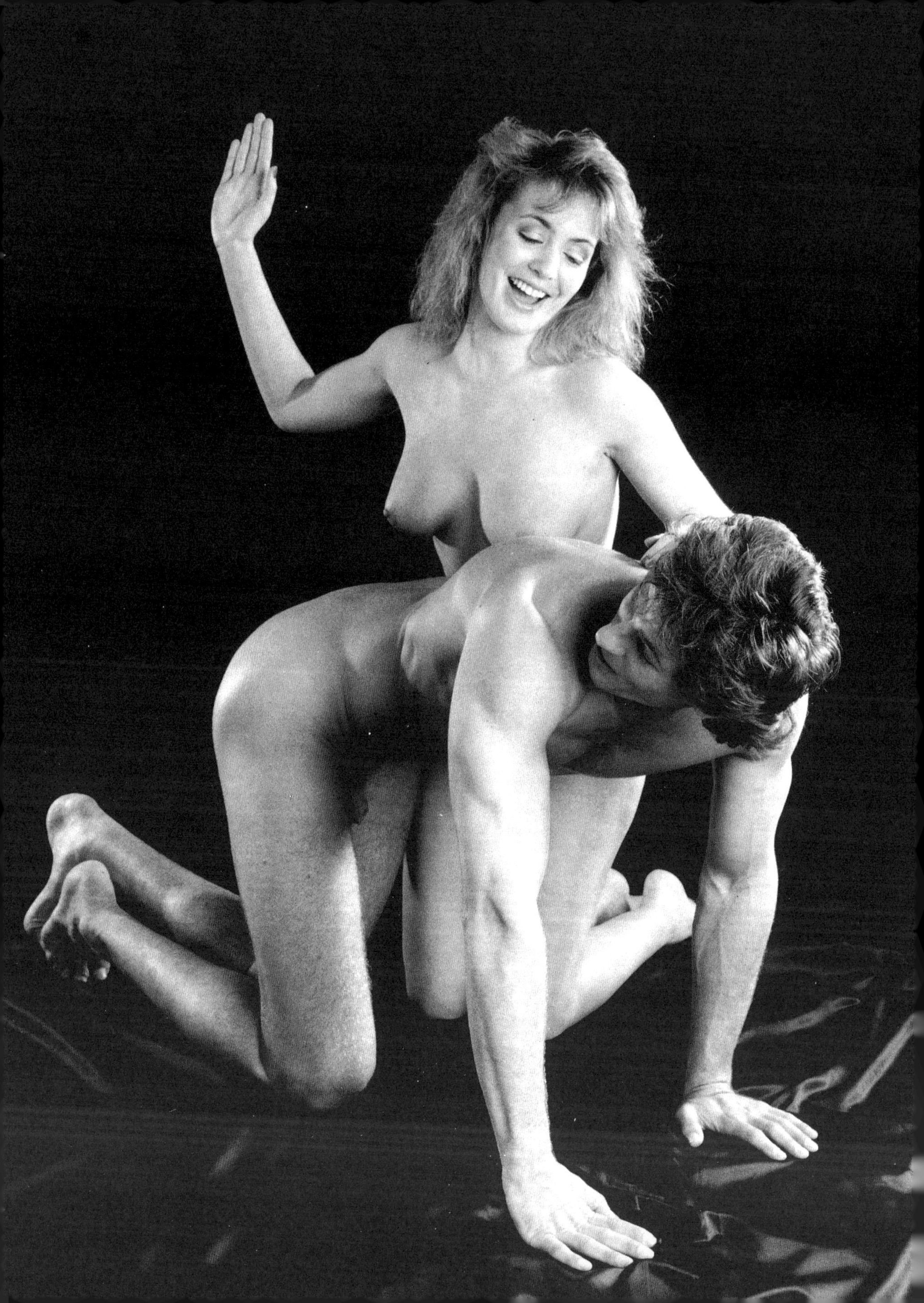

Klatschen oder leichte Schläge sind eine ziemlich spezielle Form des Kontakts, die einige Menschen sehr genießen. Es gibt Frauen, die man spielerisch schlagen muß, damit sie Sex überhaupt genießen können. Wahrscheinlich leiden sie unter unbewußten Schuldgefühlen, wenn sie Sex genießen oder sogar suchen. Sie haben das Gefühl, sie verdienten, im Voraus bestraft zu werden, weil sie so „unartig" sind. Ein Liebhaber wäre dumm, hierbei nicht mitzuspielen, wenn dies seine Partnerin erregt.

Natürlich brauchen Sie sich nicht auf den Gebrauch der Hände zu beschränken, um den Körper Ihres Partners an Stellen zu massieren, wo er intimen Kontakt am meisten genießt. Das ist Ihnen vielleicht anfangs ein wenig ungewohnt, aber das ändert sich schnell, wenn Sie merken, daß Sie Ihrem Partner oder Ihrer Partnerin auf diese Weise Lustempfindungen verschaffen können, die er oder sie niemals für möglich gehalten hätte.

Sehr lustig kann es sein, sich die Benutzung der Hände für eine Weile völlig zu verbieten und herauszufinden, wie erfinderisch, erotisch und sinnlich man ohne ihre Hilfe ist.

Denken Sie daran: Was Sie auch tun und wie Sie es auch erreichen mögen, Ihr einziges Ziel sollte sein, Ihrem Partner oder Ihrer Partnerin die bestmöglichen erotischen Empfindungen zu verschaffen und ihn oder sie zu immer höheren Graden der Leidenschaft zu treiben.

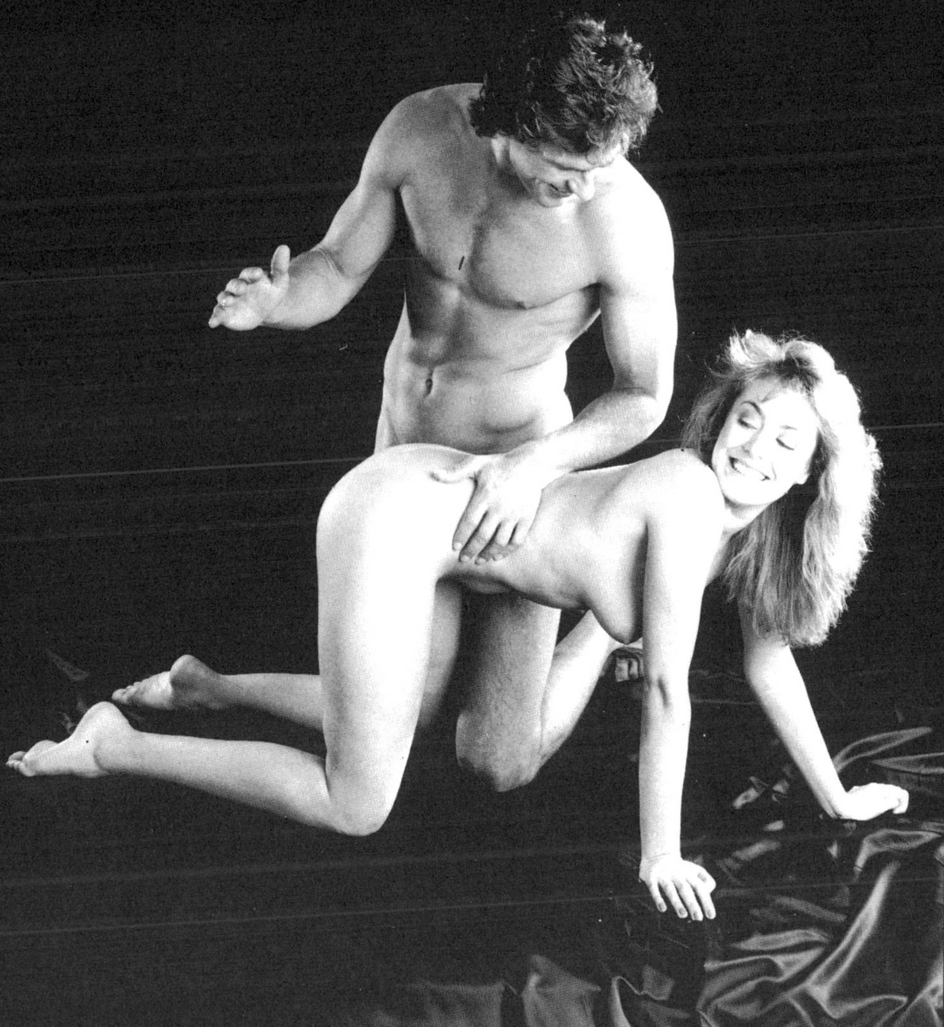

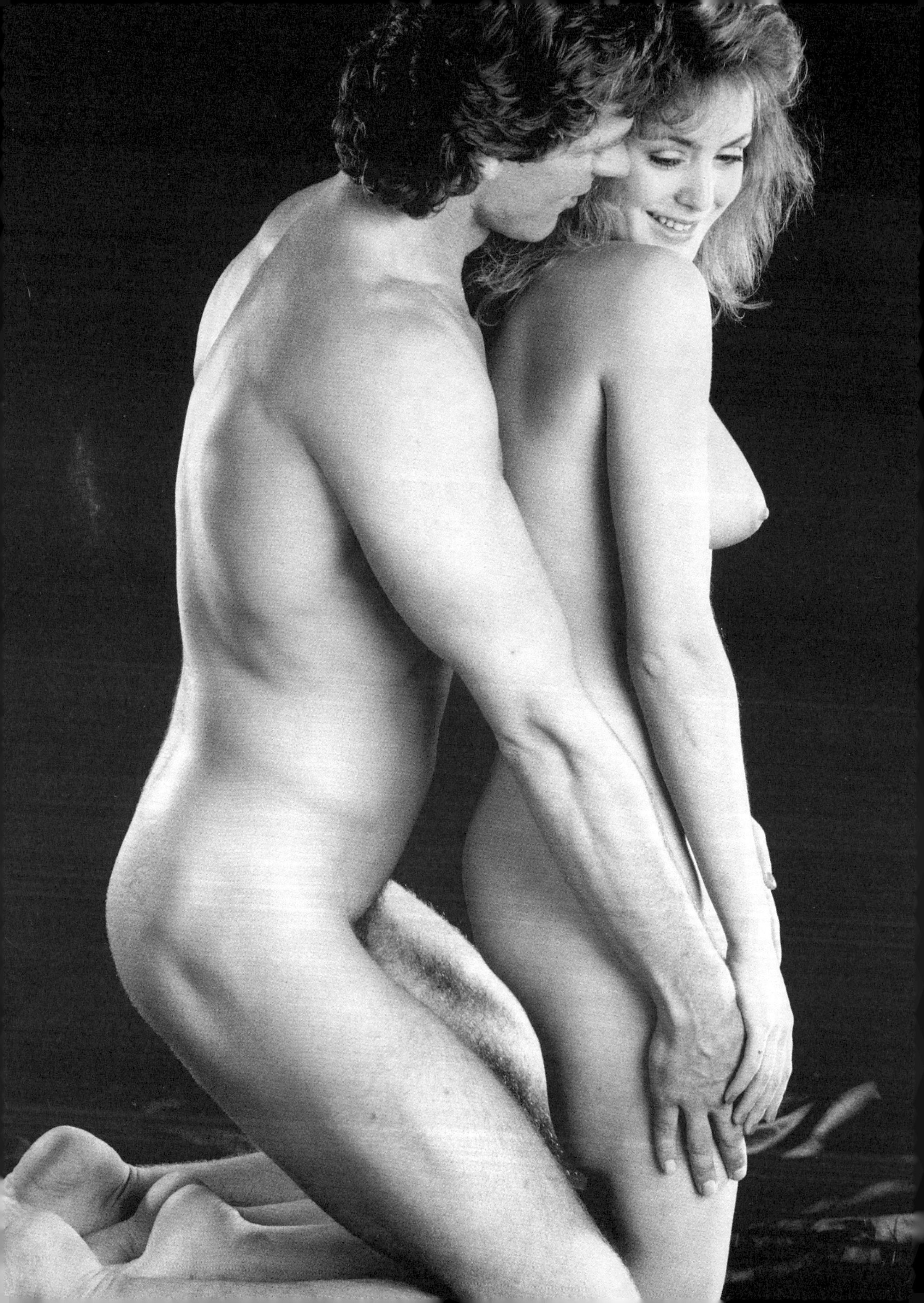

Benutzen Sie Ihr Haar

Sehr erotisierend wirkt, wenn eine Frau ihr Haar über besonders sensible Bereiche des Körpers ihres Partners streichen läßt. Natürlich können auch Männer dies tun, wenn ihr Haar lang genug ist. Das sanfte Streicheln dieser Art von „Massage" ist kaum zu übertreffen.

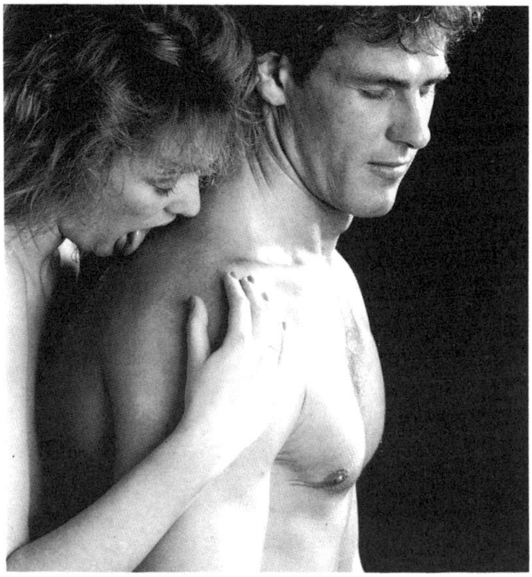

Benutzen Sie Ihren Mund

Natürlich werden Sie die erogenen Zonen Ihres Partners küssen, doch gibt es noch viele andere Möglichkeiten, den Mund zu benutzen. Streichen Sie mit der Zunge um empfindsame Körperbereiche, achten Sie aber darauf, daß dies kein Kitzeln verursacht. Sie können Ihren Partner auch leicht mit den Zähnen „anknabbern" oder beißen - aber passen Sie auf, daß Sie ihm keine Verletzungen zufügen. Außerdem können Sie auch Luft über sensible Bereiche blasen. Oder saugen Sie ein Stück Haut in den Mund und bearbeiten Sie es mit der Zunge. Es gibt unzählige Kombinationsmöglichkeiten.

Manche Paare benutzen ihre Zungen, um einander zu „waschen". Hierzu befeuchten Sie die Zunge mit Speichel und streichen damit über den gesamten Körper Ihres Partners. Auch anschließendes Überblasen der feuchten Stellen mit trockener Luft kann sich sehr angenehm anfühlen.

Vergessen Sie im Rahmen dieses Zungenbades nicht, den Körper Ihres Partners auf eine wirklich erotische Weise zu küssen. Beispielsweise kann es sehr erotisch wirken, die Handflächen zu küssen. Auch können Sie die Finger küssen und sie nacheinander in den Mund nehmen. Mit anderen Worten: Erweitern Sie Ihre Vorstellungen über das Küssen vom einfachen Berühren der Haut Ihres Partners mit den Lippen zu einer wirklich oralen Form des Liebens im wahrsten Sinne des Wortes. Oraler Sex wird oft sehr begrenzt als Küssen und Saugen an den Genitalien des Partners verstanden, doch dabei wird

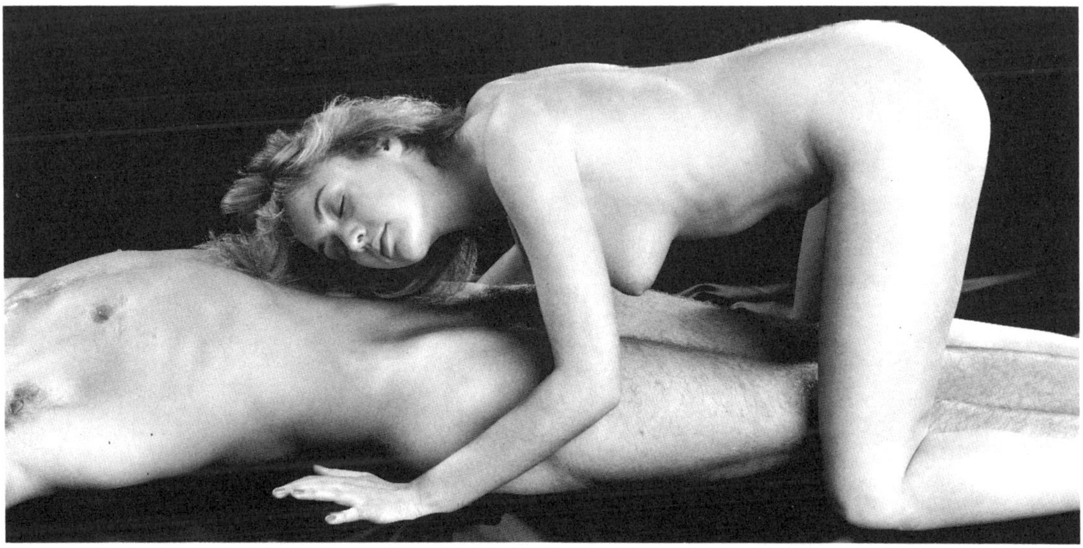

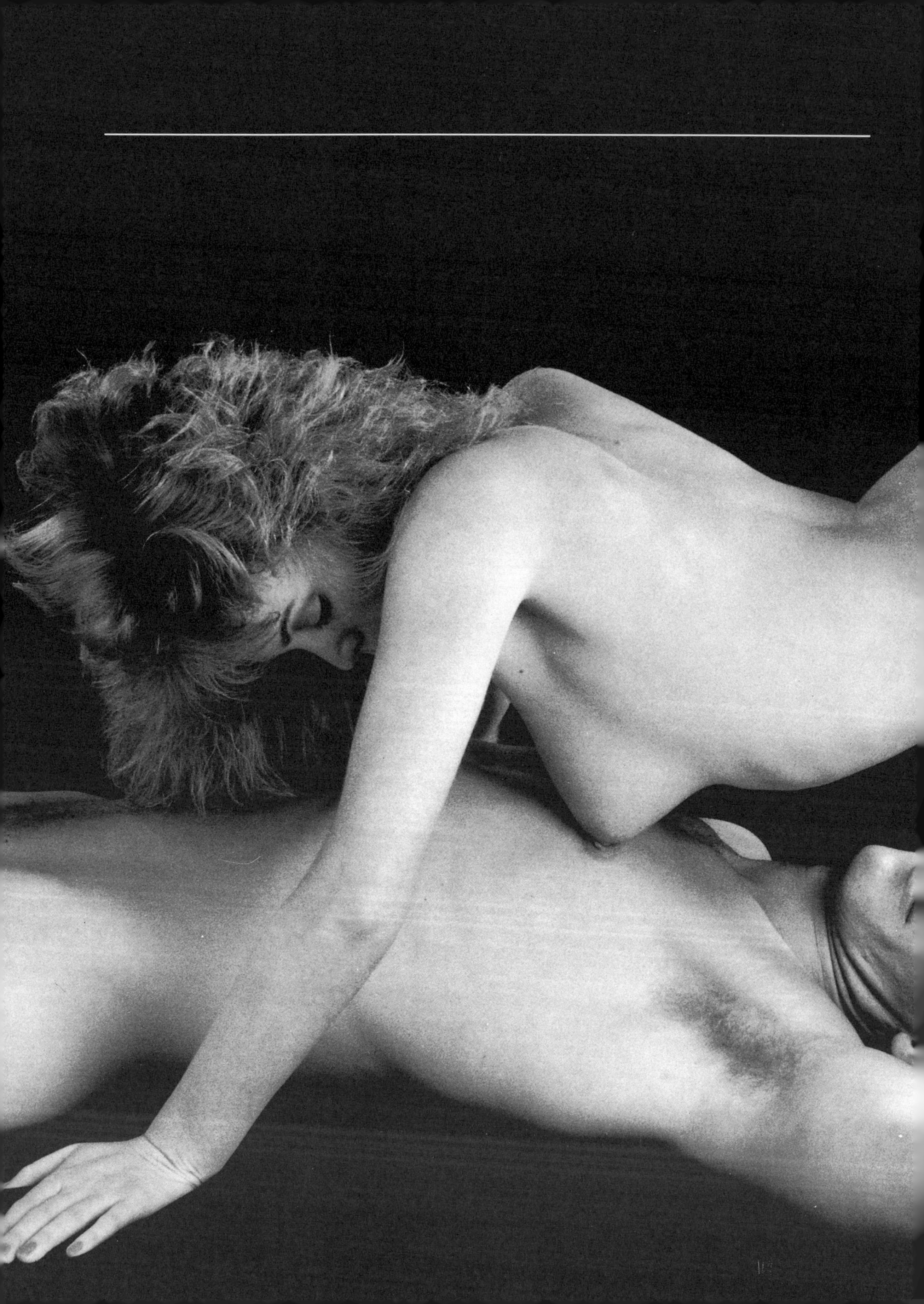

ein riesiges Spektrum wundervoller Empfindungen übergangen, von denen viele höchst erotisch sind.

Benutzen Sie als Frau Ihre Brüste

Bitten Sie entweder Ihren Partner, Ihre Brüste einzuölen, oder verteilen Sie ein wenig Öl auf dem Körperteil, den Sie massieren wollen, und massieren Sie ihn dann mit Ihren Brüsten. Das macht die meisten Männer völlig verrückt und hat oft auch auf die Frau eine ähnliche Wirkung. Mit den Brüsten die Brustwarzen des Mannes zu massieren kann besonders erotisch sein.

Zusätzlich zu diesen vielen Möglichkeiten können Sie auch alle Techniken der sinnlichen Massage benutzen, von denen Sie herausgefunden haben, daß sie erotisierend wirken; bei der erotischen Massage können Sie sie verstärkt einsetzen.

Benutzen Sie Ihren Geist

Der Geist ist unser mächtigstes Sexualorgan, und die Haut ist das größte. Deshalb spielen beide Faktoren bei der erotischen Massage eine wichtige Rolle.

Konzentrieren Sie sich voll und ganz auf Ihren Partner. Dabei wird Ihnen Ihre Praxis in der sinnlichen Massage zugute kommen. Denken Sie nicht gleichzeitig über den Einkaufszettel nach und belasten Sie sich auch nicht mit Gedanken über die fälligen Zinsen für die Hypothek - versenken Sie sich vielmehr völlig in Ihre gegenwärtige Aktivität und verschaffen Sie Ihrem Partner oder Ihrer Partnerin die bestmöglichen Empfindungen. Er oder sie wird das gleiche auch für Sie tun. Wenn Sie infolge einer sinnlichen Massage eine gewisse Spannung oder Er-

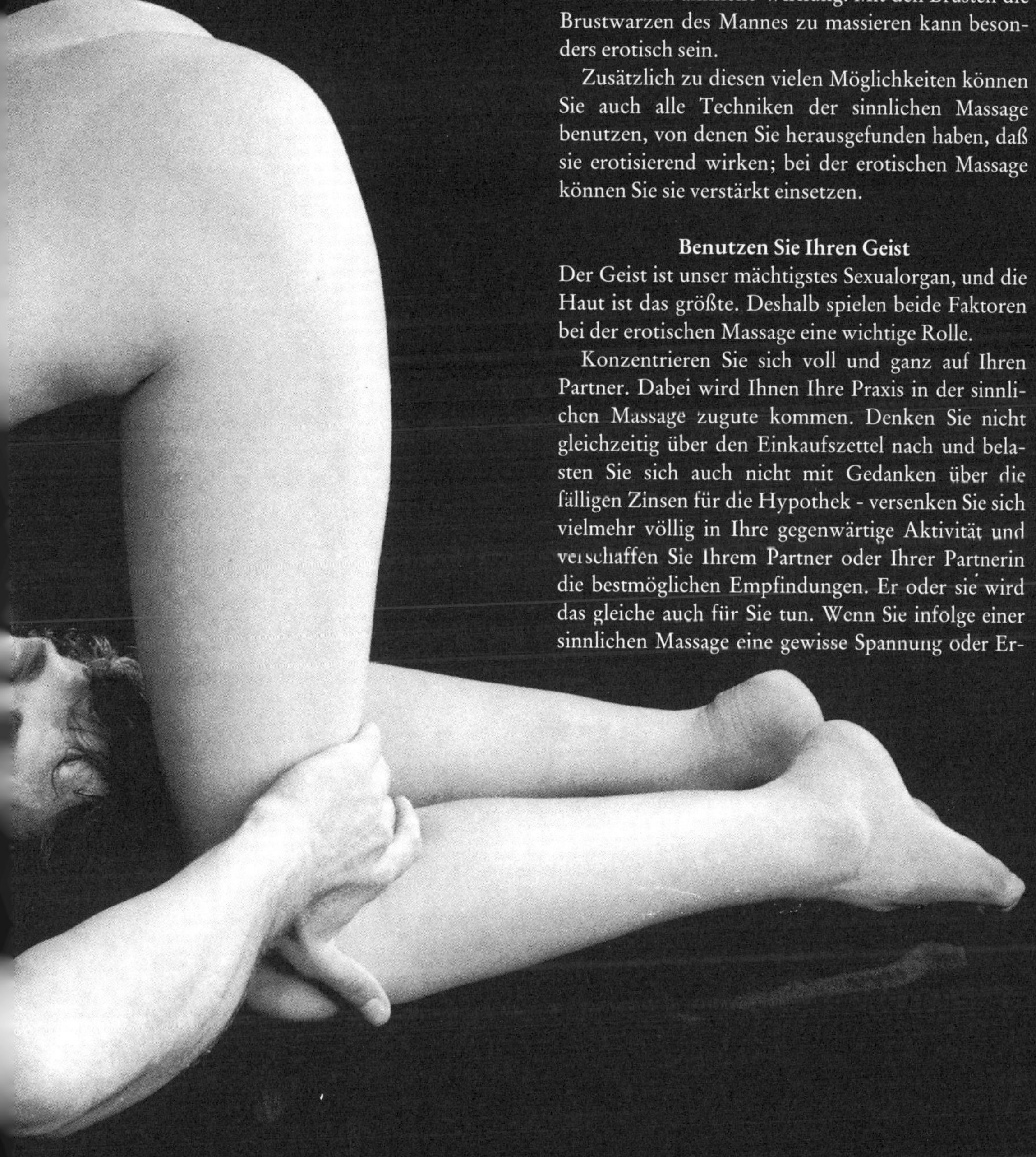

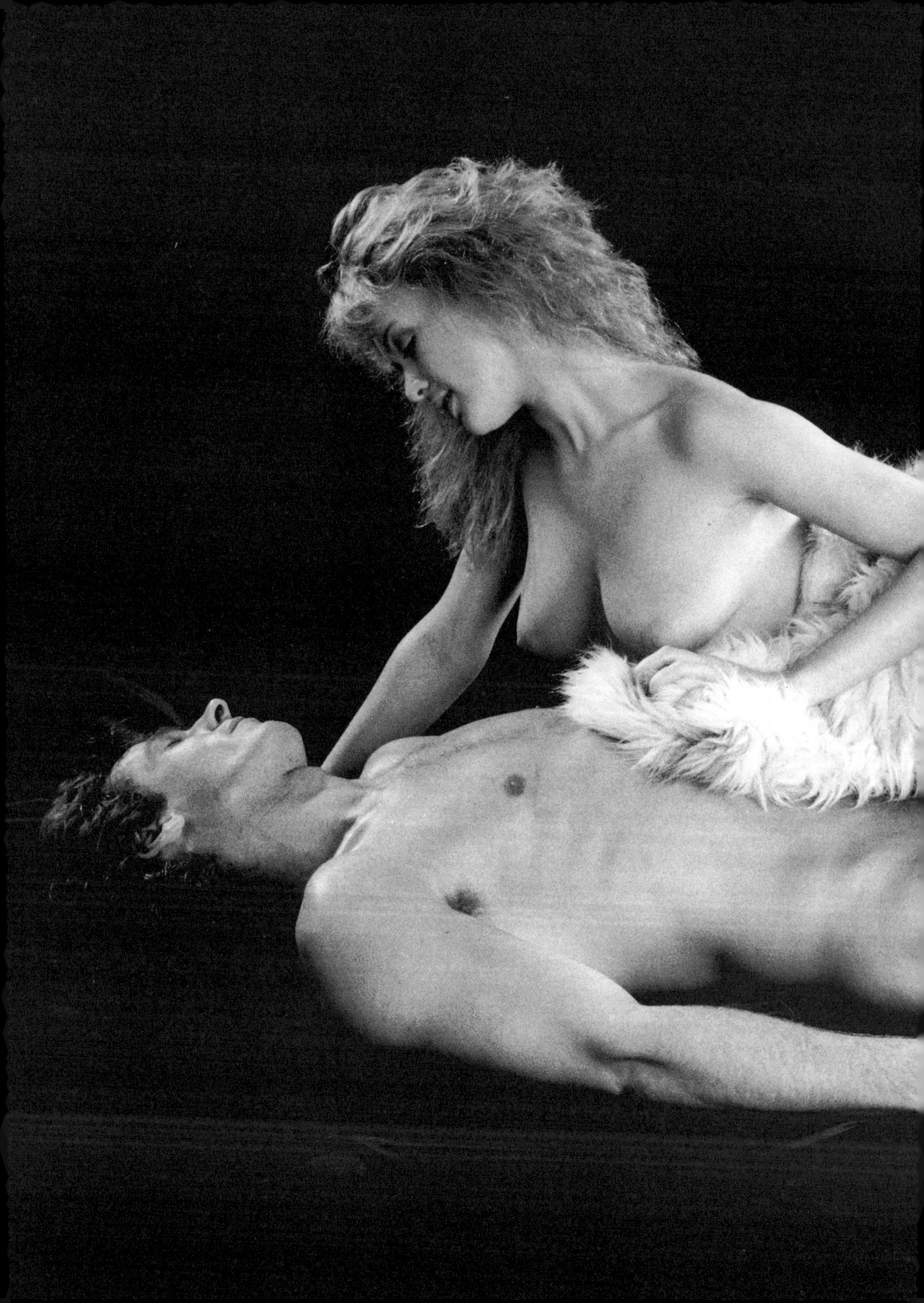

wartungshaltung aufgebaut haben, so haben Sie jetzt die beste Gelegenheit, diese zu nutzen.

Hilfsmittel

Elektrische Massagegeräte, Federn, Felle, Eis, Seide, Leder, Gummi und noch viele andere Materialien können die Erotik verstärken. Es macht Spaß, mit solchen Dingen zu experimentieren, weil Sie Ihre Möglichkeiten erweitern und damit Ihren Genuß steigern.

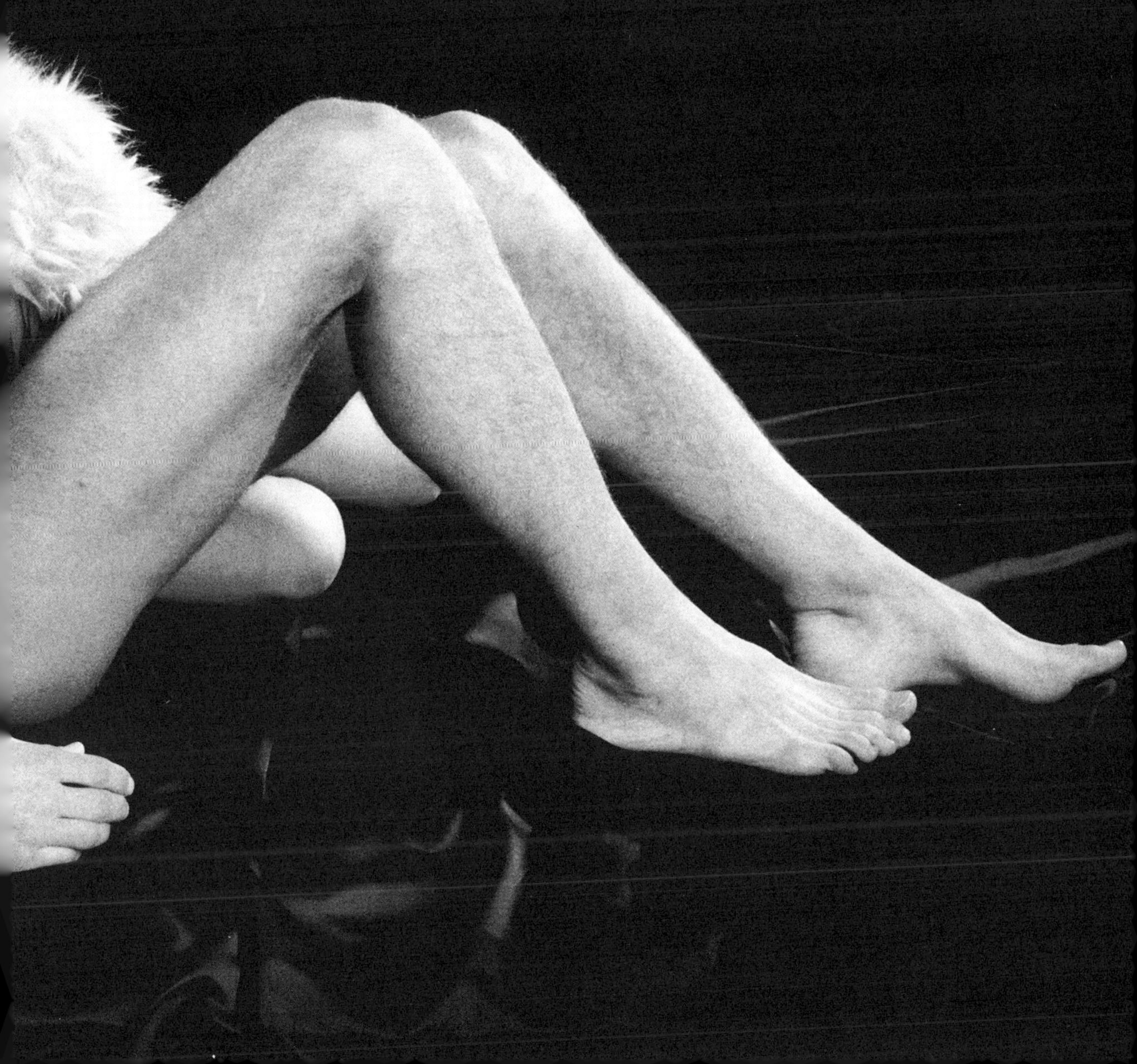

Vorbereitung

Die Vorbereitung für eine erotische Massage hängt ein wenig davon ab, ob ihr eine sinnliche Partnermassage vorausgegangen ist oder nicht.

Nach einer sinnlichen Partnermassage ist schon eine entspannende Atmosphäre geschaffen, und Störungen sind meist ebenfalls ausgeschlossen. Allerdings ziehen Sie es wahrscheinlich vor, nun ins Bett überzuwechseln, statt auf der Massagematte oder auf dem Boden zu bleiben. Was nun folgen soll, ist eine uneingeschränktere Form des Miteinander-Teilens, wozu sich die Härte des Fußbodens wahrscheinlich nicht besonders eignet.

Wenn Sie jedoch ohne vorherige sinnliche Massage gleich mit einer erotischen Massage beginnen, sollten Sie sich an den auf Seite 16 aufgeführten Vorschlägen zur Vorbereitungen orientieren, soweit Sie Ihren Vorstellungen über eine erotische Begegnung entsprechen. Manches davon ist in diesem Fall wichtiger, anderes weniger wichtig. So ist zum Beispiel Ungestörtheit zwar auch bei der normalen Partnermassage wichtig, für die erotische Massage jedoch ist sie unerläßlich. Nur wenige Menschen fühlen sich frei genug für erotische Vergnügungen, wenn sie eine Unterbrechung befürchten müssen.

Manche Paare intensivieren bei solchen Gelegenheiten die Atmosphäre durch Musik, die für sie eine besonders romantische oder erotische Bedeutung hat.

Kleidungsstücke, die bei der sinnlichen Partnermassage sicherlich *keine* Rolle spielen, können bei der erotischen Massage sehr wichtig sein. Viele Männer sehen ihre Partnerin gerne in einer speziellen Kleidung oder in einer bestimmten Art von Unterwäsche, die sie für besonders aufreizend halten, und auch manche Frauen mögen es, wenn ihre Männer sich für diesen Anlaß bestimmte Kleidungsstücke anlegen. Das Entkleiden wird dann zu einem wichtigen Bestandteil der erotischen Massage, wobei jeder Körperteil einzeln enthüllt werden kann, um ihn dann besonders ausgiebig und aufreizend zu massieren. Dabei werden die Bereiche, die am stärksten erotisch reagieren, natürlich bis zum Schluß ausgespart.

Schmuck, der bei der sinnlichen Massage ganz einfach stört, ist bei der erotischen Massage durchaus akzeptabel - vorausgesetzt, er ist nicht hinderlich. Zum Beispiel kann eine Knöchel- oder Lendenkette sehr sexy und höchst erregend wirken, insbesondere auf gebräunter Haut. Parfüm verstärkt ebenfalls die erotische Atmosphäre.

Auch die Vorbereitung Ihres eigenen Körpers und desjenigen Ihres Partners oder Ihrer Partnerin ist bei der erotischen Massage wichtiger als bei der normalen Partnermassage. Gemeinsames Baden oder Duschen ist ein guter Anfang. Man kann sogar die Massage selbst mit einem gemeinsamen Bad oder mit gemeinsamem Duschen beginnen.

Die geistige Vorbereitung ist hier ebenso wichtig wie bei der sinnlichen Massage, doch geht es in diesem Fall nicht darum, den Geist zu beruhigen und sich darauf zu konzentrieren, daß Sie Ihrem Partner Lust bereiten wollen, sondern Sie sollten Ihren Geist in Erregung versetzen, beispielsweise indem Sie sich eine Ihrer Lieblingsszenen vorstellen. Manche Paare intensivieren dies noch durch sexuell anregende Gespräche.

Diese gesamte Vorbereitung verstärkt die sexuelle Erwartung und Spannung und verlängert und vergrößert den Zeitraum und das Ausmaß der Lust, die Sie aus der eigentlichen Massage schöpfen. In unserer schnellebigen Welt, in der sich die meisten Paare auch bei der Liebe so beeilen, als nähmen sie eine Mahlzeit in einem Schnellrestaurant ein, ist ein geruhsames Vorgehen besonders wertvoll und kann ein erlahmendes Sexualleben völlig erneuern.

Oft fragen mich Paare, ob einer erotischen Massage eine sinnliche Partnermassage vorangehen *sollte*. Darauf gibt es keine eindeutige Antwort, weil manche Paare nach einer Massage regelmäßig zum Sexualverkehr übergehen, andere hingegen nie. Natürlich ist die erotische Massage völlig eigenständig und braucht einer sinnlichen Massage weder zu folgen, noch ist sie Teil derselben. Ich bin der Meinung, es ist gut, beides in den meisten Fällen zu trennen, so daß der Partner, der um eine Massage bittet, nicht zu befürchten braucht, mit Sex bezahlen zu müssen, auch wenn er dies nicht will. Das ist natürlich im Fall der erotischen Massage kein Problem, weil es dabei ohnehin von Anfang an um Sex geht.

Die meisten Paare, die beide Massagearten praktizieren, stellen fest, daß sie dadurch lernen, einander wesentlich ehrlicher mitzuteilen, was sie wirklich wollen. Oft glaubt ein Mann, der nach einer langen

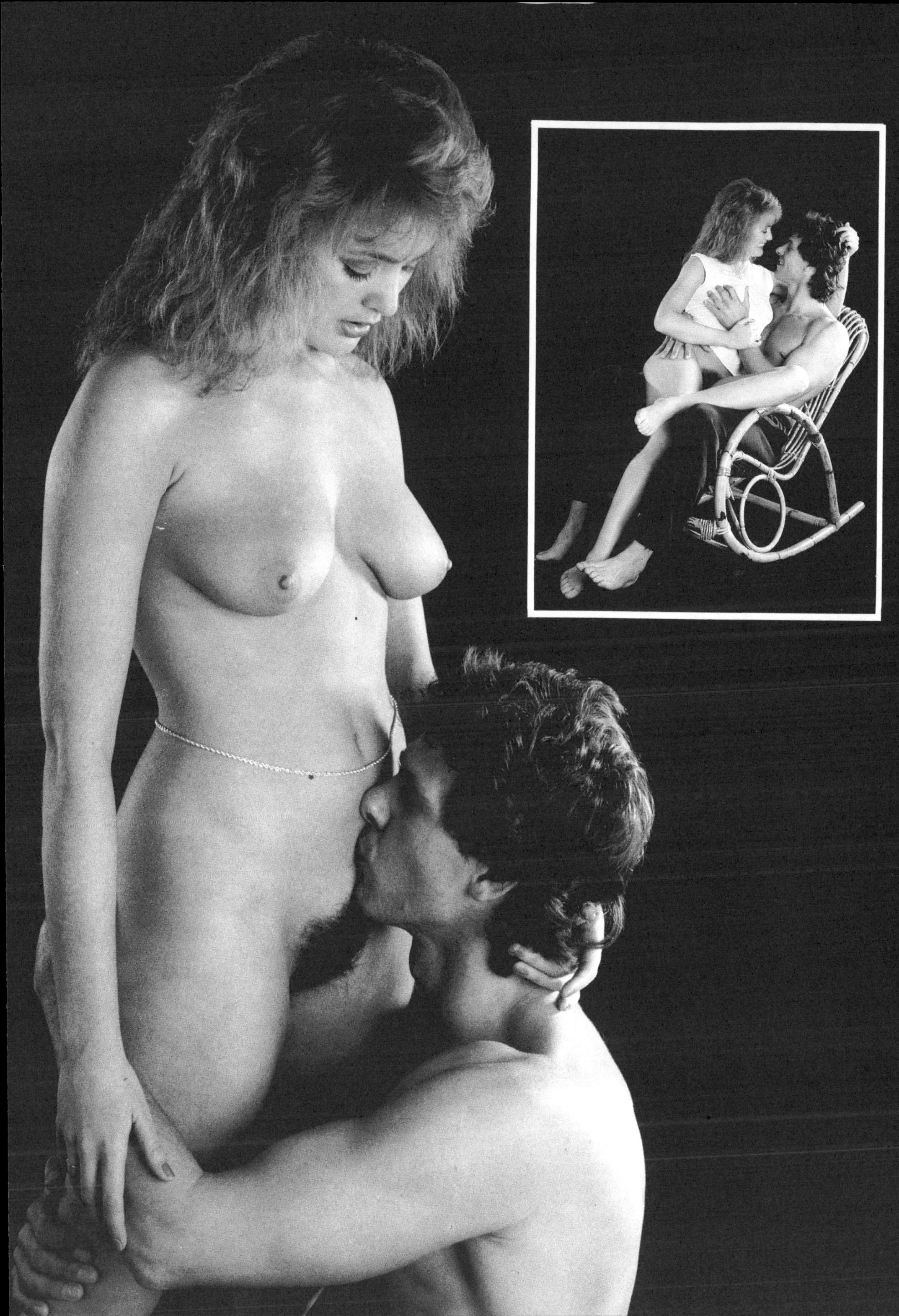

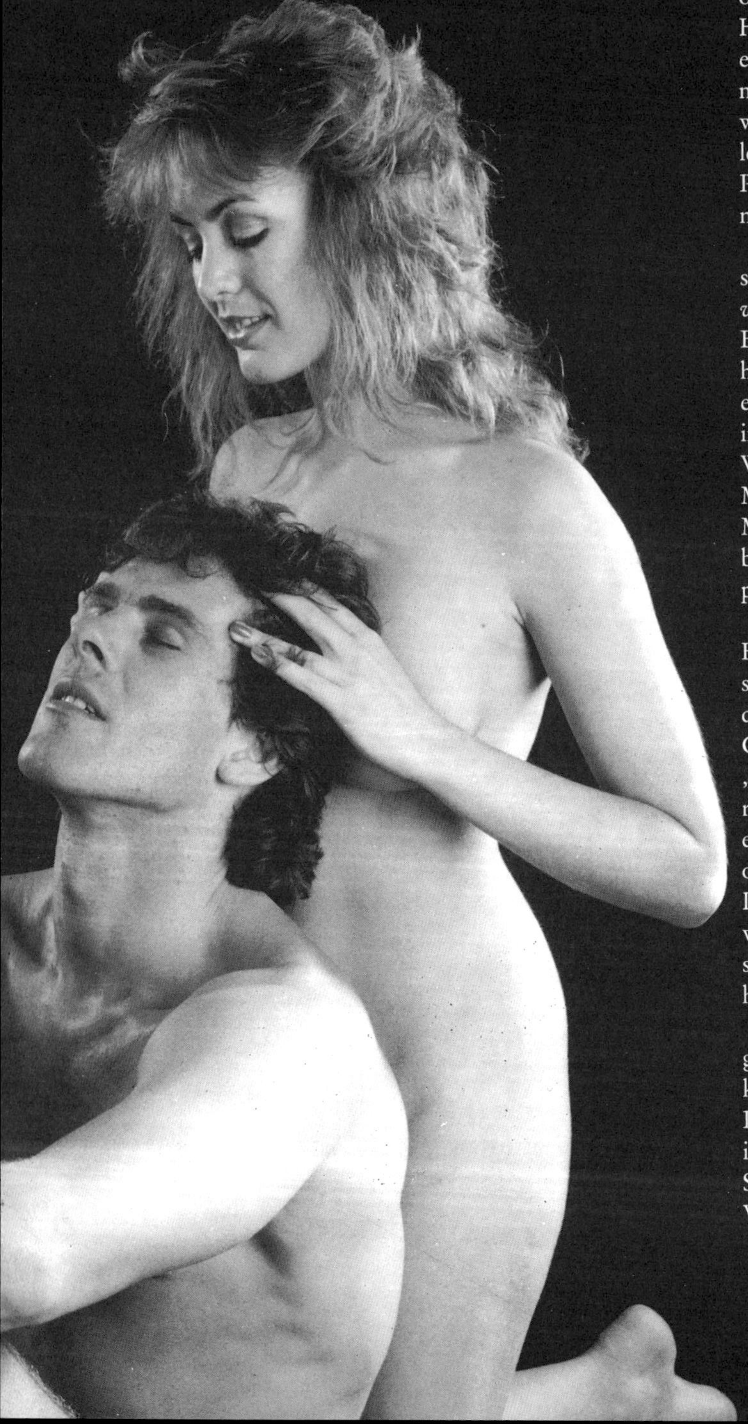

Heimfahrt von der Arbeit mit dem Auto gerne in den Arm genommen werden oder eine Rückenmassage bekommen möchte, er müsse dieses Bedürfnis in Sexualität verpacken, damit seine Partnerin ihn nicht für einen Waschlappen hält. Er bittet dann um Sex, obwohl er eigentlich etwas anderes will. Weil sein Herz und sein Penis nicht bei der Sache sind, kommt es dann leicht zu Versagen, und dies in Verbindung mit der Tatsache, daß er eigentlich gar keinen Sex wollte, führt zu Enttäuschungen, Versagen, Prügeleien und Bitterkeit, und manchmal sucht einer der Partner oder beide infolgedessen außerhalb der Ehe nach Befriedigung, um die Frustration loszuwerden.

Wenn beide Partner lernen, um das zu bitten, was sie wollen, und offener für das eintreten, was sie *wirklich* wollen, kann gegenseitige Massage eine Beziehung sehr bereichern. Auch Frauen fällt es häufig schwer, ehrlich zu sein; das ist keineswegs nur ein Problem der Männer. Manchmal willigt eine Frau in Sex ein, obwohl sie dies eigentlich gar nicht will. Würde sie ihrem Mann stattdessen eine lustvolle Massage anbieten oder gar eine erregende erotische Massage mit anschließender Masturbation, so wären beide zufrieden, und sie bräuchte sich nicht überrumpelt zu fühlen.

Manche Paare schließen in diesem Bereich einen Handel miteinander ab, und wer hat das Recht zu sagen, dies wäre falsch. Nehmen wir zum Beispiel an, die Frau hat Lust auf Sex, doch der Mann ist zum Genitalverkehr zu müde. Oder er hat vor kurzem „versagt" und möchte dies nicht noch einmal riskieren. Mit einer erotischen Massage wäre er vielleicht einverstanden - ob mit anschließender Masturbation oder ohne. Das ist nicht bedrohlich, und weil seine Partnerin so ungehemmt erregend auf ihn (und wahrscheinlich auch auf sich selbst) wirkt, fühlt er sich weniger schlecht, weil er sie „im Stich gelassen hat", indem er genitalen Sex verweigerte.

Es gibt zahlreiche Möglichkeiten, sinnliche Massage, erotische Massage, Masturbation und Genitalverkehr miteinander zu kombinieren, und aufmerksame Partner, die einander Lust bereiten wollen, werden immer eine Möglichkeit finden, die der jeweiligen Situation angemessen ist. Mit Flexibilität und gutem Willen von beiden Seiten gibt es kaum sexuelle und intime Situationen, mit denen man nicht liebevoll umgehen kann, indem man irgendeine Kombination aus sinnlicher und erotischer Massage praktiziert.

Die Kunst der erotischen Massage

Jedes entdeckungsfreudige Paar wird natürlich selbst herausfinden, was ihm am meisten Lust bereitet. Dennoch möchte ich hier einige Möglichkeiten beschreiben, die viele genießen. Diese Liste ist jedoch nur als Anhaltspunkt zu verstehen. Ein erfinderisches Paar wird die Zahl der hier aufgeführten Möglichkeiten in wenigen Monaten sicherlich verdoppeln können.

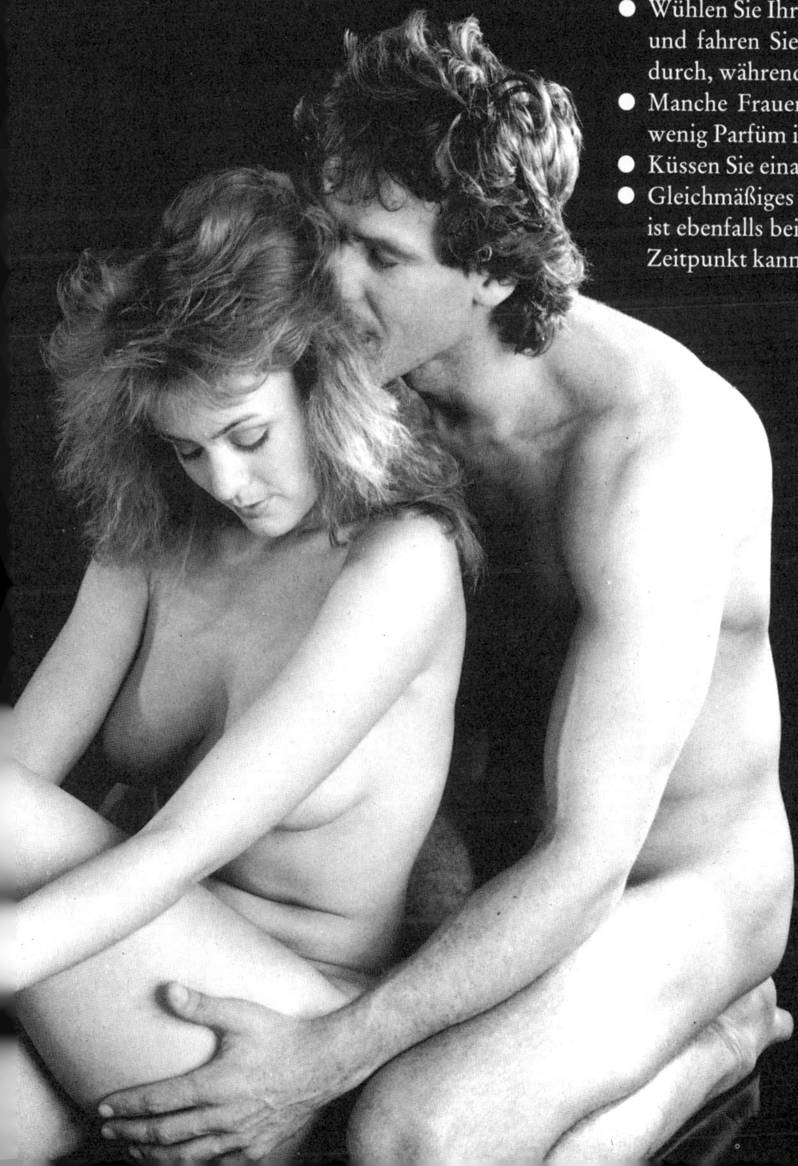

Haar und Kopfhaut

Massieren Sie Kopfhaut und Kopf Ihres Partners oder Ihrer Partnerin, besonders die angespannten Muskeln an den Schläfen und am Hinterkopf. Dies kann besonders am Anfang des Beisammenseins sehr angenehm sein, weil es so entspannend wirkt. Wie wir auf Seite 60 gehört haben, sind Kopf und Hals außerdem leicht erreichbar (weil sie nicht durch Kleidungsstükke bedeckt werden), und Berührungen in diesen Körperbereichen sind uns gewohnt, weil wir schon früh im Leben dort liebkost wurden. Es wirkt deshalb sehr beruhigend, dort zu beginnen.

- Wühlen Sie Ihr Gesicht in das Haar Ihres Partners und fahren Sie mit den Fingern wiederholt hindurch, während Sie seinen Kopf streicheln.
- Manche Frauen mögen es, wenn man ihnen ein wenig Parfüm in die Kopfhaut massiert.
- Küssen Sie einander das Haar.
- Gleichmäßiges und sinnliches Bürsten der Haare ist ebenfalls bei vielen sehr beliebt. Zum richtigen Zeitpunkt kann dies sehr erotisch sein.

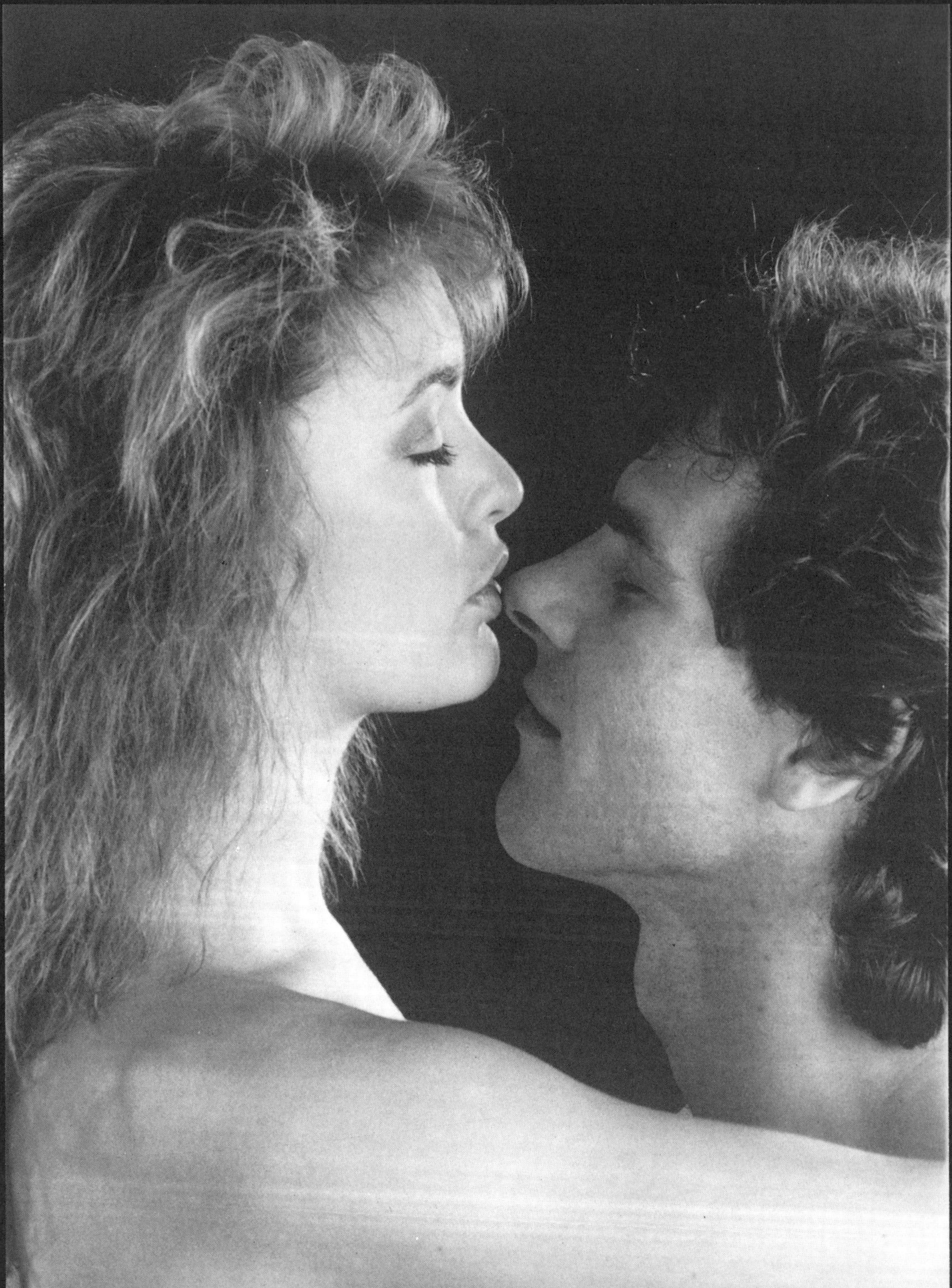

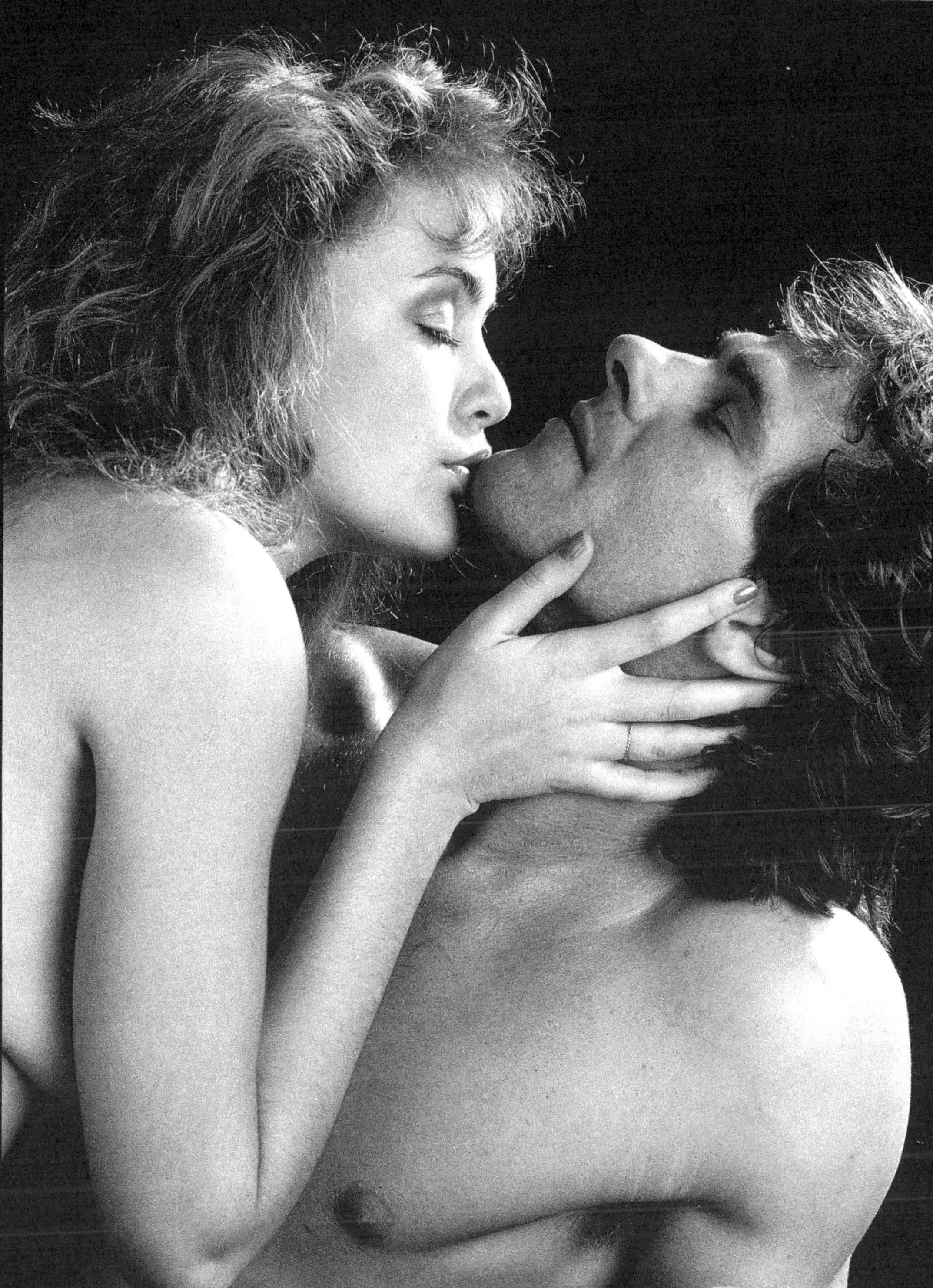

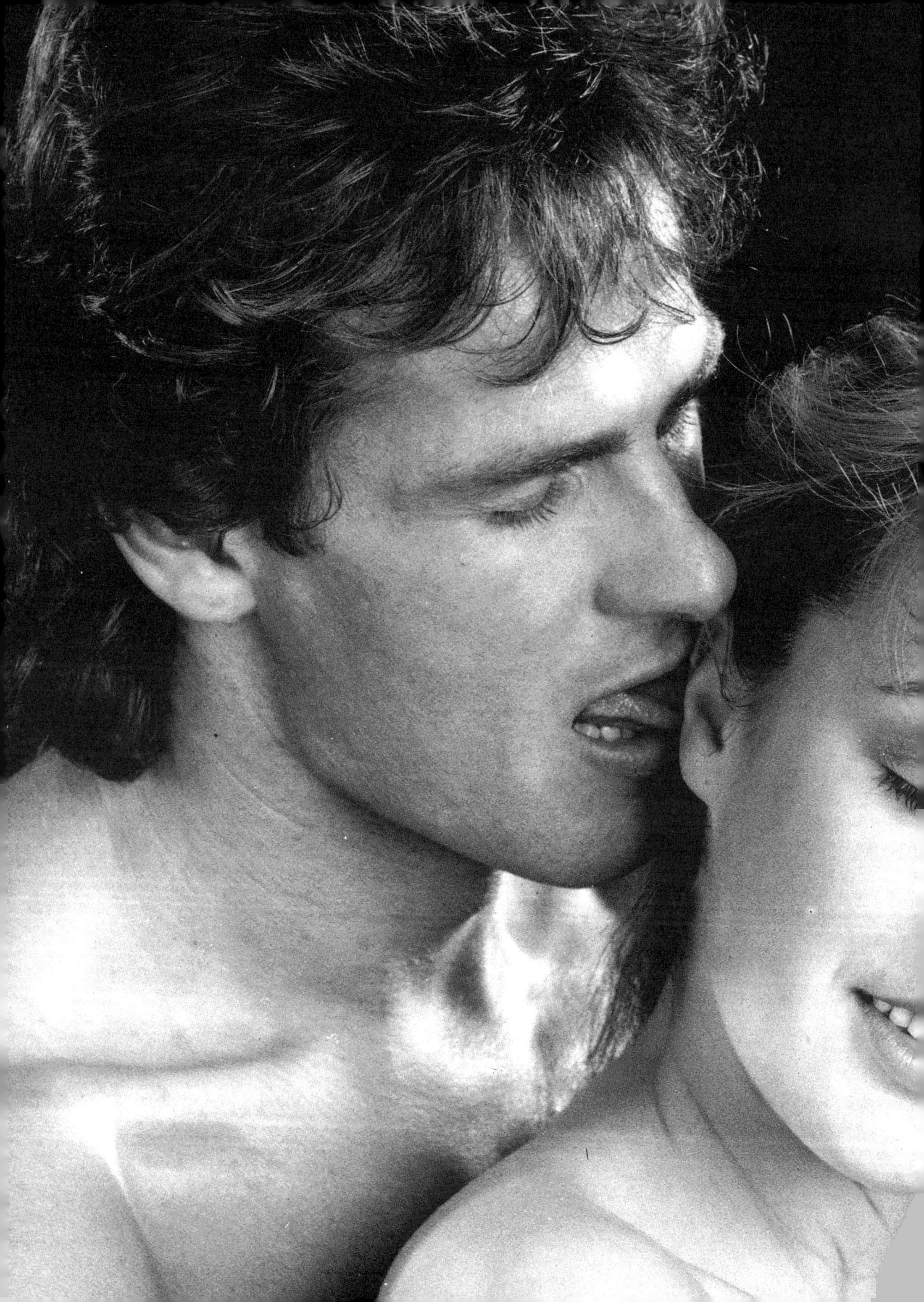

Gesicht und Ohren

Küssen Sie das ganze Gesicht Ihres Partners und halten Sie es sanft und liebevoll in beiden Händen.

- Bedecken Sie die verschiedenen Gesichtsbereiche mit vielen winzigen, gehauchten Küssen, besonders Augenlider und Ohren.
- Berühren Sie die Innenseiten der Ohrläppchen sehr leicht und sinnlich und streichen Sie auch über die Außenseiten.
- Bürsten Sie die Ohrläppchen mit einer Fingerspitze und beißen Sie sanft hinein. Massieren Sie das Ohr mit der Zunge.
- Gleiten Sie dann sanft mit einer Fingerspitze über die Augenlider, berühren Sie die Lippen und ziehen Sie winzige Kreise auf den Wangen.
- Küssen Sie einander auf Lippen und Mund und setzen Sie dabei alle erotischen Künste ein, die Sie in Ihrem Zusammensein bereits gelernt haben.

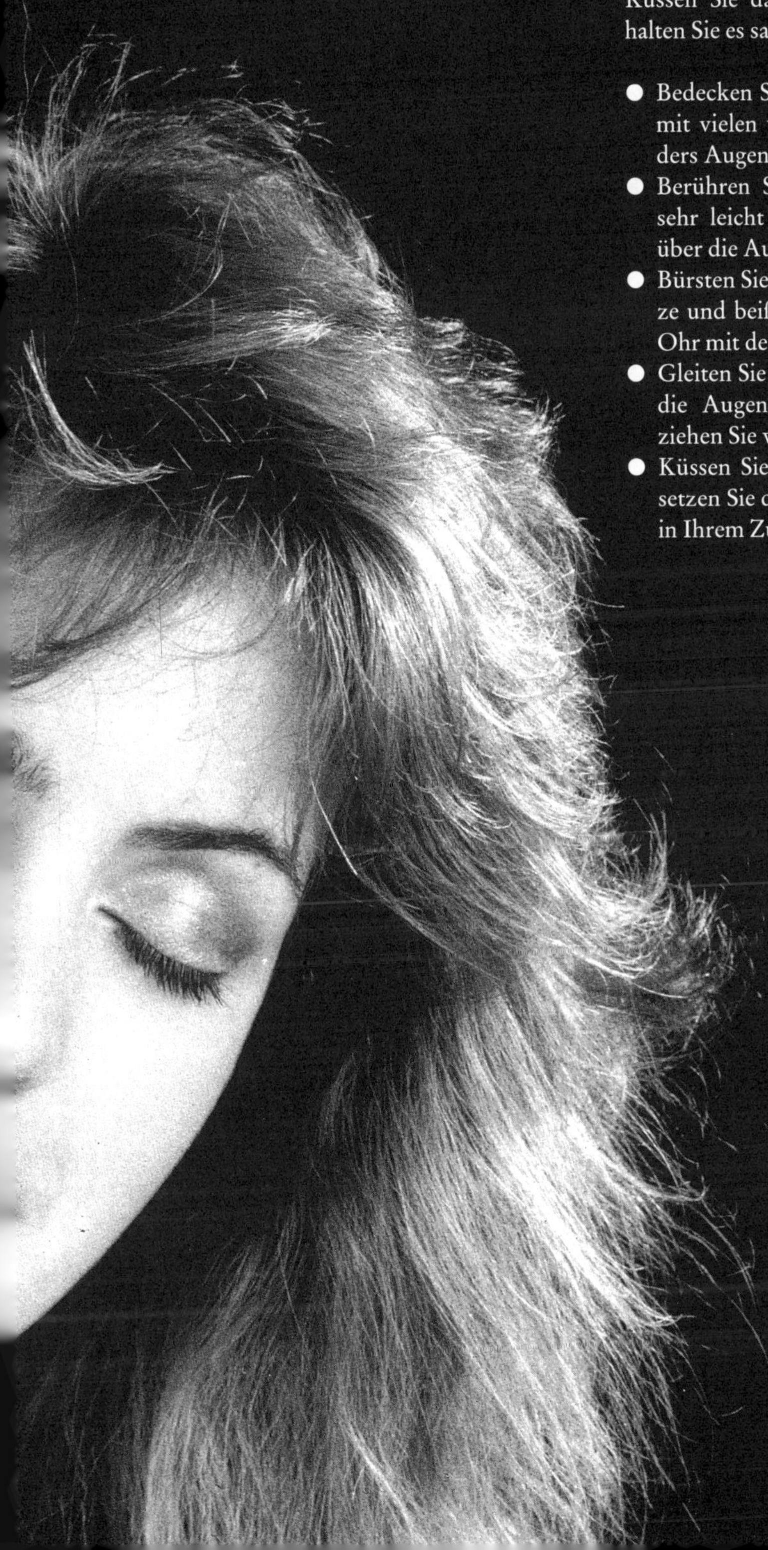

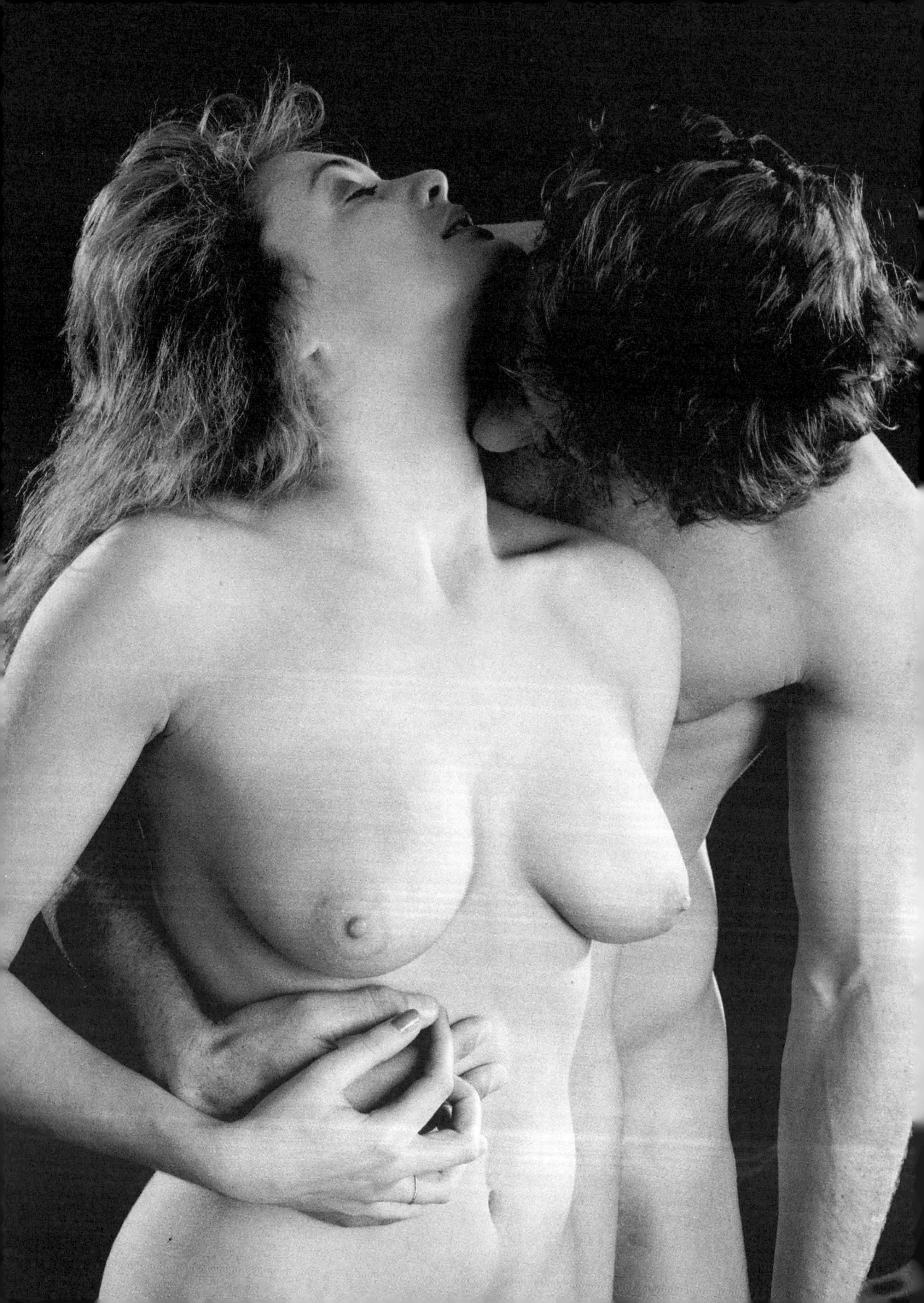

Der Hals

Streicheln Sie die Seitenflächen des Halses mit gebündelten Fingerspitzen.

- Atmen Sie auf den Hals Ihres Partners oder Ihrer Partnerin, so daß er oder sie die sanfte Wärme Ihres Atems spürt.
- Fahren Sie mit den Händen am Haaransatz entlang und streicheln Sie mit den Fingerspitzen den Nacken.
- Führen Sie die Hände dann nach vorne und ziehen Sie sanft eine Linie um das Schlüsselbein.
- Bedecken Sie den Kehlkopf Ihres Partners mit Küssen, beim Brustbein angefangen bis zur Spitze des Kinns. Reisen Sie mehrmals auf und ab.

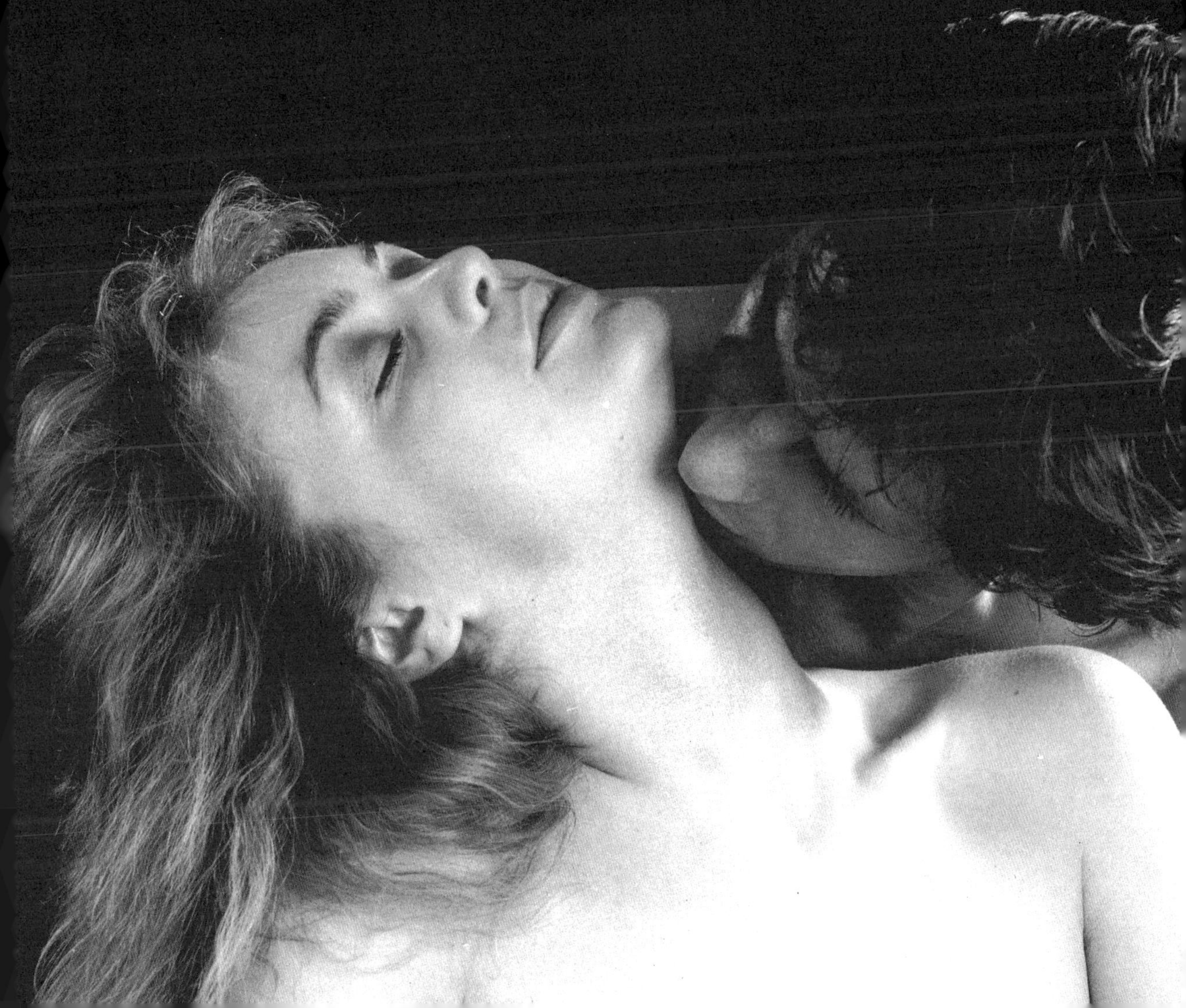

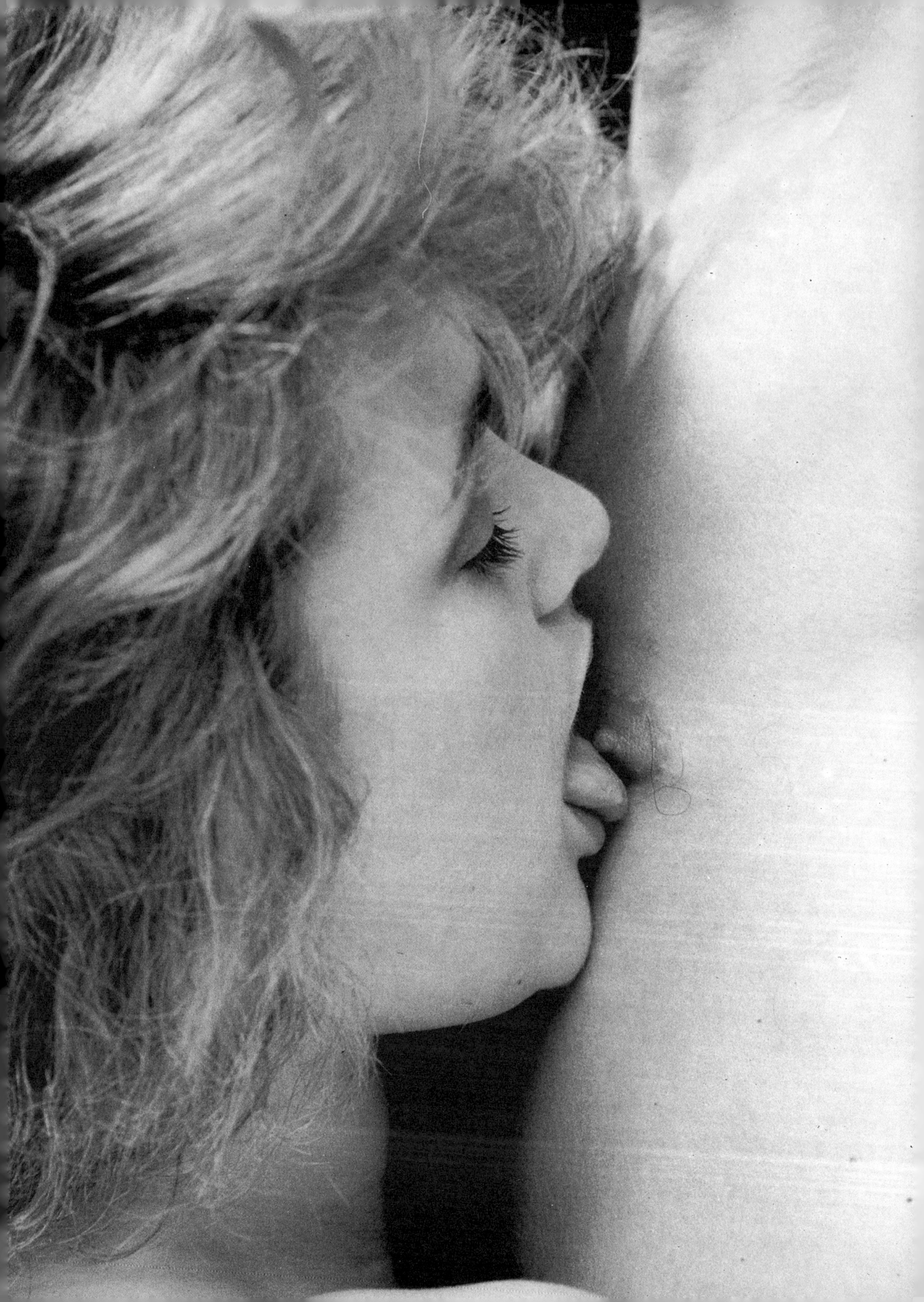

Brustkorb und Brüste

Sie für ihn: Sie kreisen mit der Zunge um seine Brustwarzen und beißen sie sanft. Streicheln Sie über den ganzen Brustkorb, vielleicht mit einem sehr weichen Stoff wie Seide. Reiben Sie Ihren Körper leicht über seine Brust. Sie können den Brustkorb Ihres Partners auch durch Seide hindurch mit Ihren Brüsten massieren.

Experimentieren Sie so lange, bis Sie herausgefunden haben, was ihn wild macht. Das kann eine Weile dauern, weil die meisten Männer nicht oder kaum wissen, was ihnen in diesem Bereich ihres Körpers am meisten Spaß macht.

Er für sie: Für Frauen gilt das weniger, denn viele von ihnen spielen bei der Masturbation mit ihren Brüsten und wissen daher ziemlich genau, was sie erregt. Ein einfühlsamer Mann schaut seiner Partnerin beim Masturbieren zu, dann weiß er genau, was sie am liebsten mag und wie sie es tut.

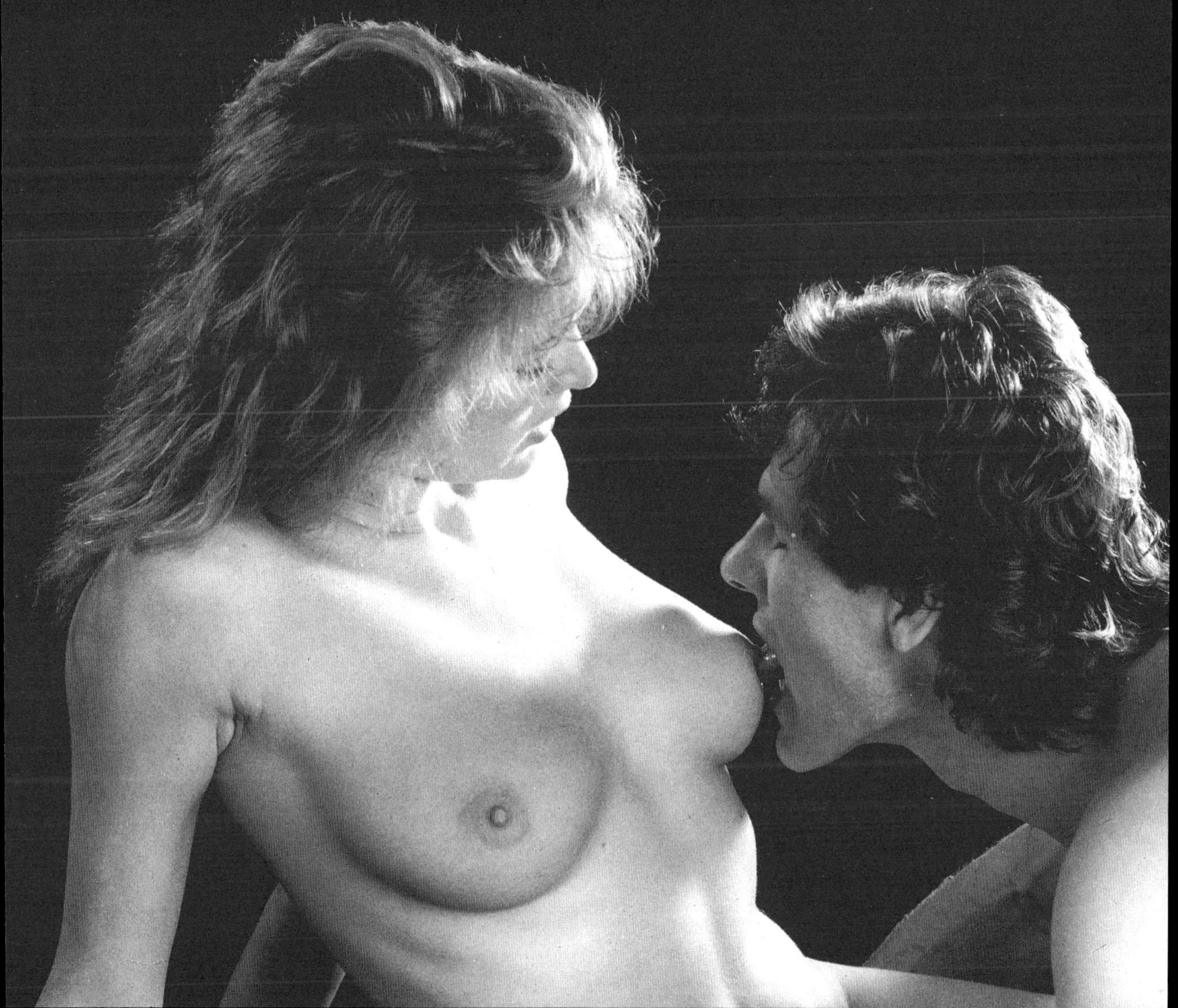

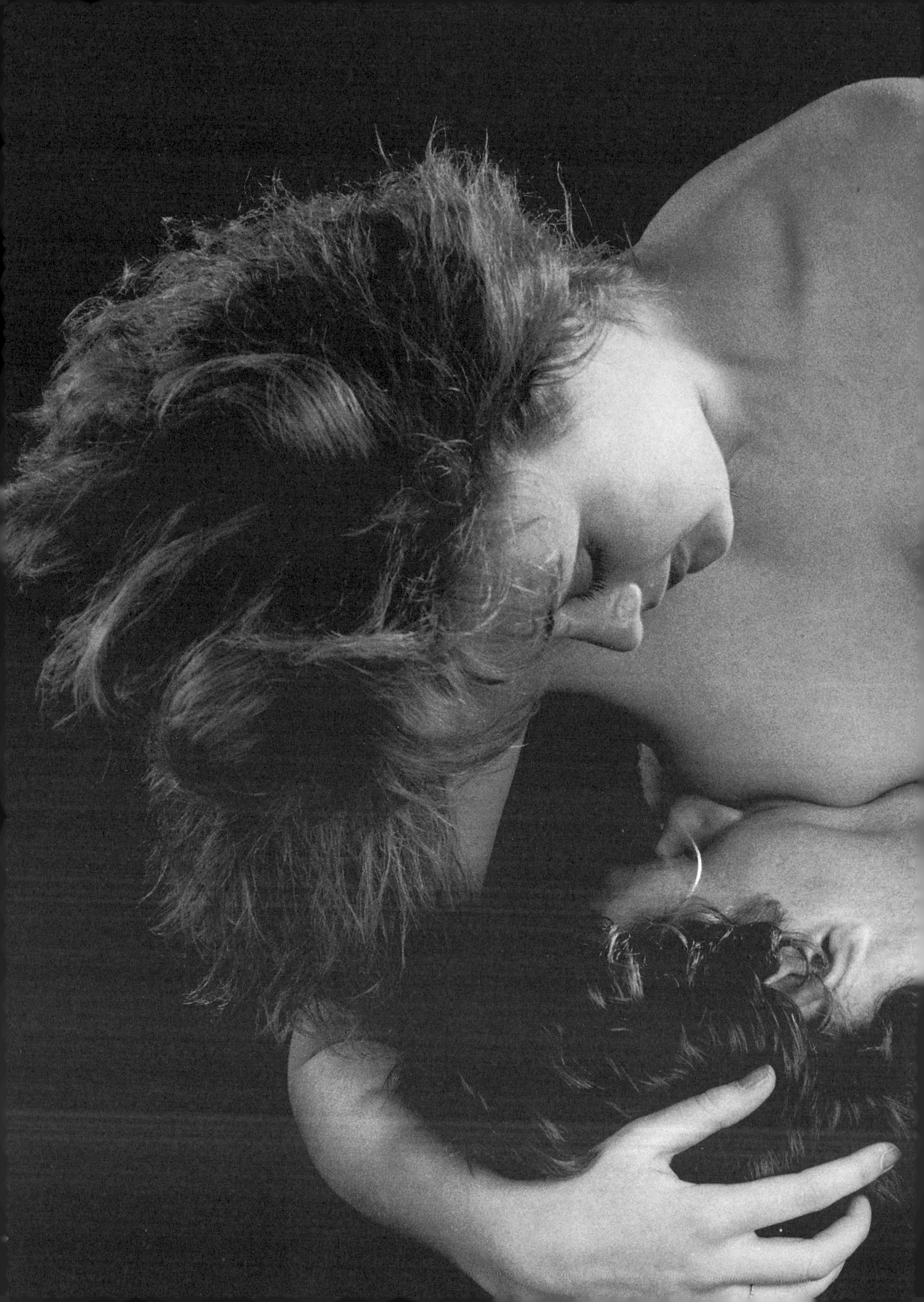

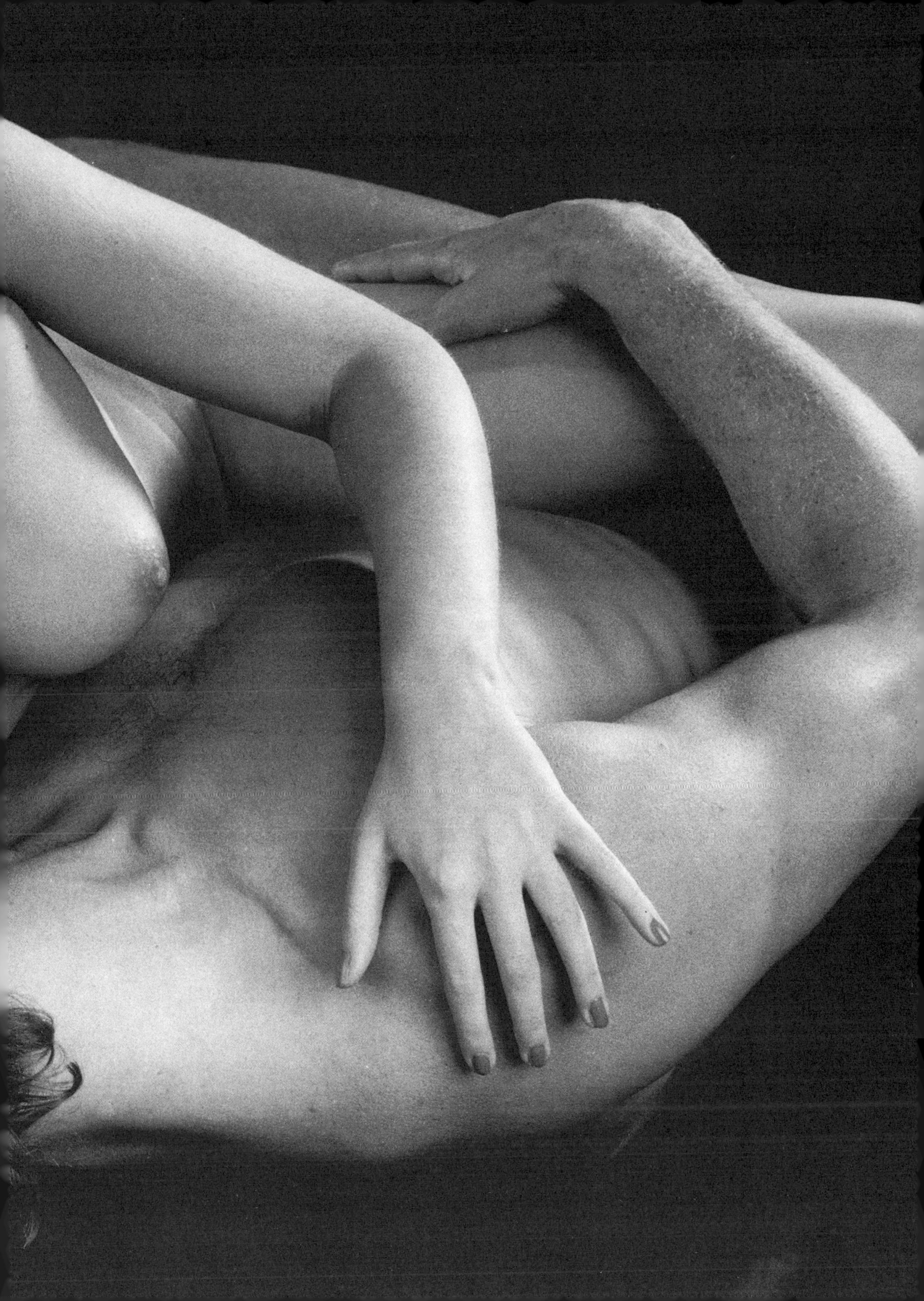

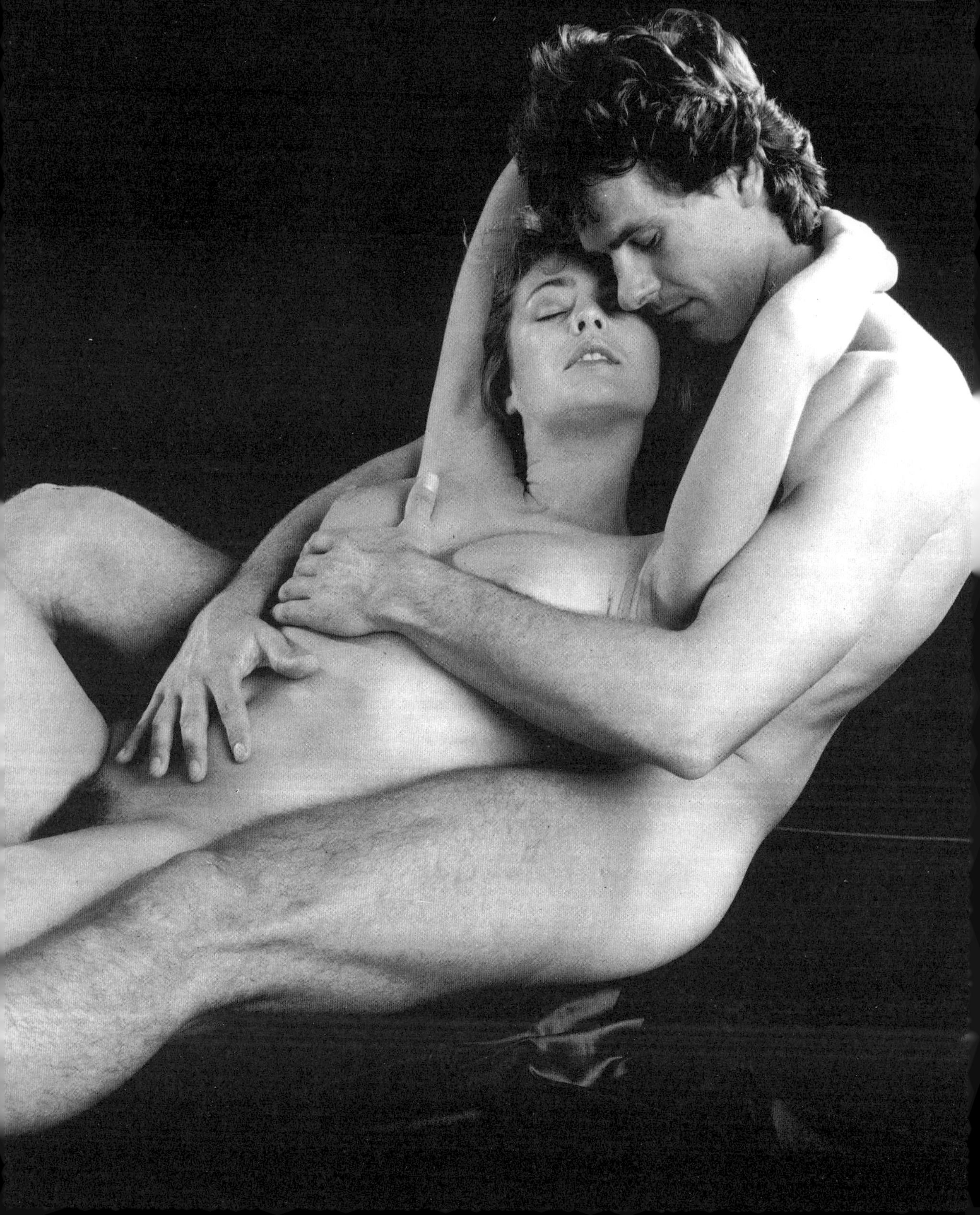

- Benutzen Sie die Innenfläche Ihrer Hand, um leicht über die Brüste Ihrer Partnerin zu streichen. Wenn Sie sie richtig massieren wollen, dann tragen Sie etwas Öl auf. Verteilen Sie das Öl über beide Brüste und über den oberen Teil des Brustkorbs. Tun Sie dies langsam und aufreizend, wobei Sie die Brustwarzen bis zum Schluß aussparen.
- Reiben Sie die Brustwarzen sanft zwischen den Fingern, und wenn Ihre Partnerin es mag, dann drücken Sie sie auch. Drücken Sie sie sanft in die Brust hinein und massieren Sie sie in dieser Position. Sie können auch vorsichtig daran ziehen und Sie gleichzeitig leicht drehen.
- Nehmen Sie einen möglichst großen Teil der Brust in den Mund und saugen Sie kräftig daran. Wenden Sie verschiedene Arten des Saugens an und bearbeiten Sie die Brust gleichzeitig mit der Zunge. Vergessen Sie nicht, unterdessen die andere Brust zu streicheln.
- Befeuchten Sie die Brustwarzen Ihrer Partnerin mit Speichel und blasen Sie sanft darauf.
- Umfassen Sie beide Brüste gleichzeitig und reiben Sie sie sanft gegeneinander.
- Bedecken Sie die Brüste mit etwas, das Sie gerne essen oder trinken, und lecken Sie es ab.
- Streichen Sie mit Ihren Augenlidern über die Brustwarzen Ihrer Partnerin oder tun Sie das gleiche mit einer Feder. Streicheln Sie die Brüste mit einem Pelzhandschuh.
- Reiben Sie Ihre eigenen Brustwarzen leicht an denen Ihrer Partnerin.
- Massieren Sie die Brüste Ihrer Partnerin sanft mit den Füßen.

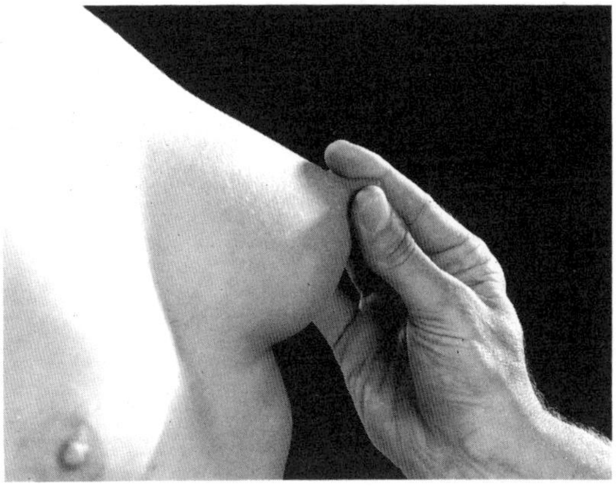

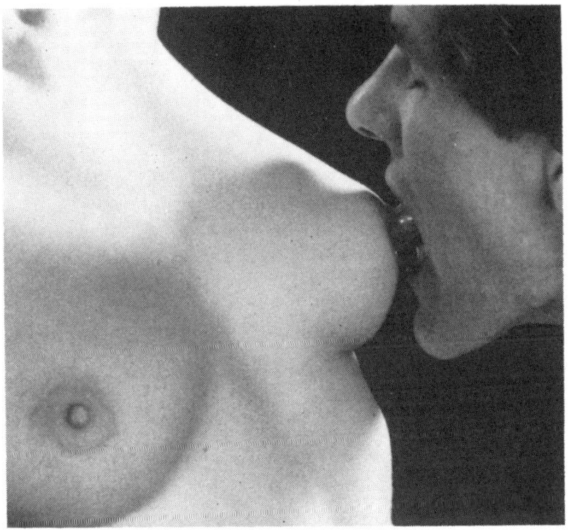

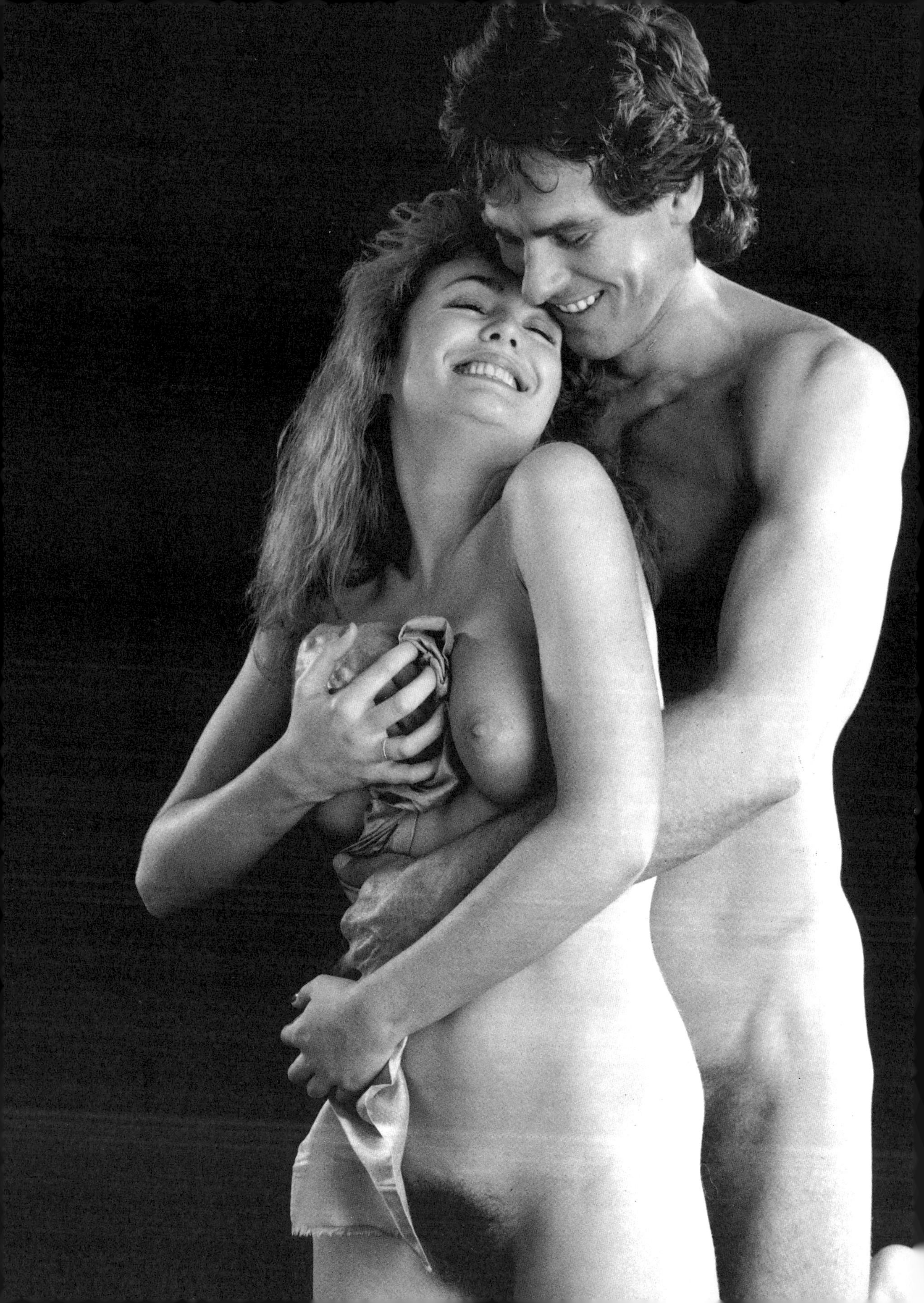

Der Bauch

Streicheln Sie mit einem weichen Material über den Bauch Ihres Partners oder Ihrer Partnerin. Unterwäsche oder Strümpfe aus Seide, besonders, wenn Ihre Partnerin diese gerade ausgezogen hat, können sehr erotisierend wirken. Küssen Sie den ganzen Bauch bis zum Schamhaar, doch vermeiden Sie bewußt, letzteres zu berühren.

- Lassen Sie die Zungenspitze im Bauchnabel kreisen.

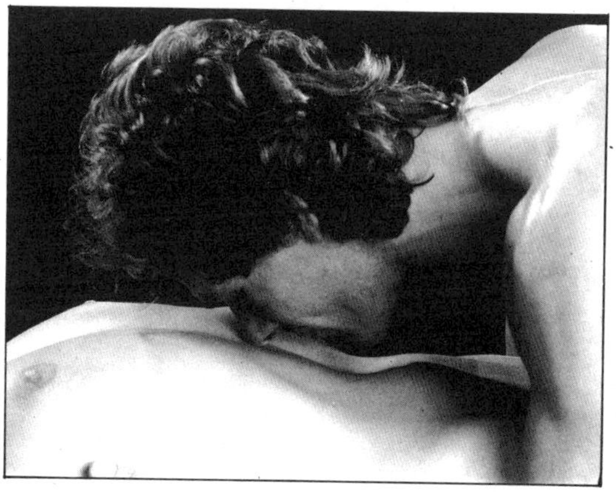

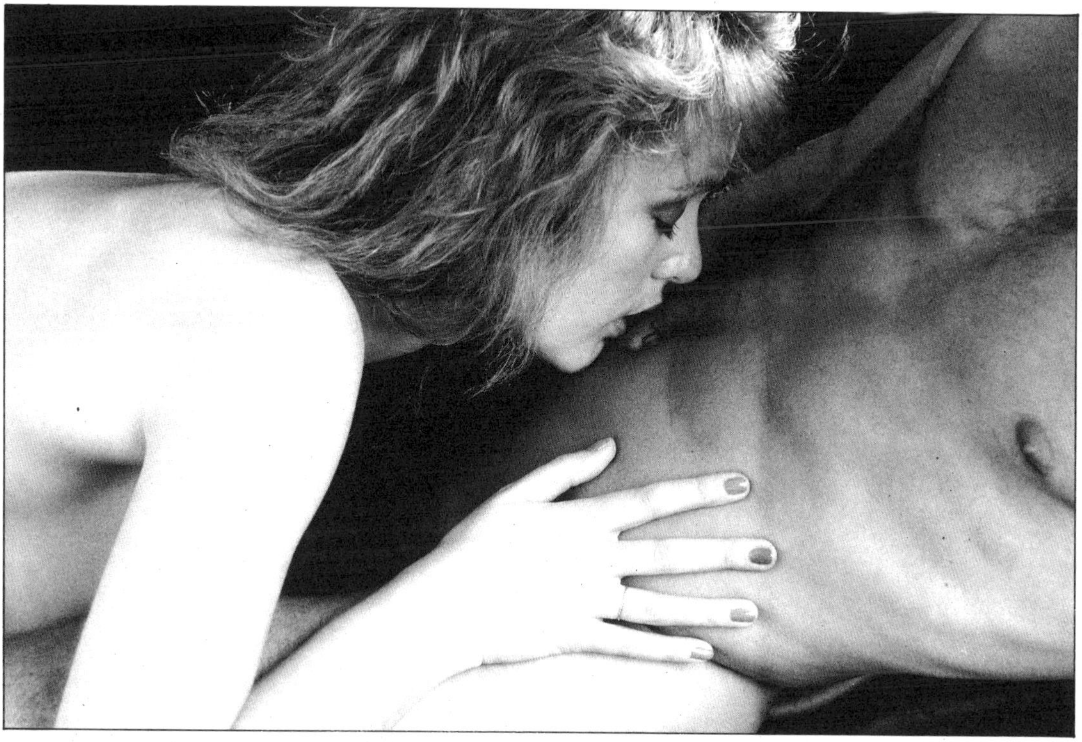

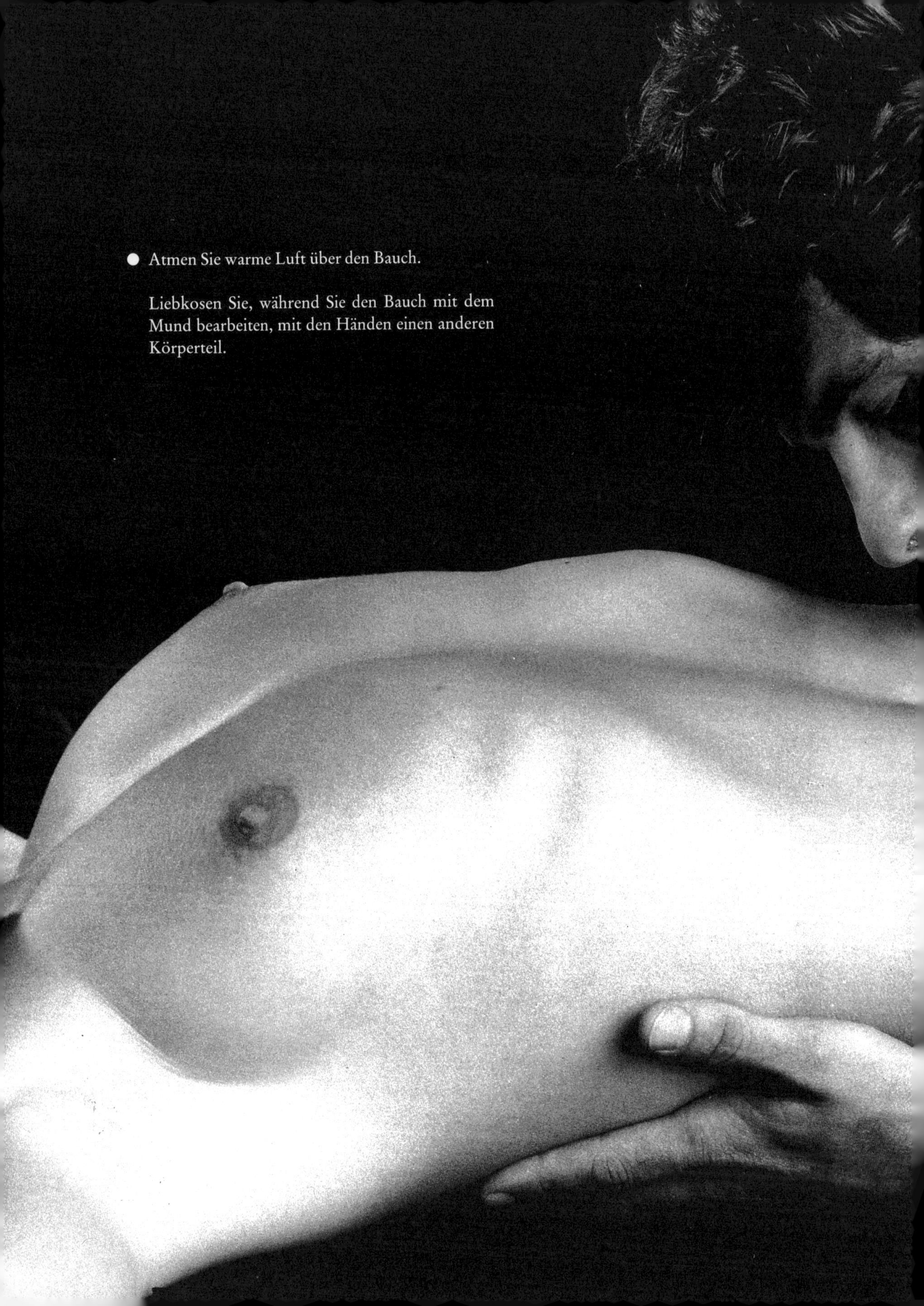

- Atmen Sie warme Luft über den Bauch.

Liebkosen Sie, während Sie den Bauch mit dem Mund bearbeiten, mit den Händen einen anderen Körperteil.

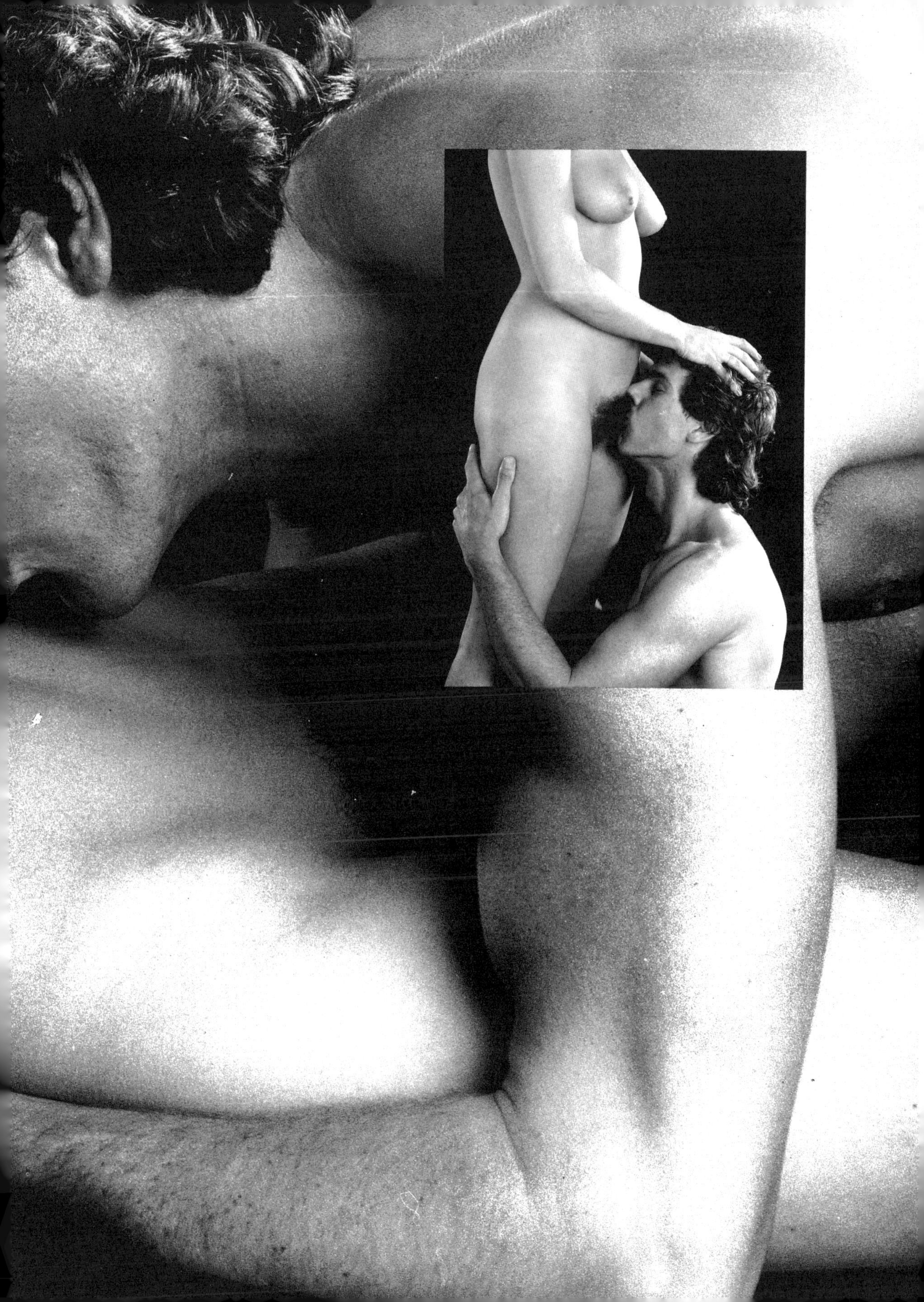

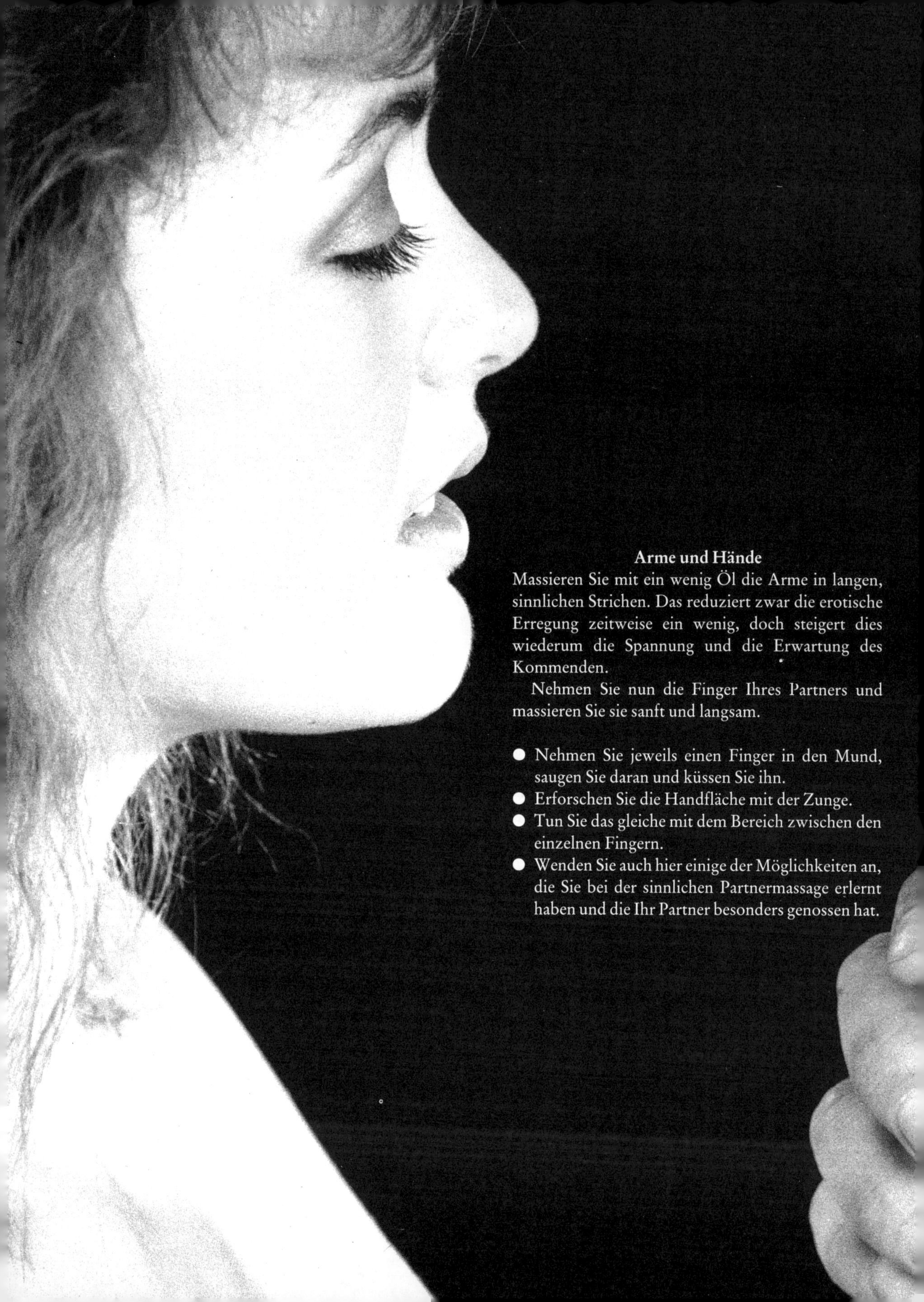

Arme und Hände

Massieren Sie mit ein wenig Öl die Arme in langen, sinnlichen Strichen. Das reduziert zwar die erotische Erregung zeitweise ein wenig, doch steigert dies wiederum die Spannung und die Erwartung des Kommenden.

Nehmen Sie nun die Finger Ihres Partners und massieren Sie sie sanft und langsam.

- Nehmen Sie jeweils einen Finger in den Mund, saugen Sie daran und küssen Sie ihn.
- Erforschen Sie die Handfläche mit der Zunge.
- Tun Sie das gleiche mit dem Bereich zwischen den einzelnen Fingern.
- Wenden Sie auch hier einige der Möglichkeiten an, die Sie bei der sinnlichen Partnermassage erlernt haben und die Ihr Partner besonders genossen hat.

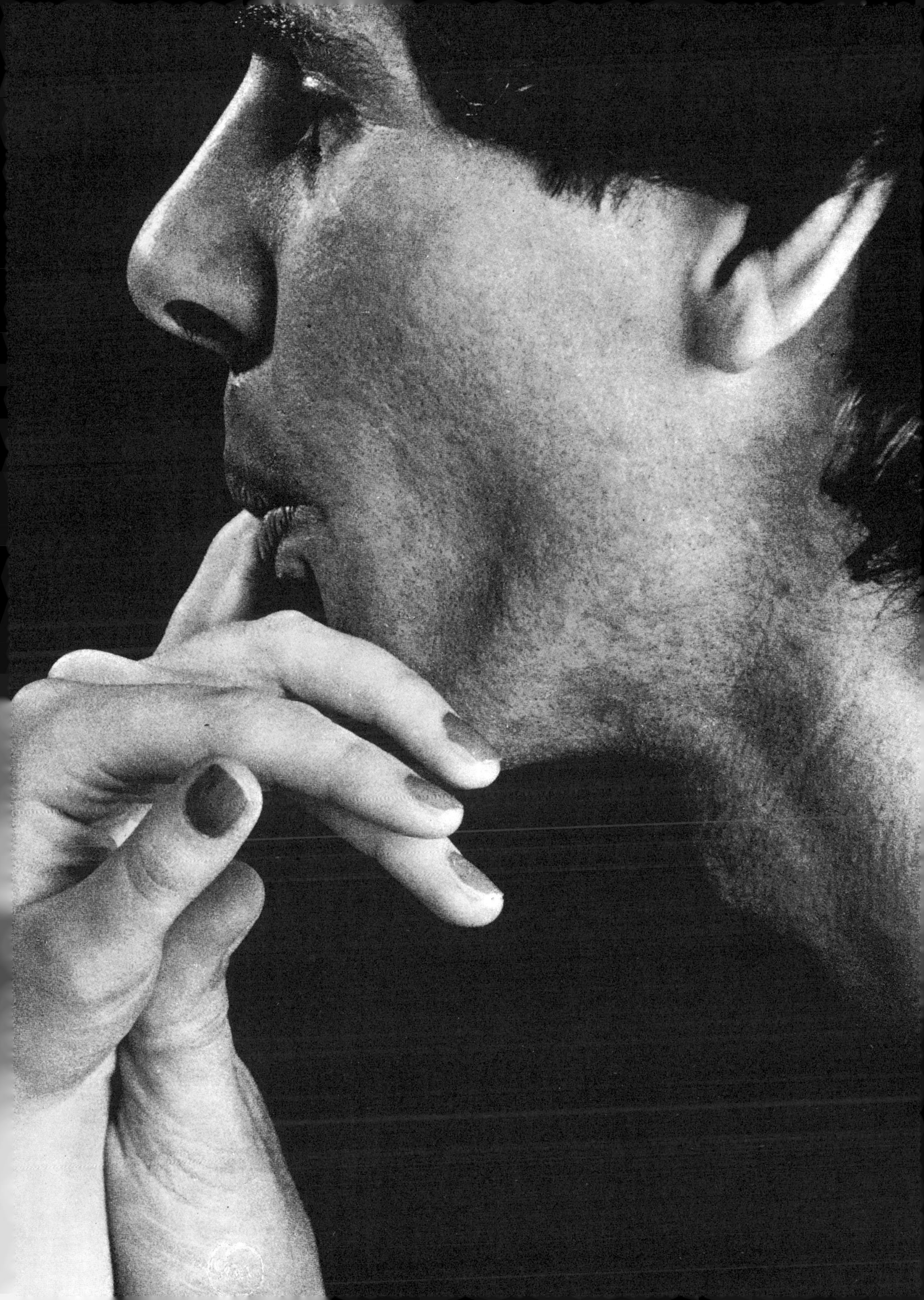

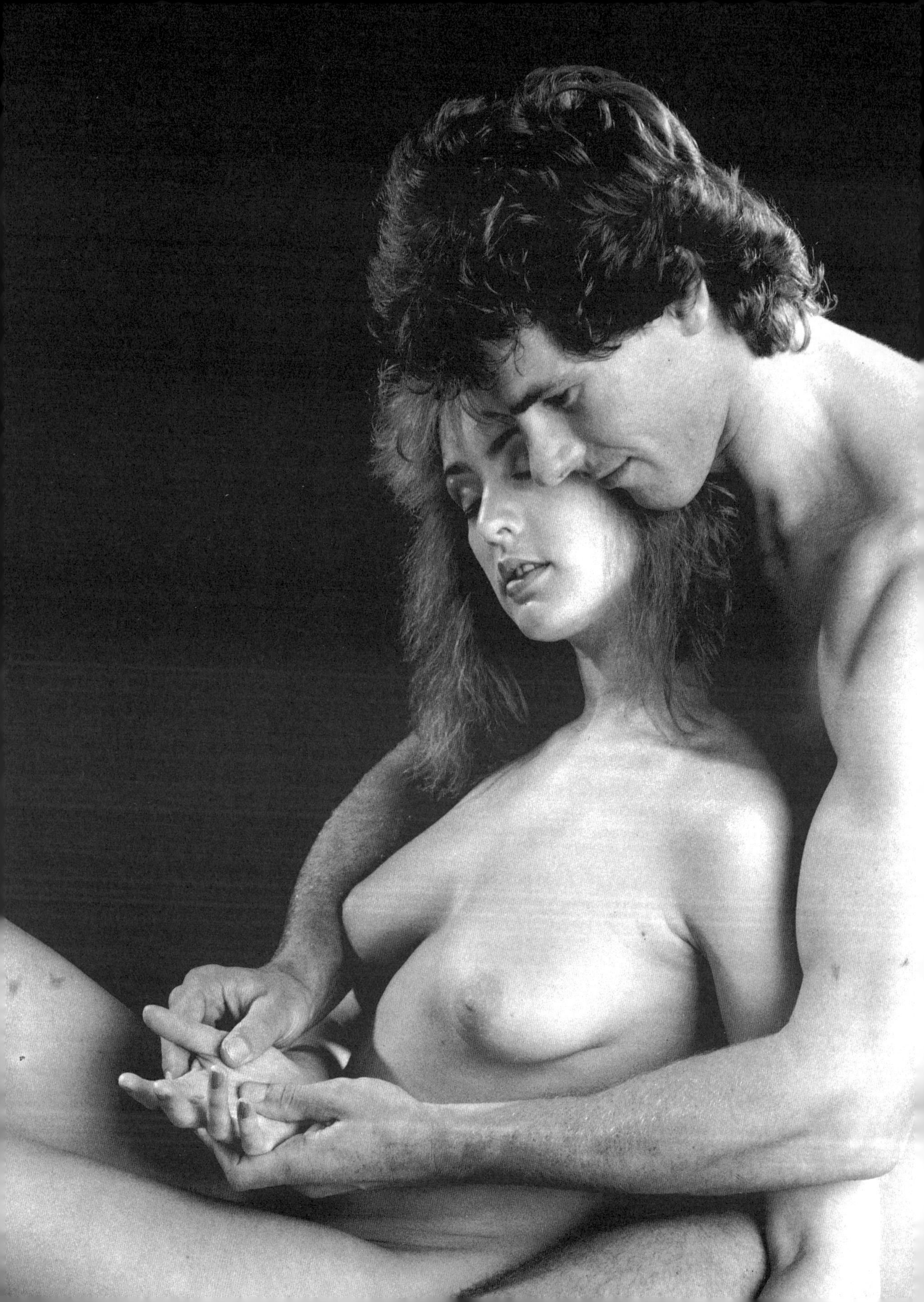

Der Rücken

Drehen Sie Ihren Partner nun liebevoll auf den Bauch und massieren Sie den Rücken mit etwas Öl in großen, breiten und gleitenden Strichen. Suchen Sie die verspannten Stellen an den Schultern auf und versuchen Sie, die Knoten aufzulösen. Setzen Sie sich dazu rittlings auf den Körper Ihres Partners, so daß er sich zwischen Ihren Oberschenkeln befindet und Ihr Schamhaar und Genitalbereich über die Gesäßbacken und über den Unterrücken gleiten, wenn Sie sich bewegen, um den obersten Teil des Rückens und den Hals zu erreichen.

- Streichen Sie mit gebündelten Fingerspitzen in langen Zügen an den großen Muskelsträngen längs der Wirbelsäule auf und ab. Lassen Sie keine Gelegenheit zum größtmöglichen Hautkontakt mit Ihrem Partner aus.

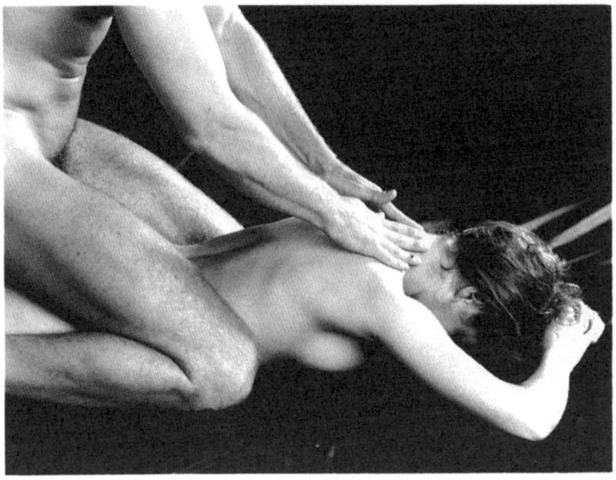

- Senken Sie nun Ihren Oberkörper ein wenig, um die Gesäßbacken zu massieren. Sie sitzen zwischen den gespreizten Beinen Ihres Partners, der immer noch auf dem Bauch liegt. Dadurch liegt der Genitalbereich offen, was an sich schon in höchstem Maße erotisch wirkt.

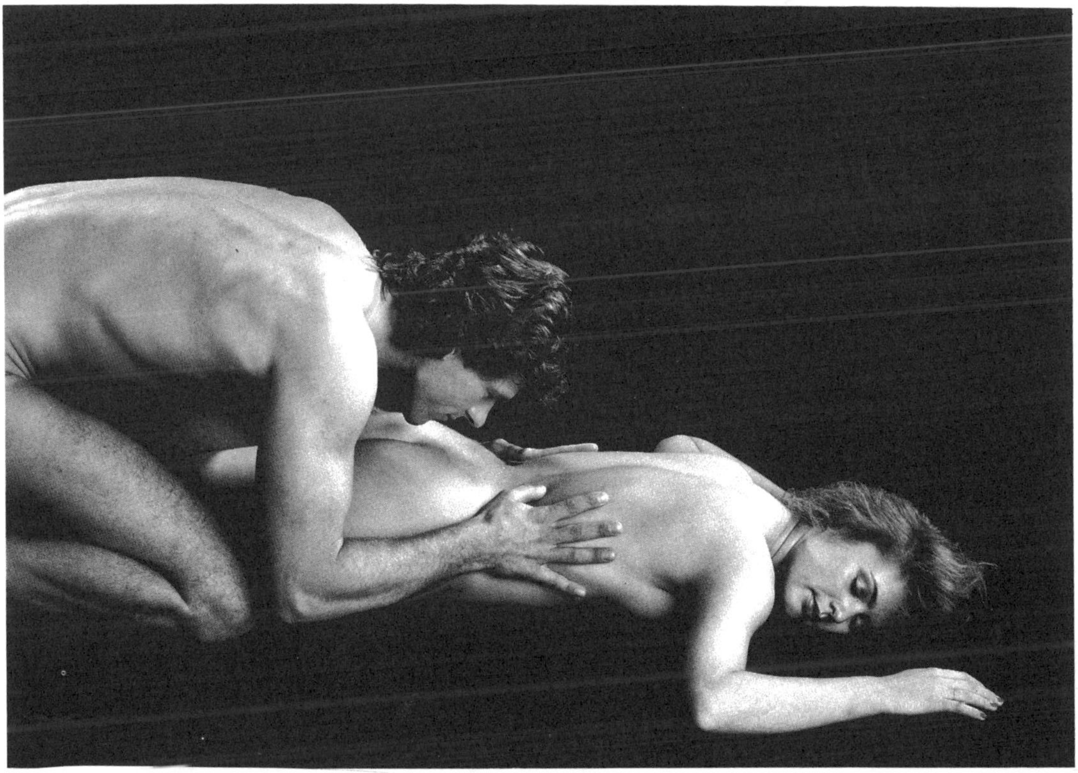

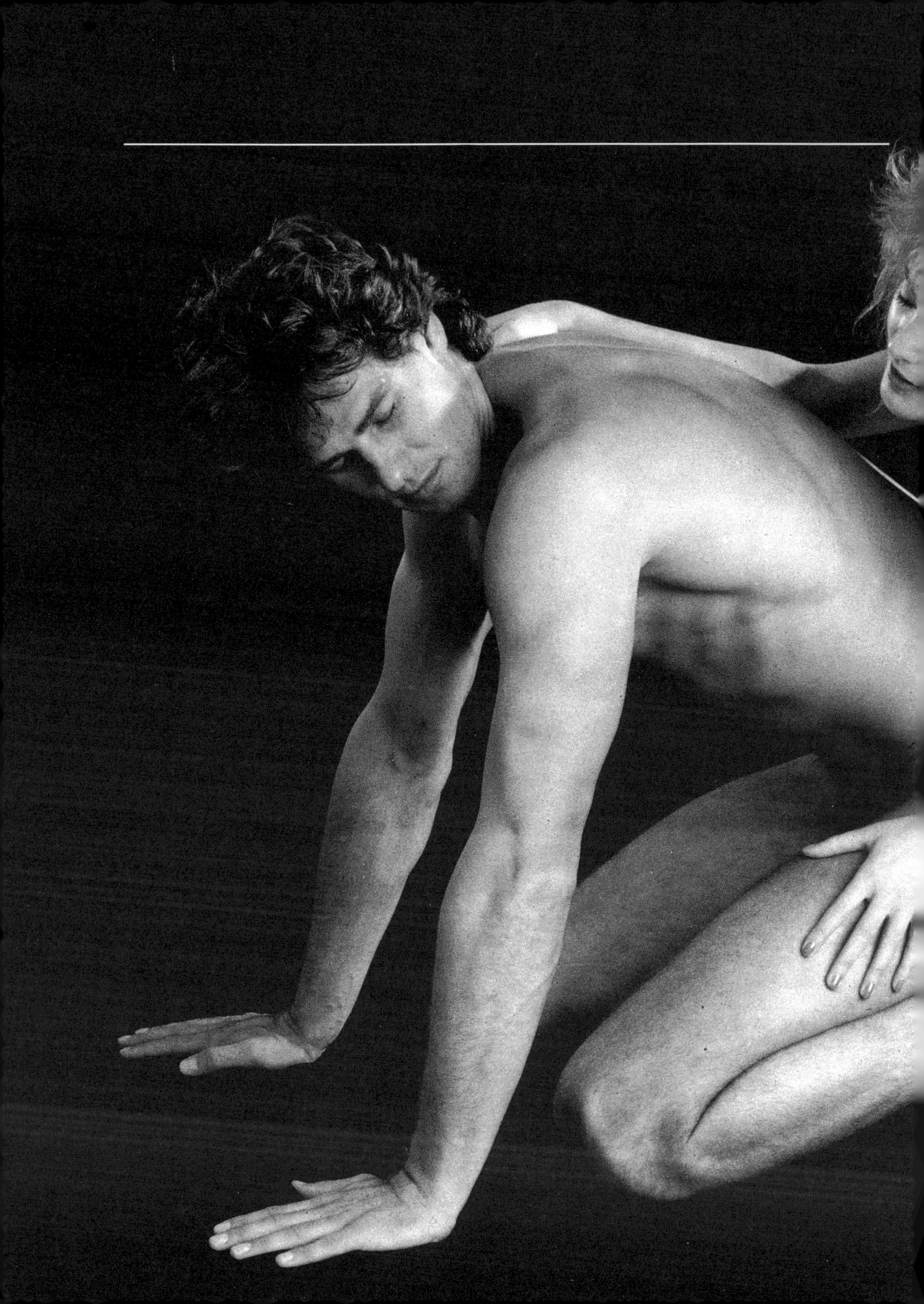

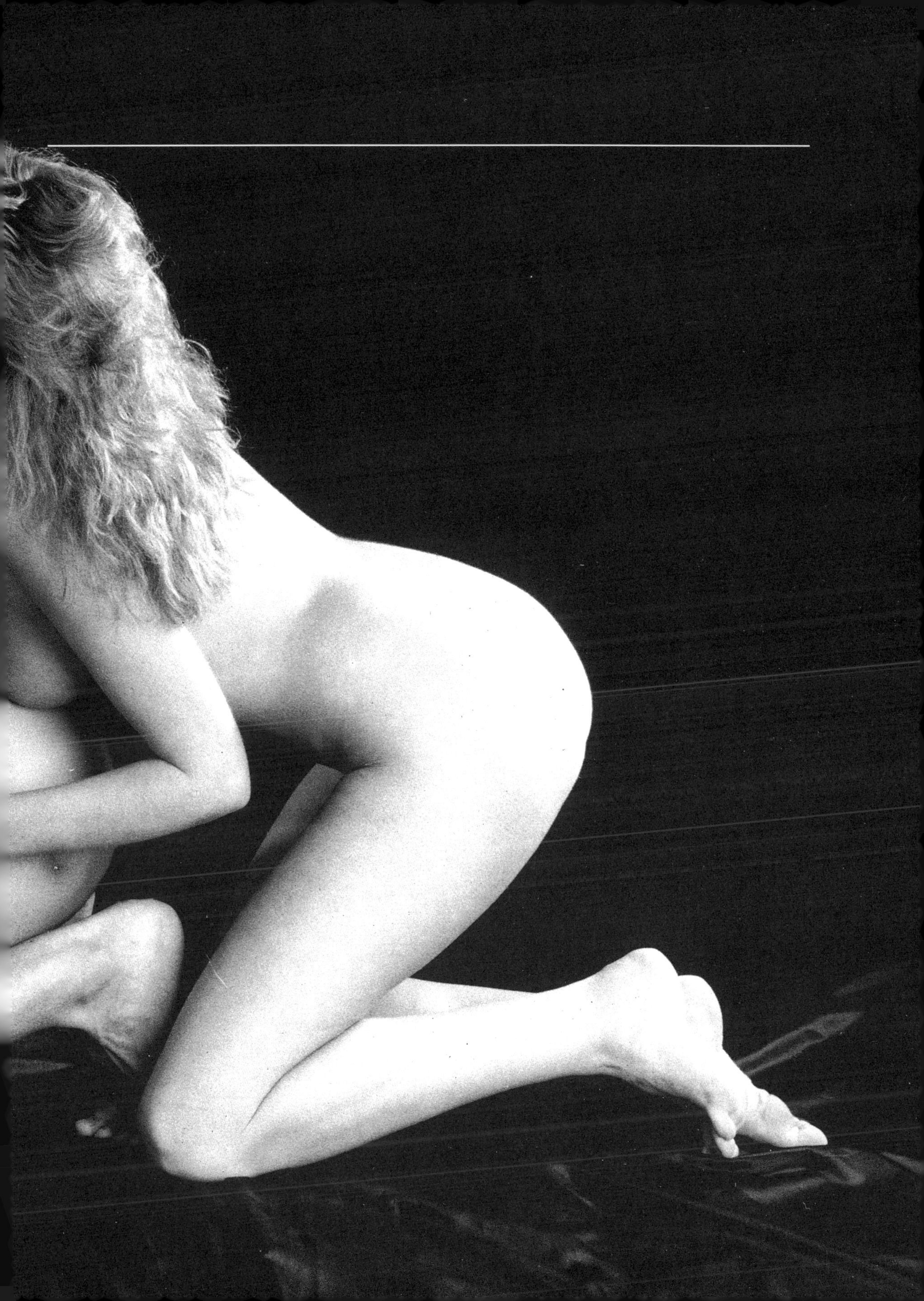

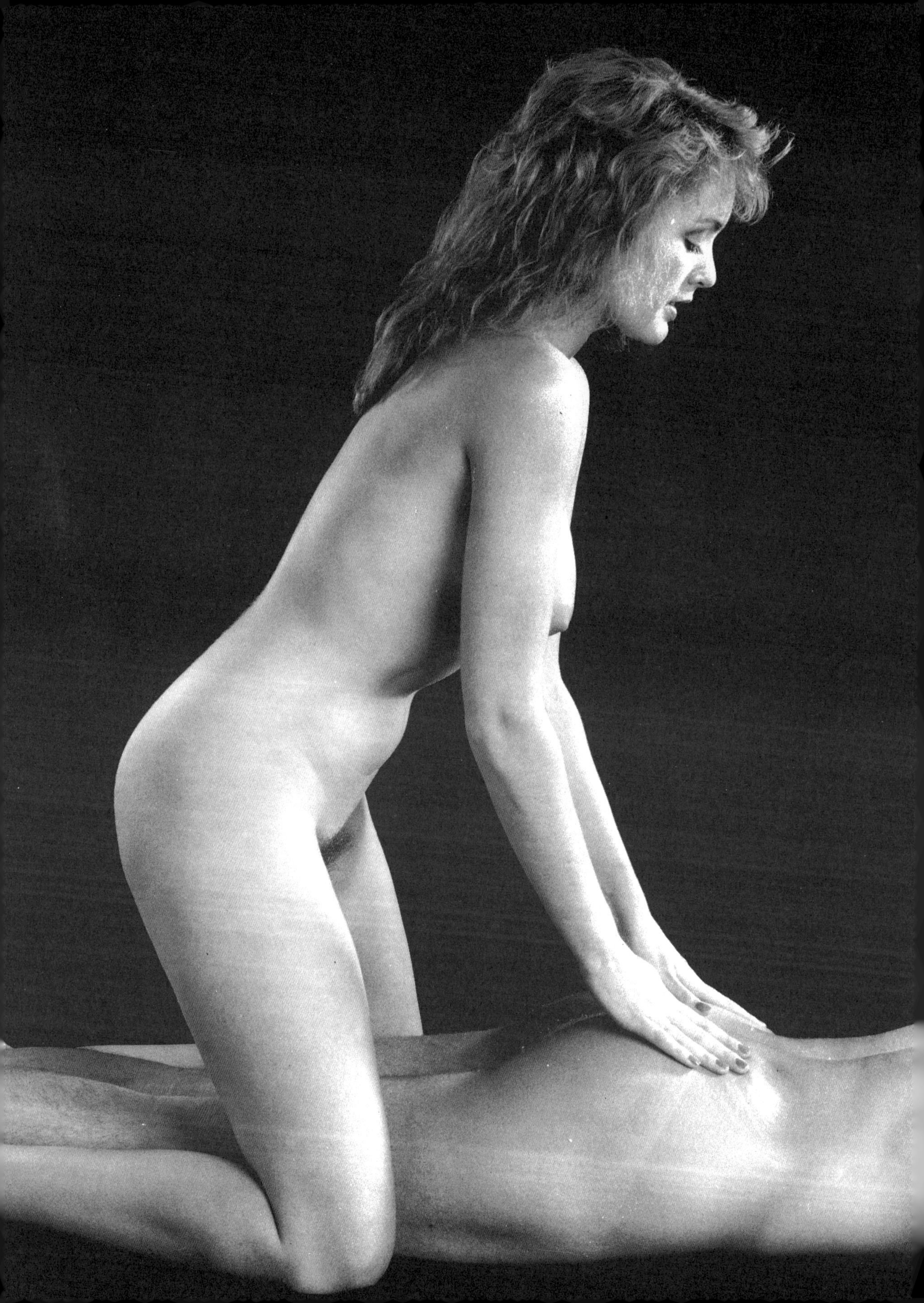

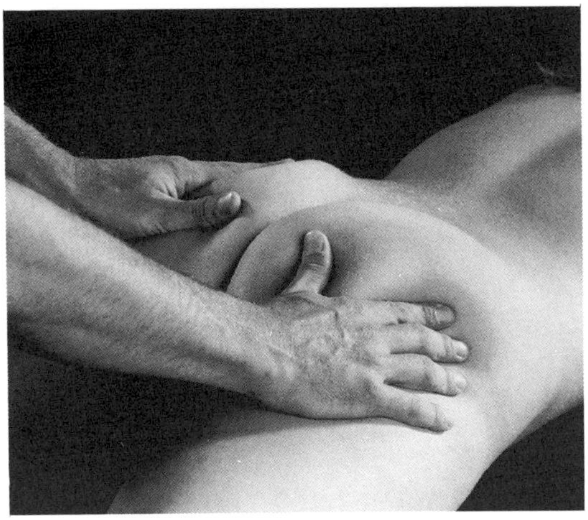

Das Gesäß

Viele Menschen genießen es sehr, wenn man ihr Gesäß massiert und erotisch streichelt.

- Massieren Sie die Gesäßbacken und streicheln Sie zum Abschluß sanft und sinnlich die Gesäßfalte.
- Wenn Ihr Partner dies mag, so streicheln Sie weiter bis zum Anus und umkreisen Sie diesen.
- Massieren Sie den Bereich zwischen Anus und Vagina oder Peniswurzel. Dieser Bereich (der Damm) ist bei den meisten Menschen höchst erogen, was aber selbst erfahrene Paaren häufig ignorieren.
- Streichen Sie einige Male vom obersten Punkt der Wirbelsäule (vielleicht mit der Zunge) bis in die Gesäßfalte und dann zum Anus und zum Damm. Dies soll eine lange, sehr erotische Reise sein. Sorgen Sie dafür, daß der Endpunkt der Reise besonders lohnend wird.
- Massieren Sie den in der Falte liegenden Teil des Gesäßes, umgehen Sie jedoch den Anus. Küssen Sie die Gesäßbacken und streifen Sie mit dem Haar darüber.

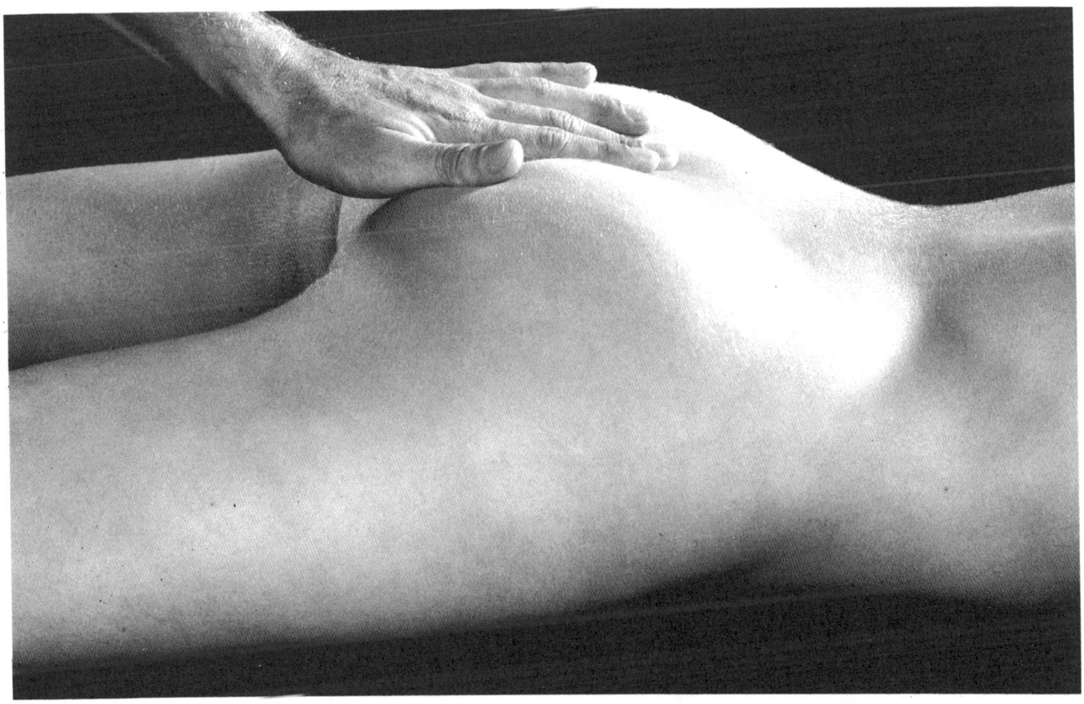

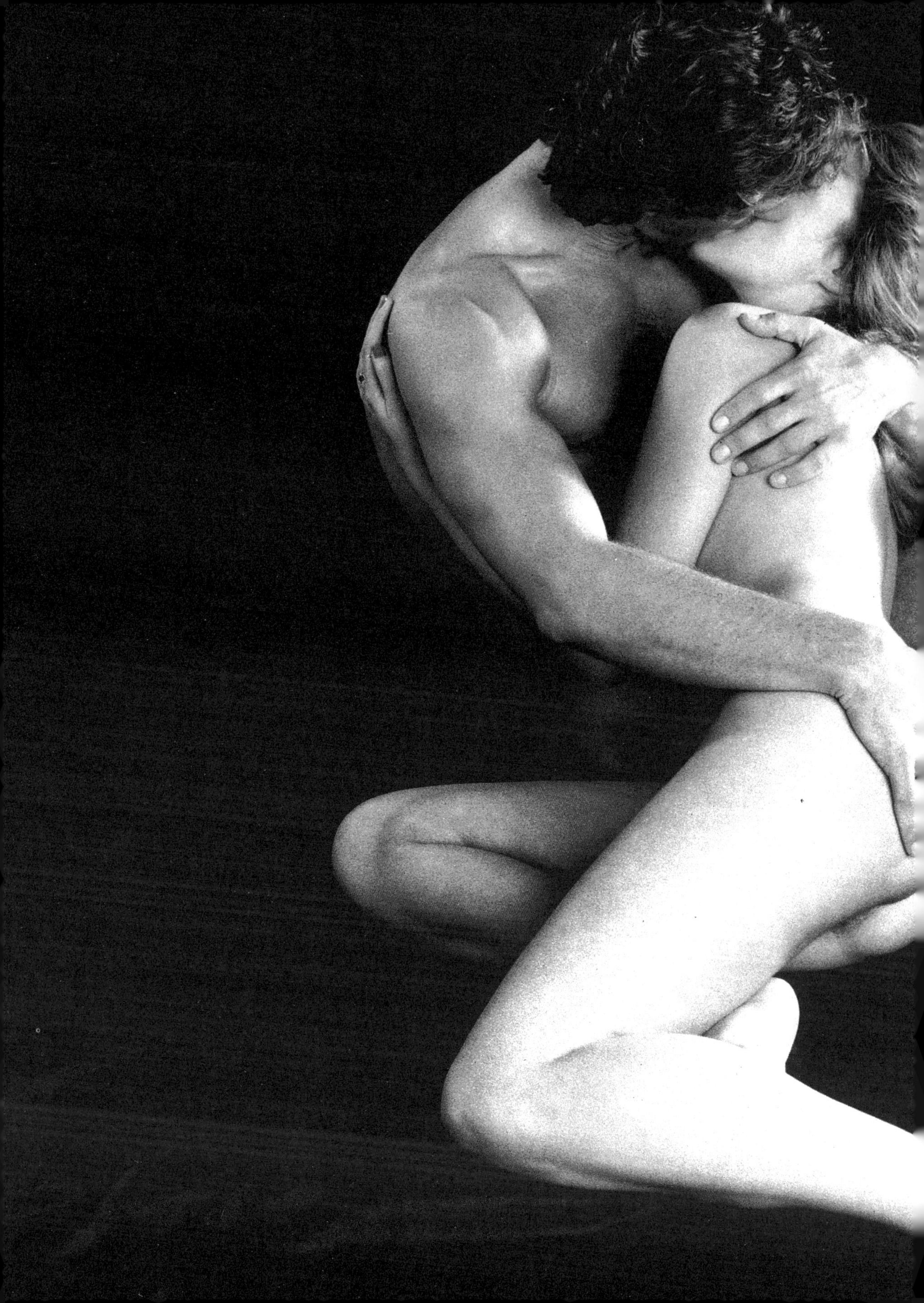

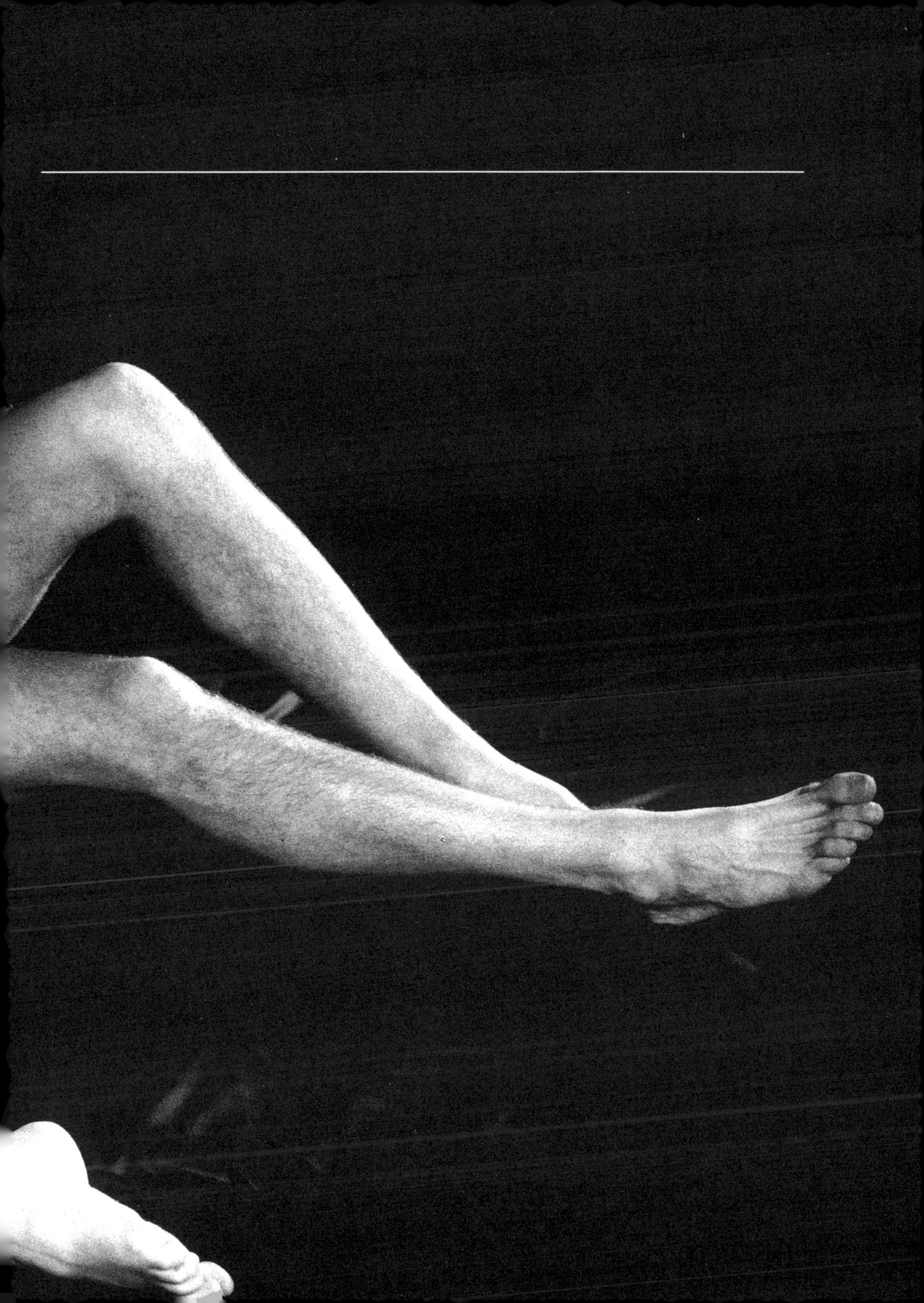

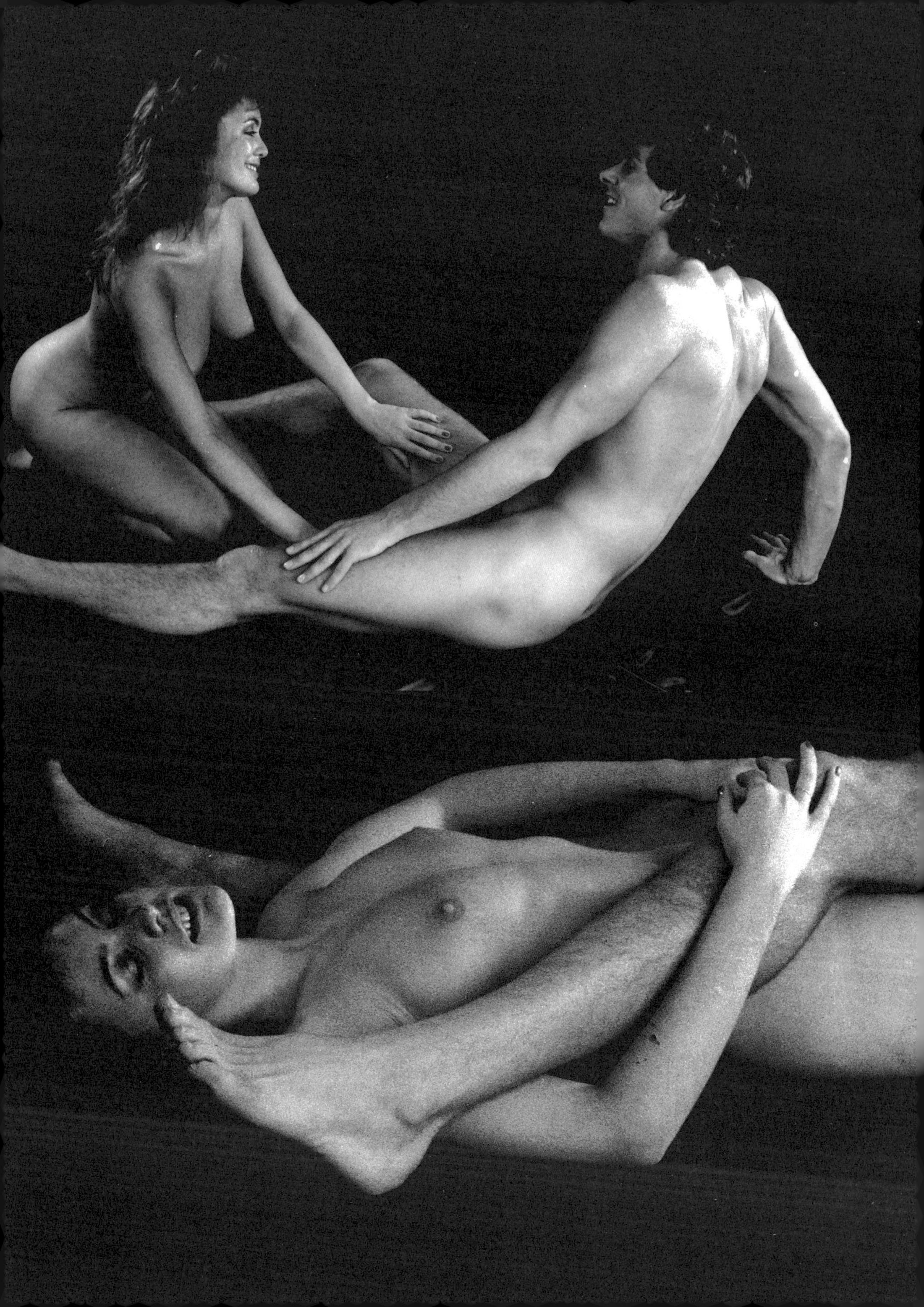

Beine und Füße

Da bei der bisher beschriebenen Massage soviel erotische Hitze entstanden ist, wird es nun Zeit, das Tempo der Erregung ein wenig zu drosseln.

- Streichen Sie ein wenig Öl auf die Beine Ihres Partners und massieren Sie in langen, gleitenden Strichen vom Gesäß bis zu den Knöcheln. Üben Sie ebenso wie bei der sinnlichen Partnermassage nur wenig Druck auf die Haut aus, während Sie abwärtsgleiten, und greifen Sie fester zu, wenn Sie aufwärts streichen.
- Die Innenseiten der Oberschenkel sind besonders bei Frauen sehr erogen, ebenso die Kniekehlen. Verbringen Sie viel Zeit damit, diese Bereiche zu massieren, sie mit Küssen zu bedecken und sie abzulecken.
- Gleiten Sie mit der Zunge bis zum Schamhaar, aber berühren Sie es nicht. Suchen Sie, hinter dem Knie beginnend, über die Innenseiten der Oberschenkel einen Weg bis zu den Genitalien. Reisen Sie anschließend mit der Zunge am anderen Bein wieder abwärts. Wiederholen Sie dies so lange, bis Ihr Partner es vor Lust nicht mehr ertragen kann.
- Massieren Sie die Füße so, wie im Kapitel über die sinnliche Partnermassage beschrieben. Benutzen Sie jedoch diesmal den Mund, um die Zehen zu küssen und abzulutschen, und massieren Sie die Füße selbst mit Teilen Ihres Körpers einschließlich Ihrer Genitalien.
- Nehmen Sie einen Fuß Ihres Partners und benutzen Sie ihn wie ein Massagegerät, um damit Teile Ihres eigenen Körpers zu liebkosen.

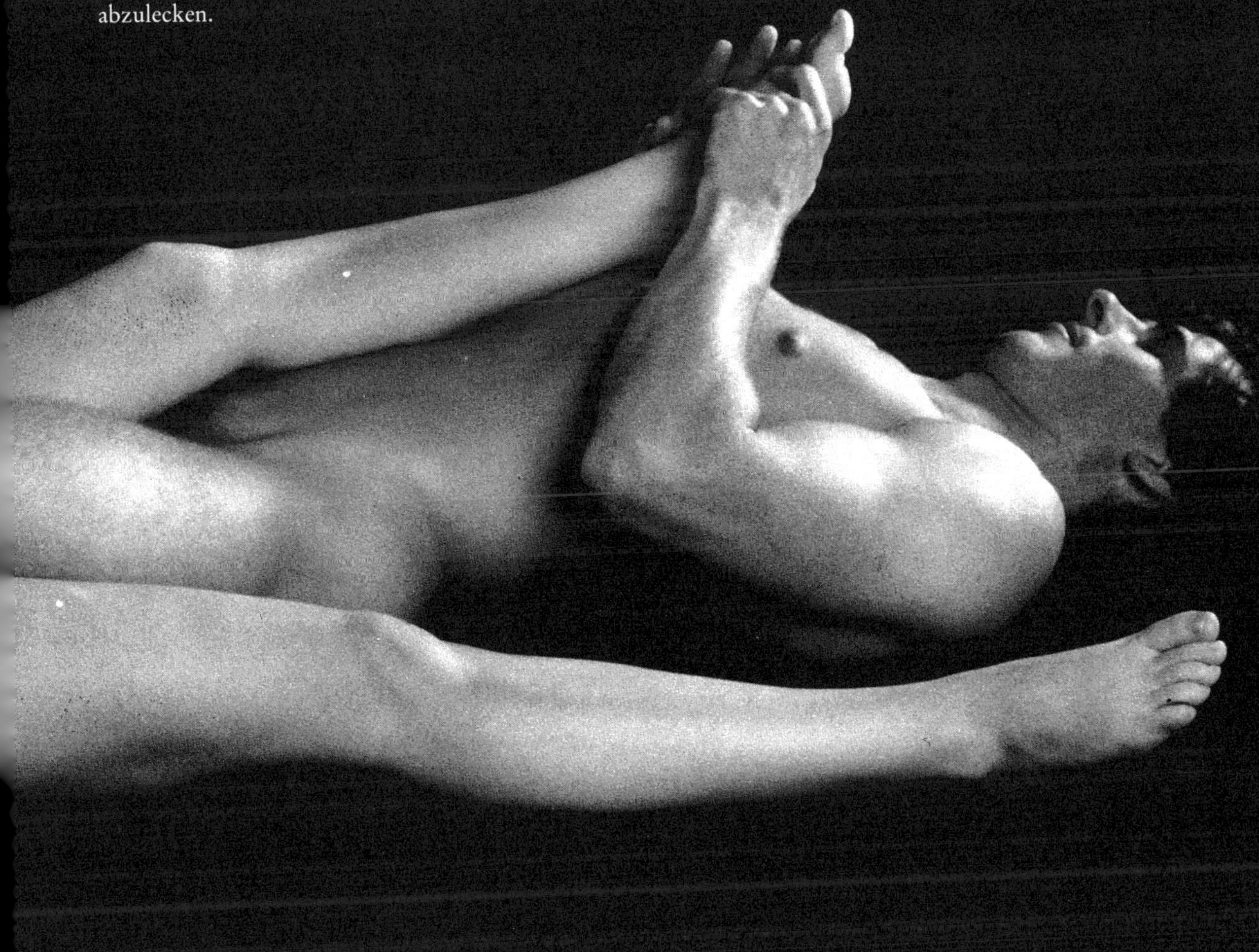

Der ganze Körper

Ähnlich wie bei der sinnlichen Massage (allerdings aus anderen Gründen) benutzen Sie nun Ihren ganzen Körper, um alle massierten Bereiche miteinander zu verbinden. Reiben Sie mit Ihrem eigenen Körper über verschiedene Körperteile Ihres Partners, wobei Sie diesmal Ihre Genitalien miteinbeziehen können. Vollführen Sie lange, gleitende Bewegungen; dabei liegen zunächst Sie selbst oben, später Ihr Partner. Massieren Sie auch sich selbst mit verschiedenen Körperteilen Ihres Partners, und schwelgen Sie beide ganz allgemein in den Empfindungen und in der Wärme Ihrer Körper.

Sie sind nun wahrscheinlich sehr erregt und bereit zu einer genitalen Form der Sexualität. Wie diese aussieht, bleibt Ihnen überlassen, es geht über das Thema dieses Buches hinaus. Die meisten Paare, die mit der erotischen Massage bis hier gekommen sind, sind so erregt, daß fast jede genitale Aktivität sie wahrscheinlich zu einem sehr intensiven und befriedigenden Orgasmus bringen.

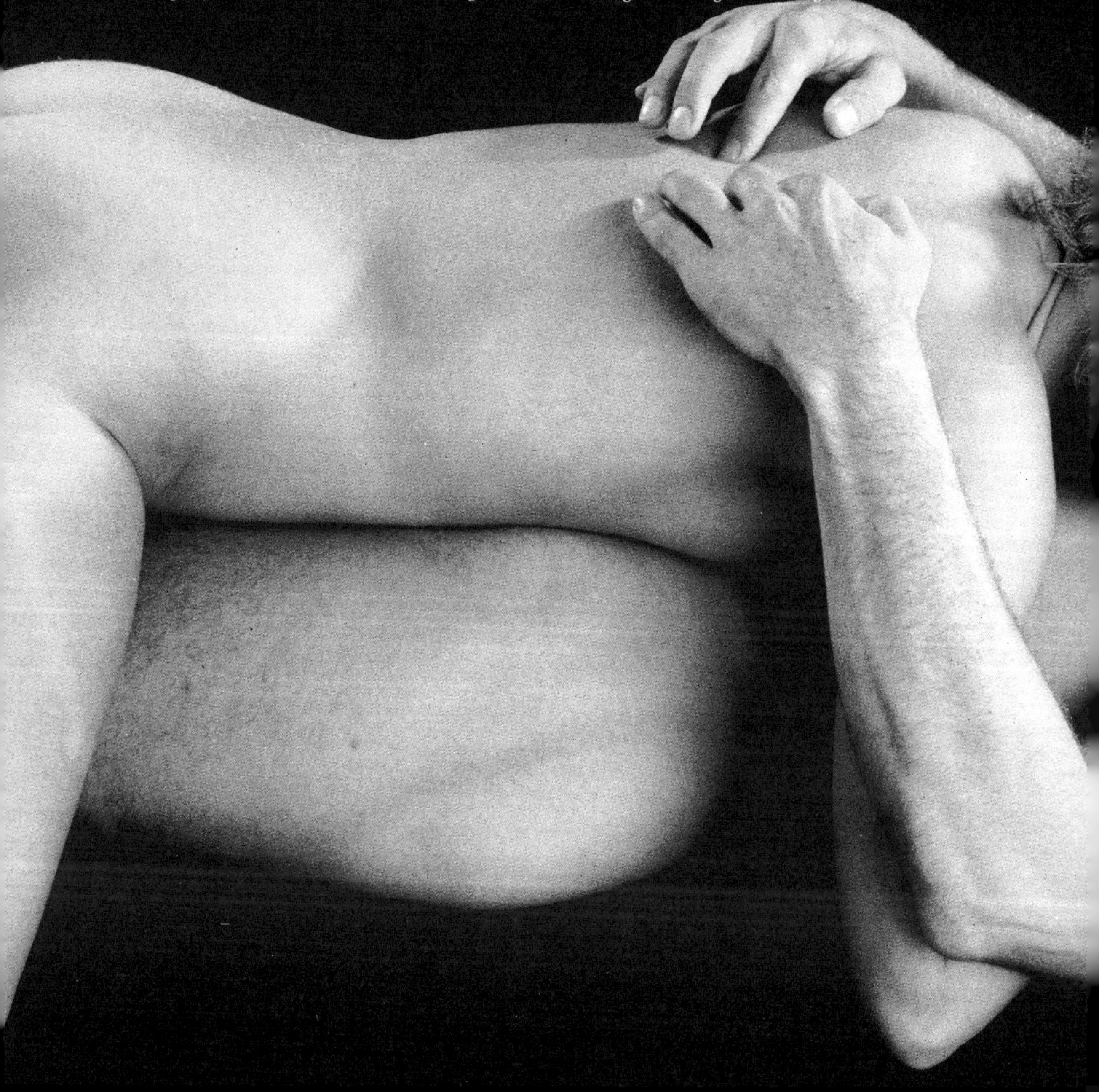

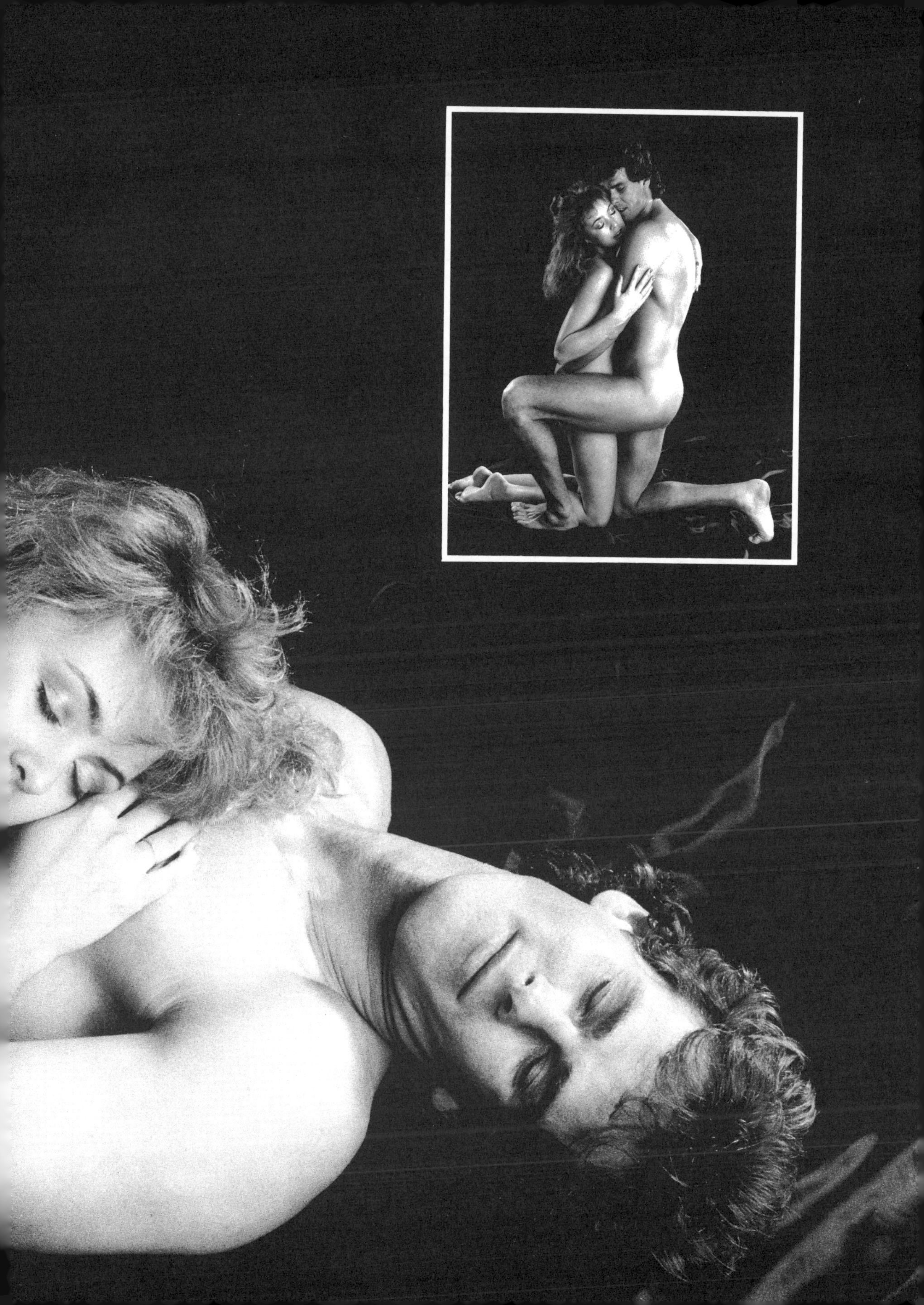

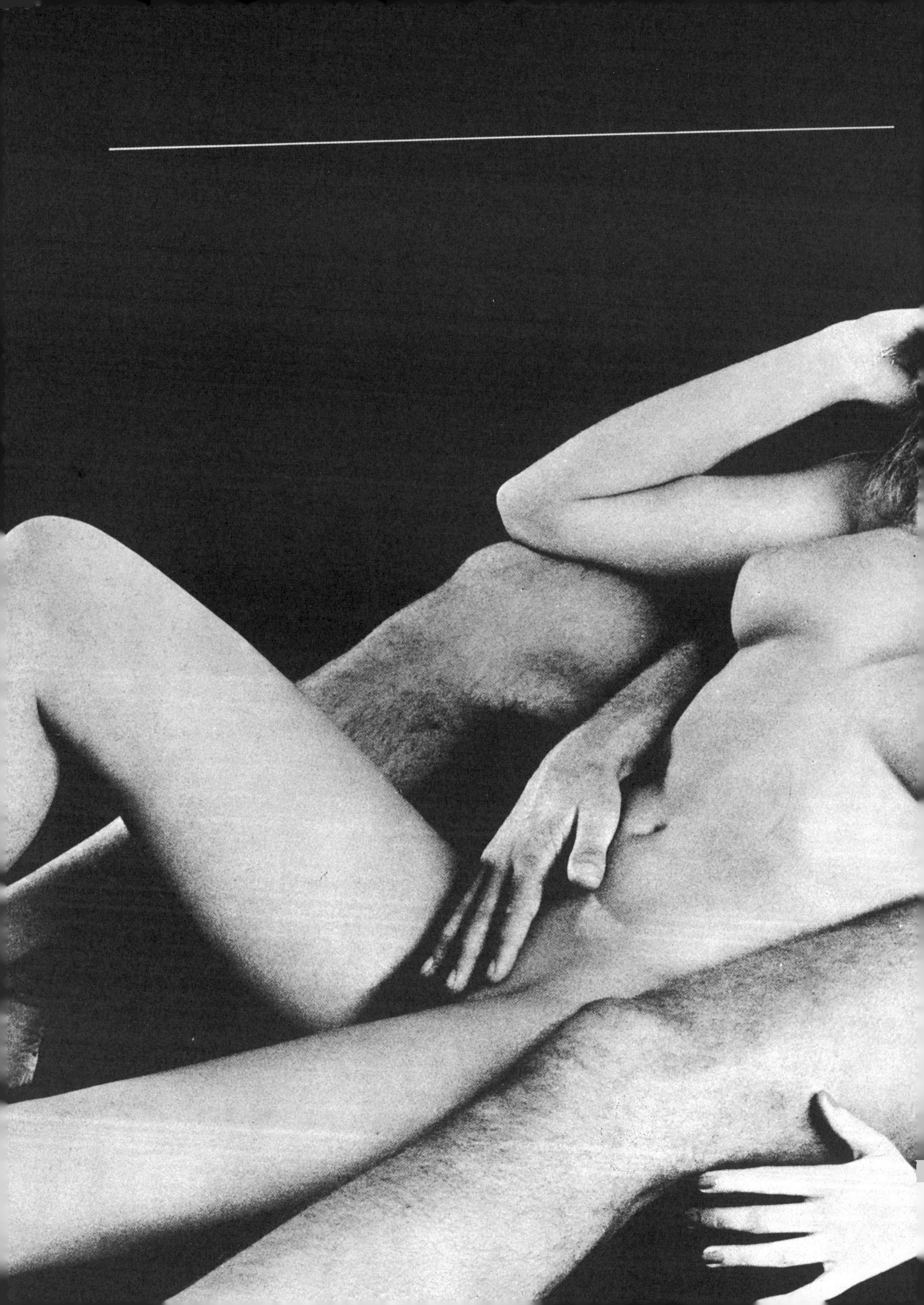

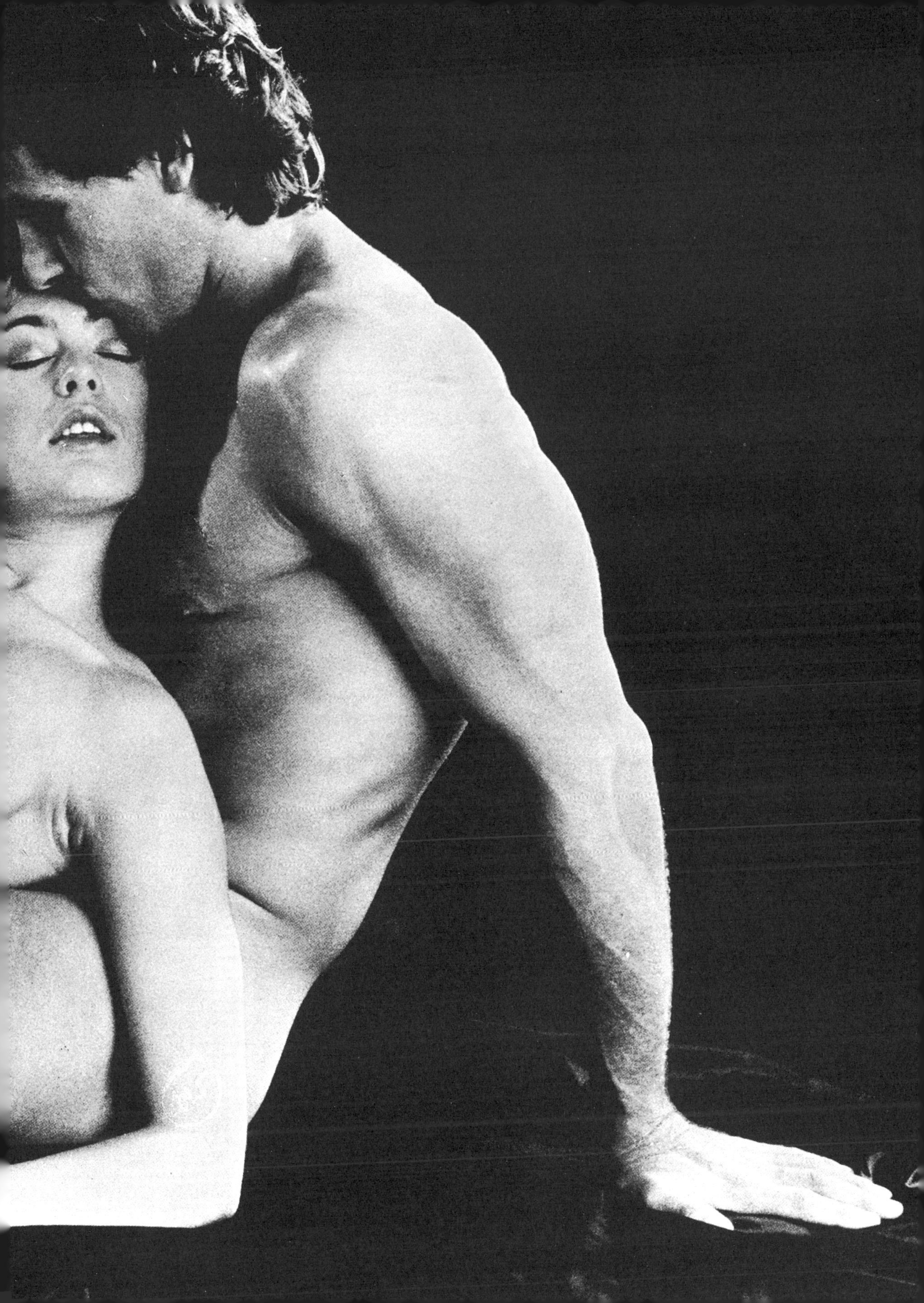

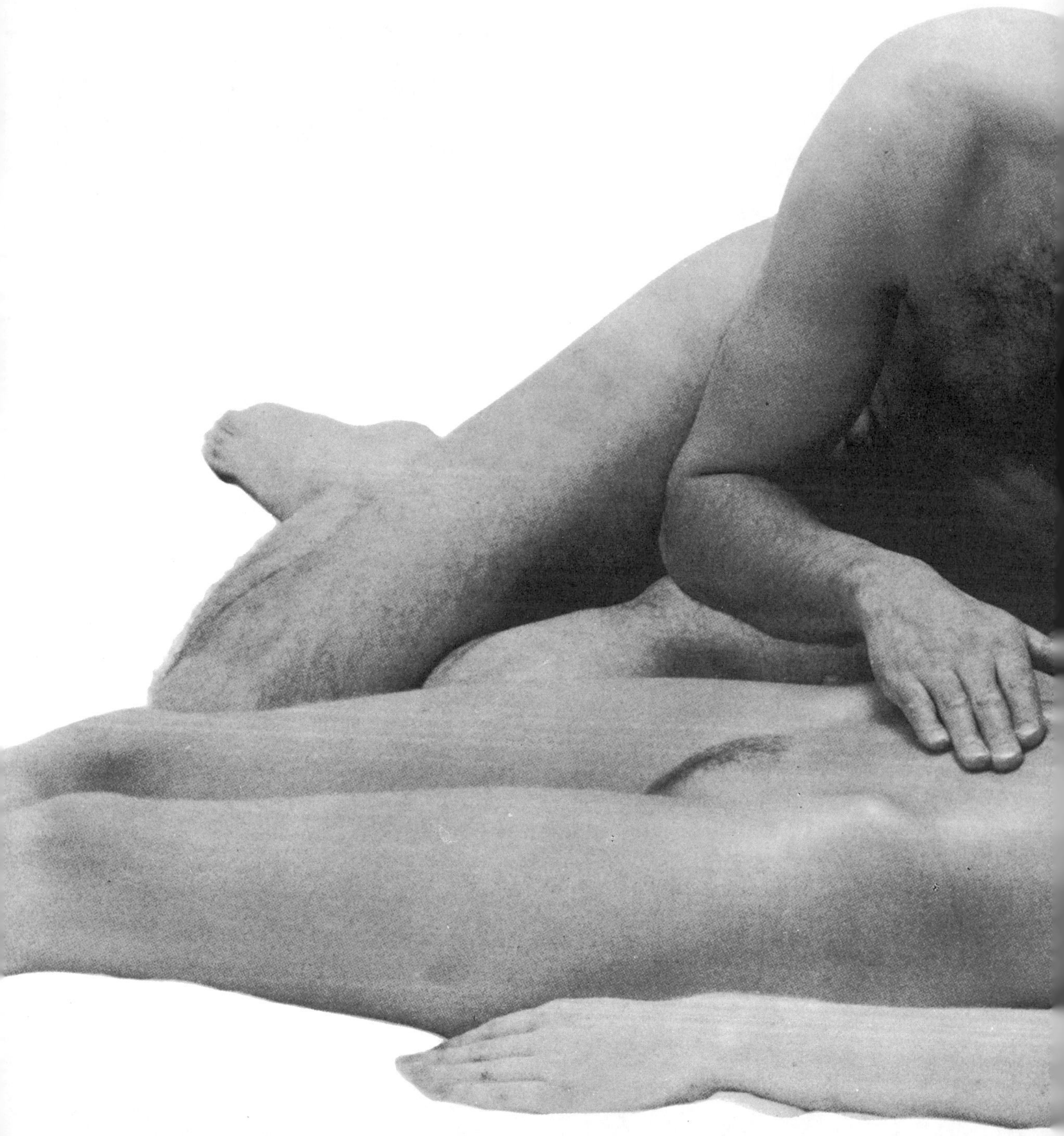

5

Naturtherapien, Massage und Sex

Sex hat in der westlichen, judäo-christlichen Kultur einen negativen Beiklang. In der übrigen Welt ist das nicht so und auch nie so gewesen.

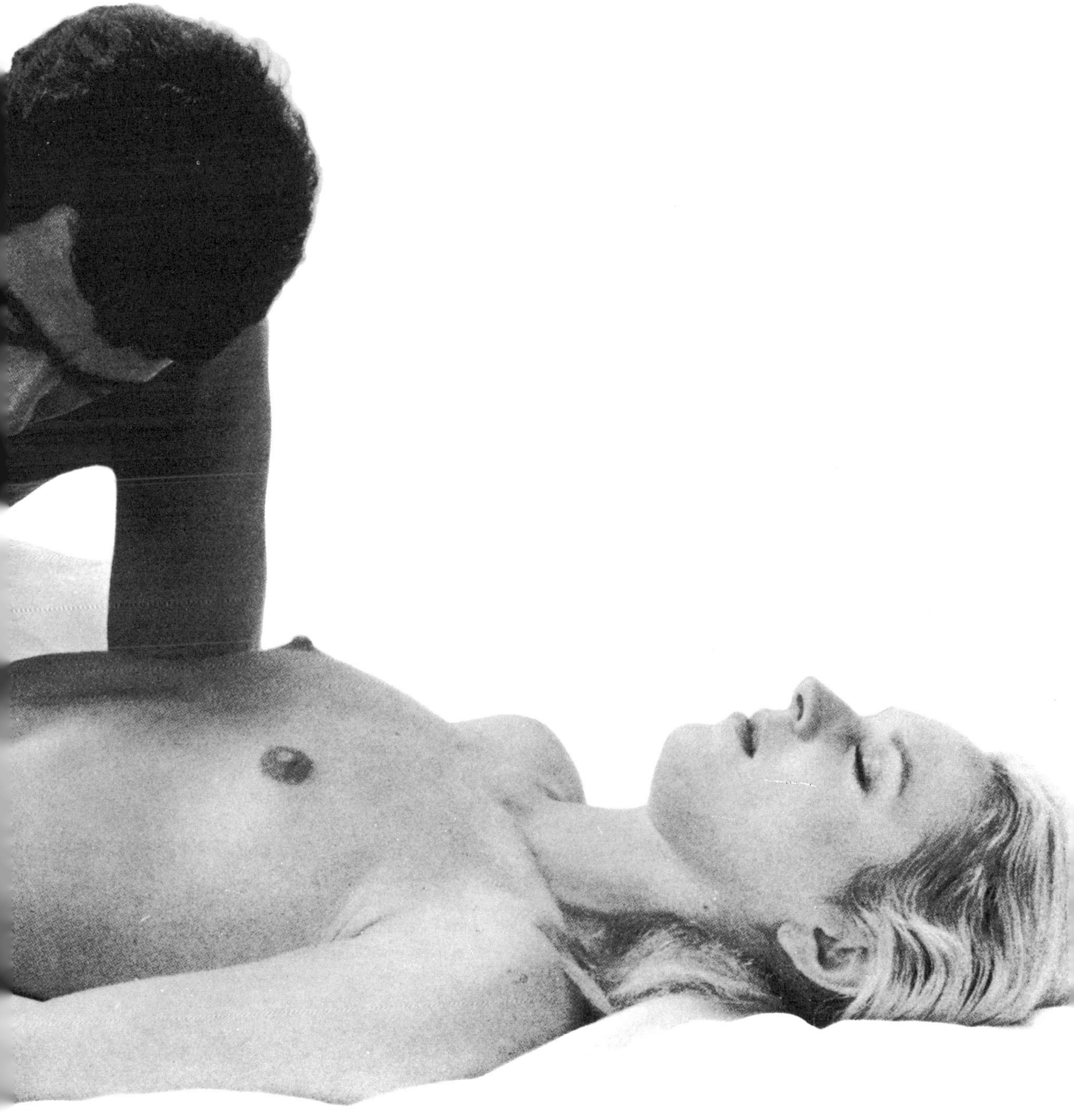

Natürlich unterlag Sex in allen Kulturen und zu allen Zeiten gewissen Beschränkungen; es gibt keine Kultur, in der Sex mit jedem und zu jeder Zeit erlaubt war oder ist. Im Westen jedoch wurde der Sex völlig isoliert und tabuisiert, er wurde zu etwas, worüber man nicht spricht - oder von dem man sogar am liebsten nicht mehr behelligt werden möchte.

Anderswo hingegen gilt Sex als zentraler und integraler Bestandteil des Lebens. Die alten Orientalen räumten ihm einen hohen Rang sowohl in der universellen Ordnung der Dinge wie auch im Leben des Einzelnen ein. Sex war für sie nicht nur in biologischer, sondern auch in spiritueller Hinsicht von Bedeutung. Leider greift die westliche Einstellung zur Sexualität heute auch auf den Orient über.

Ich halte das für sehr bedauerlich, denn Sex hat tatsächlich eine starke spirituelle Komponente, und die Vereinigung eines liebenden Paares beinhaltet wesentlich mehr als die rein physische Umarmung. Leser, die in einer solchen Beziehung leben, werden verstehen, was ich meine.

In unserer immer härter und materialistischer werdenden Welt ist es meiner Meinung nach vielen nur innerhalb einer erfüllenden Beziehung möglich, einen Blick in die Welt des Spirituellen zu werfen. Da es offenbar derzeit keine andere Möglichkeit gibt, kann man es wohl kaum als schlecht bezeichnen.

Meine Erfahrungen als Ehetherapeut bestätigen dies nur. Häufig kommen Paare zu mir, die auf der körperlichen Ebene eine gute Beziehung haben, auf der spirituellen hingegen nicht. Infolgedessen verarmt die Beziehung, und die Partner wissen das auch, merken aber nicht warum.

Diese etwas weitschweifigen Gedanken werden wichtig, wenn man über den physischen Kontakt bei der sinnlichen oder erotischen Massage hinausgeht und sich mit den Naturtherapien befaßt, von denen viele auf einem umfassenderen Weltverständnis basieren als die westliche Medizin. Im Zentrum der meisten dieser Therapien steht die spirituelle Dimension.

Ich möchte in diesem Kapitel kurz beschreiben, was einige der alten Massagetherapien Paaren der heutigen westlichen Welt zu bieten haben. Die meisten Leser werden die Kapitel über die sinnliche Parntermassage und die erotische Massage vermutlich häufiger zu Rate ziehen, doch ich hoffe, daß auch dieses Kapitel Ihnen ein paar angenehme, entspannende und anregende Techniken zu bieten hat, die Ihr Zusammenleben in einer Paarbeziehung bereichern können. Nur wenige von uns werden in der Lage sein - oder es auch nur wollen -, die Philosophien oder Lebensweisen zu praktizieren, die traditionell mit einigen der Therapien verbunden sind, welche ich hier vorstellen werde. Dennoch können ein paar ihrer Techniken und Verfahrensweisen uns in unserem sinnlichen und erotischen Leben zugute kommen.

Wir werden uns zunächst mit einer relativ simplen Form von Naturtherapie beschäftigen, von der jedes Paar profitieren kann - der Aromatherapie.

Aromatherapie

Diese alte Kunst geht mindestens auf die Zeit der ägyptischen Pharaonen zurück. In der Aromatherapie werden essentielle Pflanzenöle medizinisch zur Heilung von Krankheiten und zur Beeinflussung von Geist und Emotionen genutzt. Manchmal werden solche Öle auch eingenommen, doch meist werden sie in die Haut einmassiert, die sie rasch absorbiert, besonders im Anschluß an ein Bad.

Da die Öle aus Pflanzen und Blüten extrahiert werden und hochkonzentriert sind, können sie ziemlich kostspielig sein. Die besten Öle sind meiner Meinung nach bei der Marguerite Maury Clinic, Park Lane Hotel, GB - London W1Y 8BX zu beziehen, doch gibt es in den meisten Naturkost- und Naturkosmetikläden auch weniger teure Öle dieser Art.

Aromatherapie kann man leicht zu Hause praktizieren, da man dazu nichts weiter braucht als das Öl und die eigenen Hände. Wir werden uns hier nicht mit der therapeutischen Anwendung der Aromatherapie befassen, weil man dies ausgebildeten Therapeuten überlassen sollte. Im Rahmen dieses Buches interessiert uns, welchen Nutzen man aus der Aromatherapie für die sinnliche und erotische Massage ziehen kann. Welche Art von Öl Sie für diesen Zweck verwenden, hängt allein von Ihrer persönlichen Vorliebe ab.

Wenn Sie den Geruch eines bestimmten Öls mögen, so hat es wahrscheinlich eine entspannende Wirkung auf Sie, weil seine „Geruchsmoleküle" - die aktiven Ingredienzen, die den Geruch erzeugen - über die Nasenöffnungen auf Ihr Gehirn einwirken. Der Geruchsinn ist bei allen Tierarten ein sehr früh

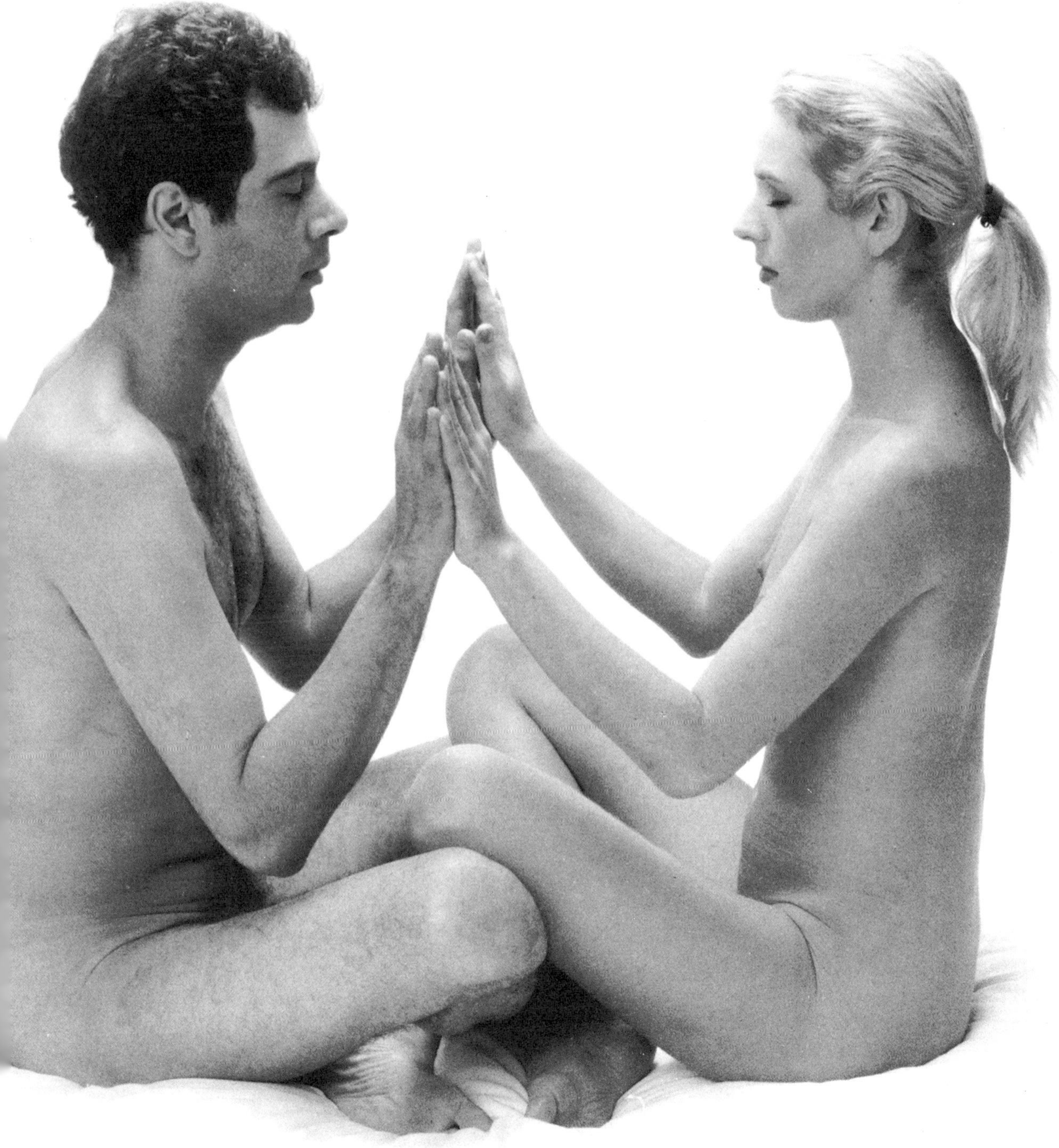

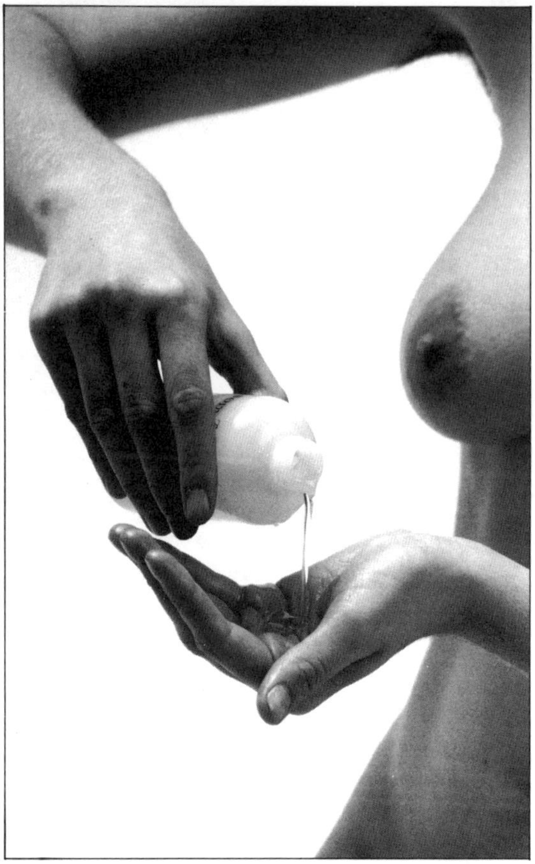

und hoch entwickeltes sensorisches System, und beim Menschen ist dies ebenso.

Sie können beim Baden ein paar Tropfen eines solchen Öls ins Wasser geben. Auch können Sie mit drei bis vier Tropfen davon auf eine Schüssel heißes Wasser inhalieren. Oder Sie benutzen es zur Massage, sowohl wenn Sie selbst massiert werden, als auch, wenn Sie Ihren Partner oder Ihre Partnerin massieren.

Wenn Sie nicht schon ein gebrauchsfertiges Aromatherapie-Öl gekauft haben, ist es billiger und genauso wirksam, das Aromakonzentrat mit einem neutralen Trägeröl wie Soya-Öl oder Mandel-Öl zu verdünnen. Geben Sie auf einen Eierbecher voll Trägeröl drei bis vier Tropfen der Essenz.

Die Wirkung des Öls ist stärker, wenn der Körper des Empfängers zuvor gewärmt wird. Um dies zu erreichen, können Sie ihn entweder ohne Öl massieren oder ihn nach einem heißen Bad oder nach einer Dusche mit dem Öl einreiben. Massieren Sie das Öl ganz normal ein, so wie es in diesem Buch immer wieder beschrieben wurde. Im Unterschied zum gewöhnlichen Massage-Öl verstärkt der exquisite Duft des Aromatherapie-Öls die entspannende oder erotisierende Wirkung der Massage.

Es folgen ein paar Hinweise bezüglich bestimmter AromatherapieÖle und ihrer speziellen Anwendung, die für Sie von Interesse sein könnten, wenn Sie lernen, diese Öle im Rahmen Ihres sinnlichen oder erotischen Zusammenlebens zu nutzen.

Rosmarin-Öl wird eine aphrodisische Wirkung zugeschrieben. Geben Sie vier Tropfen davon auf einen Eierbecher voll Soya-Öl, vermischen Sie beides gut miteinander und massieren Sie das Gemisch in den Bereich des Kreuzbeins.

Kümmel-Öl soll, wenn man es in ein Bad gibt, Menstruationsschmerzen lindern.

Salbei-Öl: Drei Tropfen auf eine Schüssel (oder ein Bidet) voll warmes Wasser gegeben und in die Vagina gespritzt, helfen bei Infektionen und lindern Reizungen.

Pfefferminz-Öl kann man zum Gurgeln benutzen; zwei Tropfen auf eine Tasse oder ein Glas warmes

Wasser genügen. Bei wiederholter Anwendung ist dies ein wirksames Mittel gegen unangenehmen Mundgeruch.

Aromatherapie werden Sie schon deshalb vermutlich nicht regelmäßig in die Massage miteinbeziehen, weil das zu teuer würde. Für besondere Gelegenheiten jedoch, wenn Sie eine ganz besondere Atmosphäre schaffen oder sich besonders gut entspannen wollen, können diese Öle wie magisch wirken.

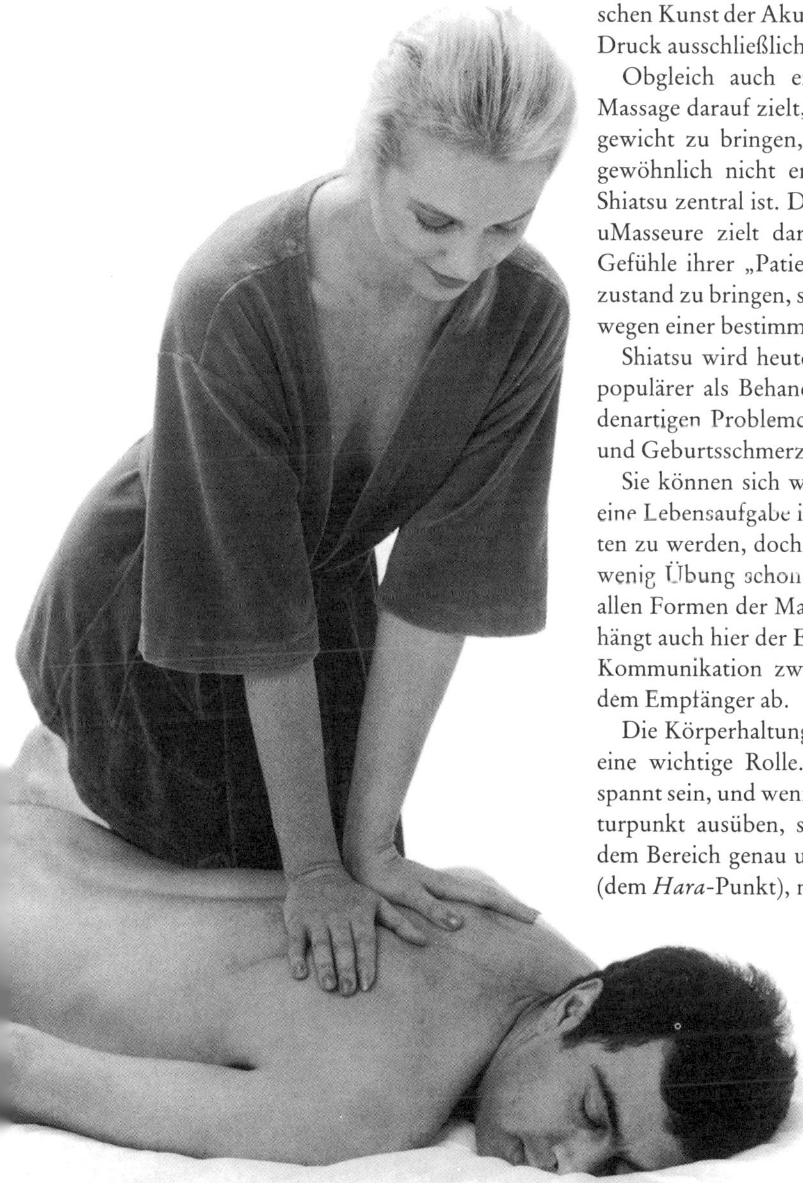

Shiatsu

Shiatsu bedeutet wörtlich „Fingerdruck" und ist eine alte japanische Massagetechnik, die sich von westlichen Massagetechniken insofern unterscheidet, als dabei nur Druck und Streckgriffe zur Anwendung kommen. Kneten, Reiben und Streichen werden nicht eingesetzt.

Shiatsu-Masseure benutzen Finger, Ellbogen, Knie oder Füße, um die vielen Akupunkturpunkte entlang den Energiekanälen des Körpers zu bearbeiten. Shiatsu ähnelt sehr der eng verwandten chinesischen Kunst der Akupressur, doch bei dieser wird der Druck ausschließlich mit den Fingern ausgeübt.

Obgleich auch ein großer Teil der westlichen Massage darauf zielt, die Körperenergien ins Gleichgewicht zu bringen, werden diese Aspekte bei uns gewöhnlich nicht erwähnt, wohingegen dies beim Shiatsu zentral ist. Die Arbeit professioneller ShiatsuMasseure zielt darauf, Körper, Geist, Seele und Gefühle ihrer „Patienten" in einen Gleichgewichtszustand zu bringen, selbst wenn diese eigentlich Hilfe wegen einer bestimmten Krankheit gesucht haben.

Shiatsu wird heute in der westlichen Welt immer populärer als Behandlungsmethode bei so verschiedenartigen Problemen wie Streß, Schwangerschafts- und Geburtsschmerzen und Alltagsbeschwerden.

Sie können sich wahrscheinlich vorstellen, daß es eine Lebensaufgabe ist, wirklich zum Shiatsu-Experten zu werden, doch kann auch ein Amateur mit ein wenig Übung schon eine Menge erreichen. Wie bei allen Formen der Massage, die ich beschrieben habe, hängt auch hier der Erfolg weitgehend vom Grad der Kommunikation zwischen dem, der massiert, und dem Empfänger ab.

Die Körperhaltung spielt beim Geben von Shiatsu eine wichtige Rolle. Beide Beteiligten sollten entspannt sein, und wenn Sie Druck auf einen Akupunkturpunkt ausüben, so sollte die gesamte Kraft aus dem Bereich genau unterhalb Ihres Nabels kommen (dem *Hara*-Punkt), nicht aus den Armen und Schul-

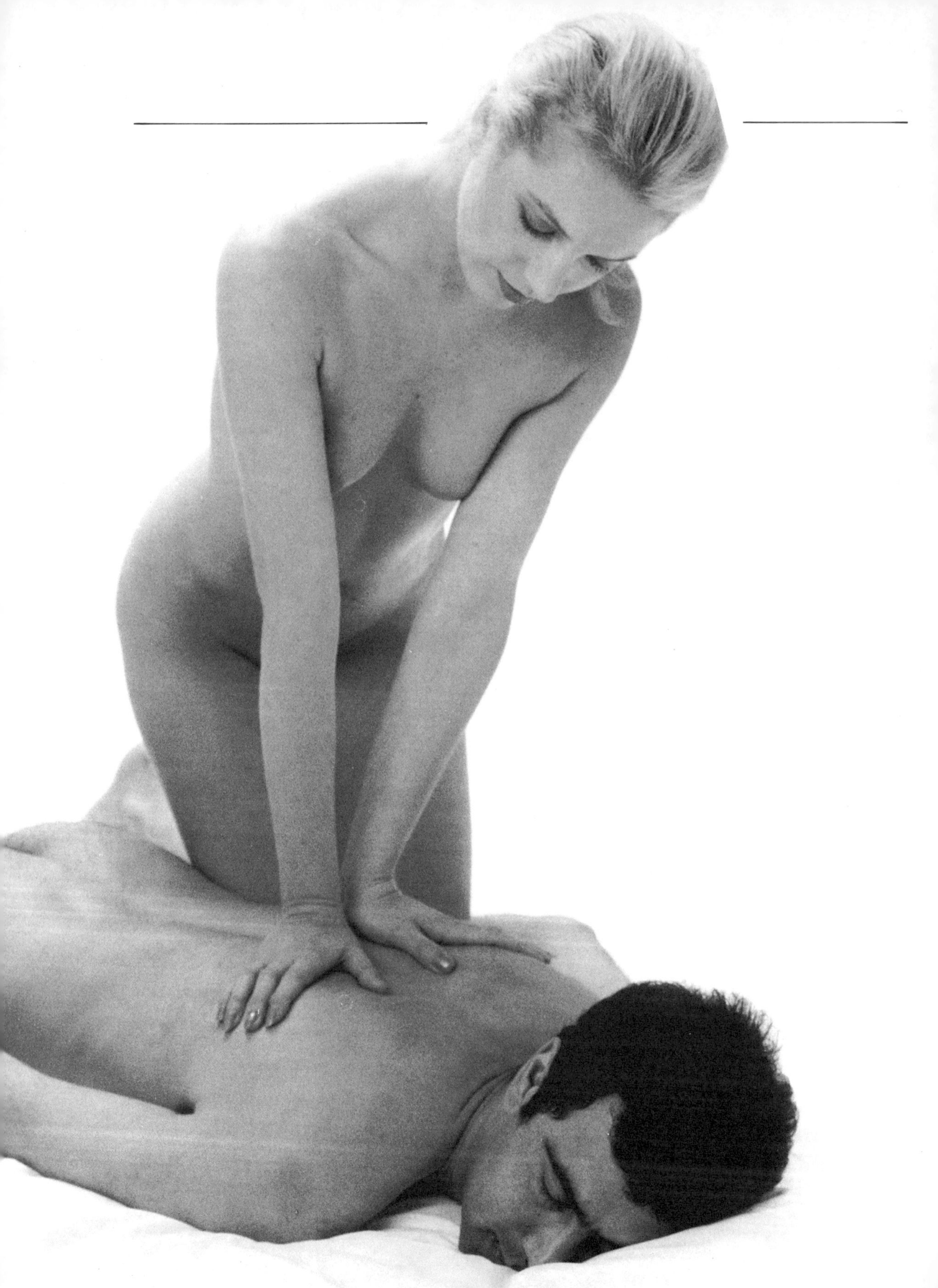

tern. Wichtig ist auch, daß der Daumen oder der Handteller, der den Druck auf die Druckpunkte (*Tsubos*) ausübt, im rechten Winkel zu Ihrem Körper steht.

Knien Sie mit leicht geöffneten Beinen, so daß Sie einen festen Halt haben. Auf diese Weise können Sie den Druck eine Weile aufrechterhalten, ohne das Gleichgewicht zu verlieren oder zu ermüden. Halten Sie die Arme gestreckt. Im Idealfall liegt der Empfänger auf dem Boden. Sind die wichtigen *Tsubos* leicht erreichbar, wenn der Empfänger sitzt, so ist auch diese Position akzeptabel.

Zwar benutzt ein professioneller Shiatsu-Therapeut viele Teile seines Körpers, um Druck auszuüben, doch für den Anfänger ist es am leichtesten, mit den Daumen zu beginnen. Drücken Sie nur mit einem Daumen; manchmal werden Sie allerdings auch zwei Daumen benötigen, wobei der eine auf dem anderen steht. Benutzen Sie die Kuppe Ihres Daumens und lassen Sie den Rest der Hand auf dem Körper des Empfängers ruhen, damit der Kontakt zu ihm niemals unterbrochen wird. Halten Sie stets mit beiden Händen Kontakt zum Körper des Empfängers. Wenn nötig, können Sie mit der einen Hand den Druck ausüben und die andere in der Nähe auf dem Körper ruhen lassen.

Sie können auch mit dem Handteller auf den *Hara*-Punkt des Empfängers drücken; dabei sollte der unterstützende Arm im rechten Winkel zum Körper des Empfängers stehen.

Der Druck, der während einer Shiatsu-Massage auf den Körper des Empfängers ausgeübt wird, fühlt sich für diesen meist angenehm an. Gibt der Empfänger jedoch irgendwelche Anzeichen von Schmerz oder Unbehagen von sich, dann hören Sie sofort auf, denn dies könnte auf Probleme im Körperinneren hindeuten.

Bei dieser Art von Massage braucht der Empfänger zwar nicht entkleidet zu sein, doch ist dies wahrscheinlich günstiger.

Ich werde im Anschluß eine kurze Massage-Sequenz beschreiben, die jeder ausführen kann, der ein wenig Erfahrung in der zu Anfang des Buches dargestellten Massage hat. Doch zuvor sollte noch erwähnt werden, wann eine solche Massage nicht zu empfehlen ist.

- Seien Sie besonders bei Krampfadern vorsichtig.
- Vermeiden Sie bei Schwangeren unbedingt den Bauch und in späteren Stadien der Schwangerschaft auch Druck auf die Beine.
- Massieren Sie nie jemanden, der sich in einem Erschöpfungszustand befindet.
- Wenn Ihr Partner Fieber hat, ist diese Massage ebenfalls nicht zu empfehlen.
- Massieren Sie niemanden, der an einer ansteckenden Hauterkrankung, an Bandscheibenproblemen oder an einem Knochenbruch leidet.
- Massieren Sie niemanden, der mit Steroiden (zum Beispiel mit Kortison) behandelt wird.

Wer ein grundlegendes Interesse am Erlernen der Shiatsu-Massage hat, sollte ein gutes und ausführliches Buch darüber lesen oder einen Kurs besuchen. Die im Folgenden beschriebene einfache Shiatsu-Sequenz soll integrierend auf das Energiesystem Ihres Partners wirken und sein allgemeines Wohlbefinden verbessern. Denken Sie daran, daß alle beschriebenen Griffe auf bestimmte Akupunkturpunkte einwirken, so daß sich der Energiefluß an diesen Stellen des Körpers verändert beziehungsweise normalisiert.

✻ Bitten Sie Ihren Partner, sich auf dem Boden oder auf einer Matte flach auf den Bauch zu legen. Legen Sie Ihre Hände diagonal auf den Rücken des Empfängers, auf ein Schulterblatt und auf die entgegengesetzte Hüfte, und strecken Sie die Wirbelsäule, während der Empfänger ausatmet. Vertauschen Sie die Rollen der Hände und wiederholen Sie den Vorgang, damit die Wirbelsäule auch in der anderen Diagonale gestreckt wird.

✻ Drücken Sie entlang der Oberkante beider Schultern und lassen Sie die Schulterblätter rotieren. Hier befinden sich Meridiane, (Energiekanäle im Körper), die bei Verspannung und Streß belastet werden. Dies ist bei den meisten von uns der Fall, besonders bei Menschen, die zu Nervosität und Verspannung tendieren. Benutzen Sie die Daumen, die Ellbogen und sogar die Fersen, um in diesem Bereich Druck auszuüben.

✻ Üben Sie Druck beidseitig der Wirbelsäule aus, zuerst mit den Handtellern, dann mit den Daumen.

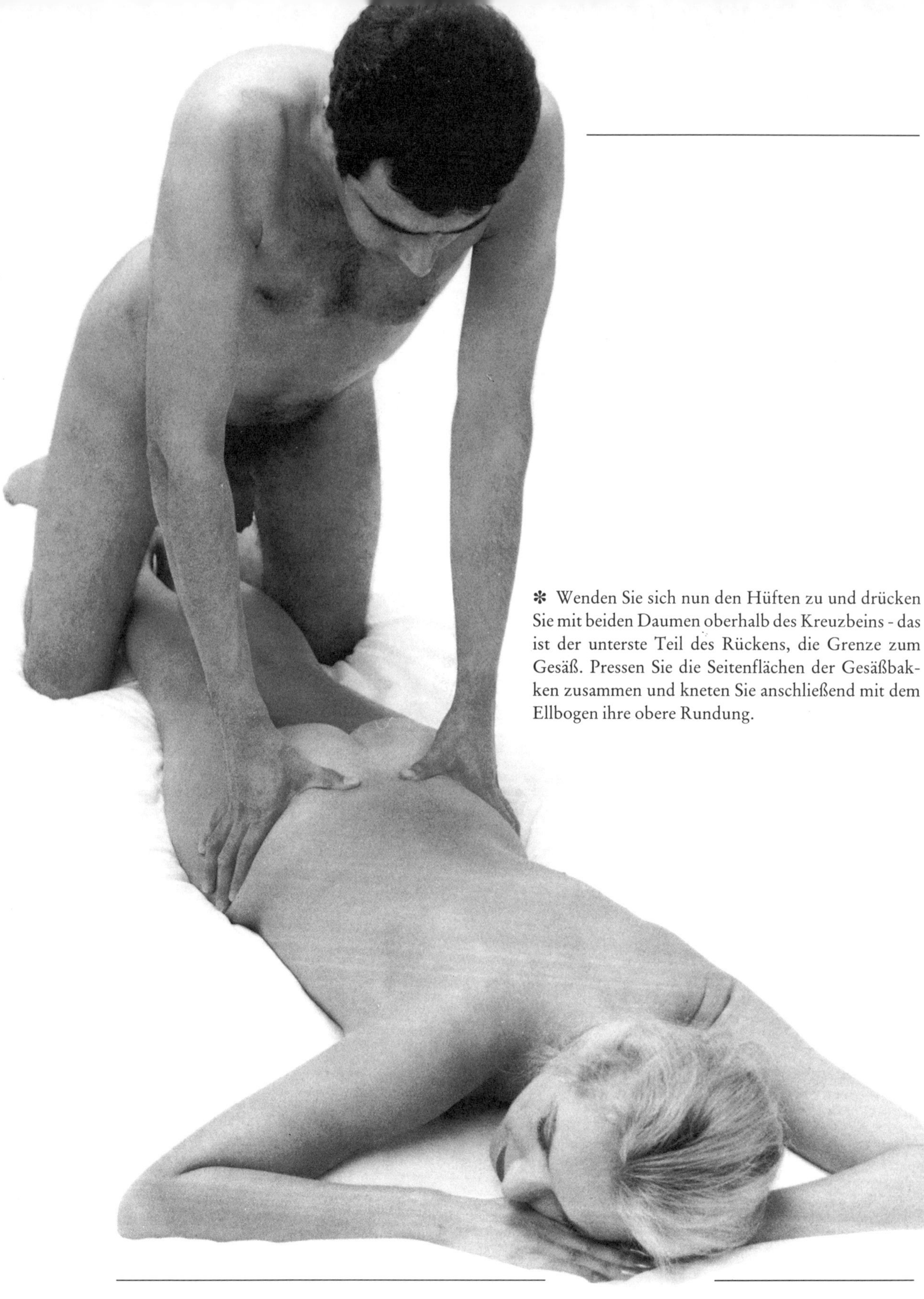

✻ Wenden Sie sich nun den Hüften zu und drücken Sie mit beiden Daumen oberhalb des Kreuzbeins - das ist der unterste Teil des Rückens, die Grenze zum Gesäß. Pressen Sie die Seitenflächen der Gesäßbakken zusammen und kneten Sie anschließend mit dem Ellbogen ihre obere Rundung.

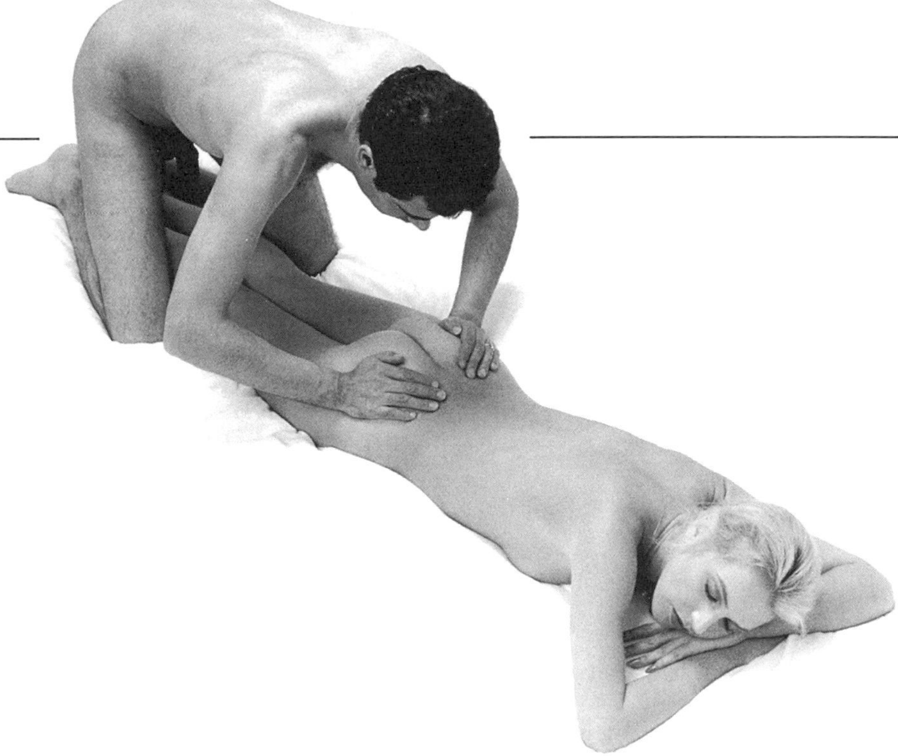

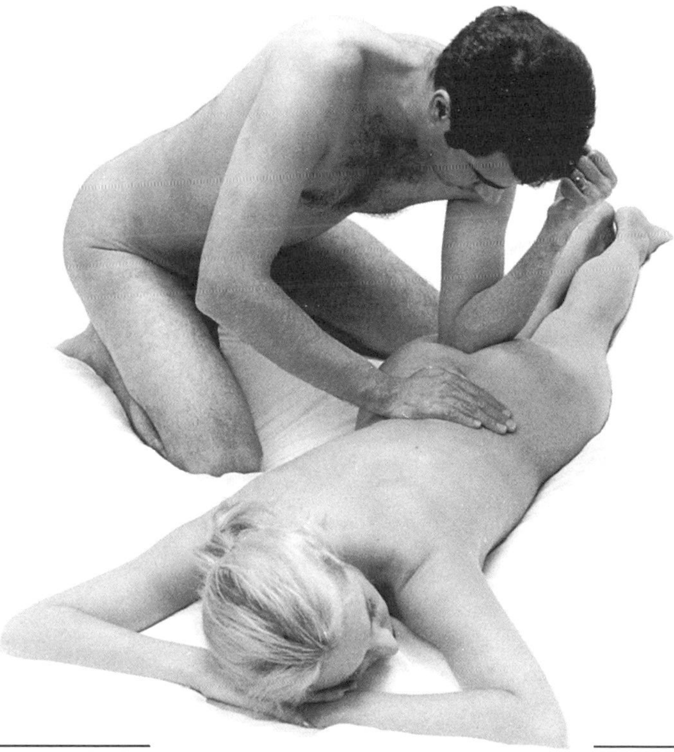

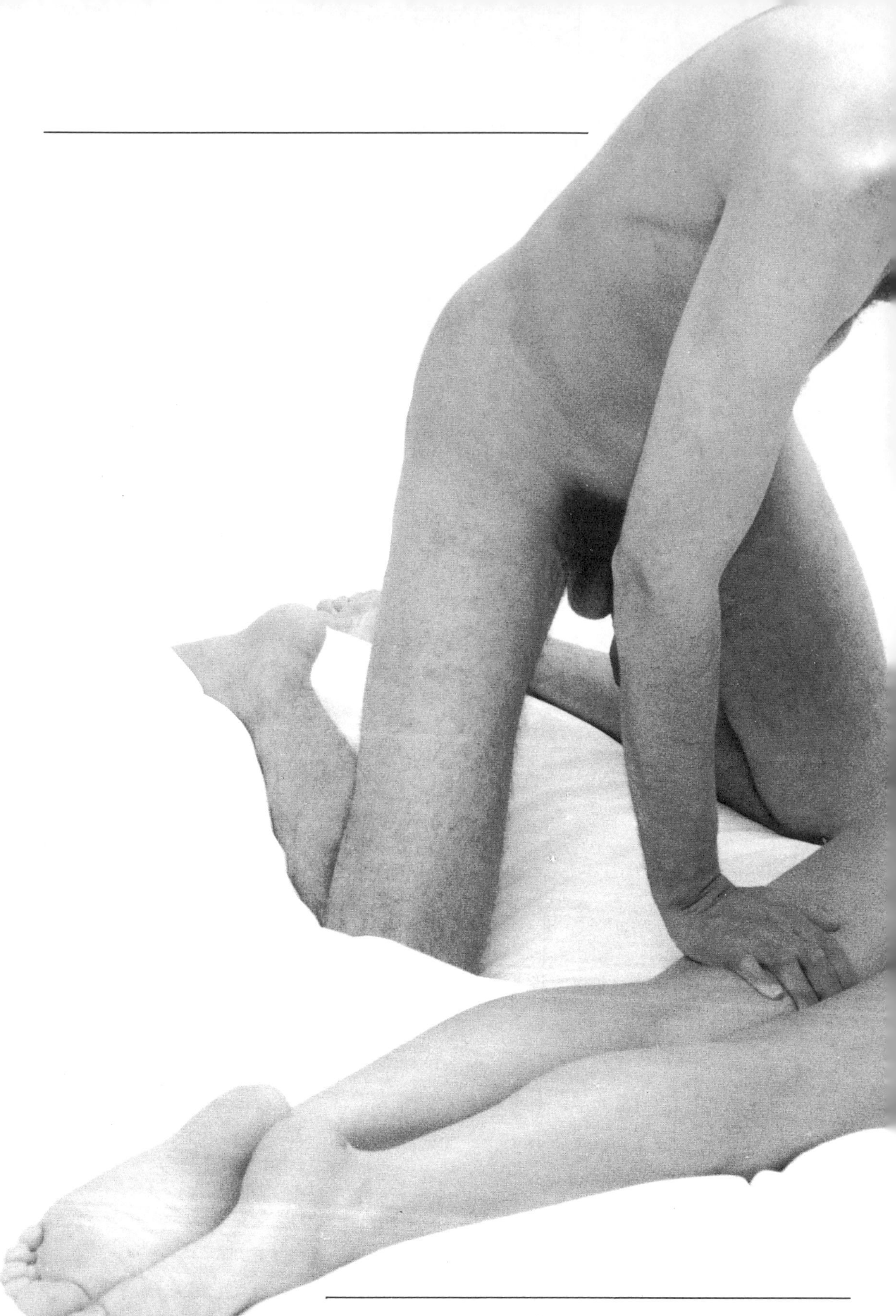

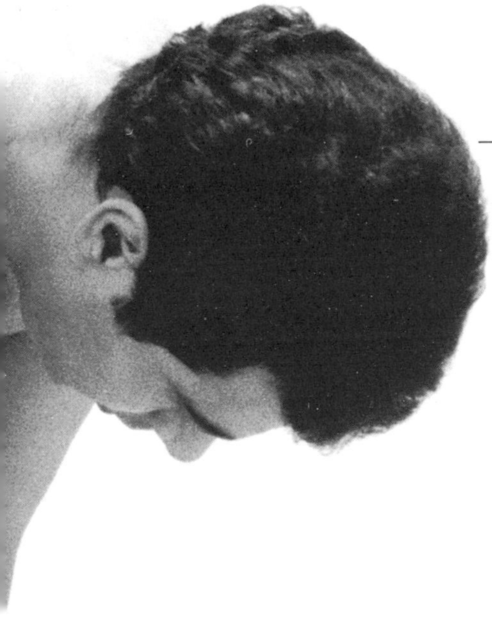

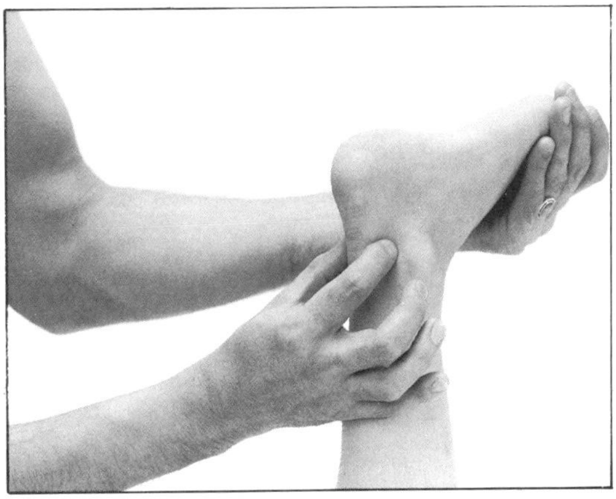

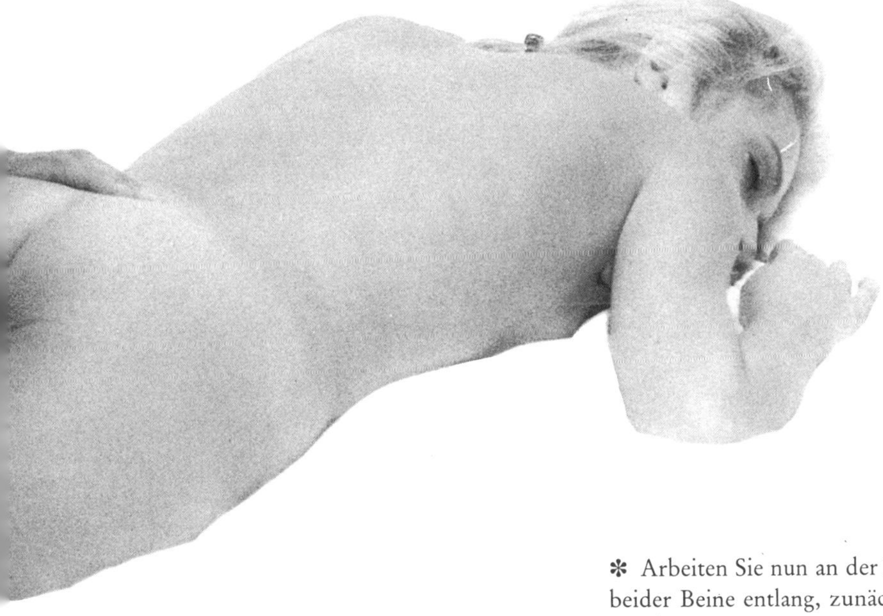

✻ Arbeiten Sie nun an der Mittellinie der Rückseite beider Beine entlang, zunächst mit dem Handteller, dann mit den Knien. Drücken Sie leicht etwa drei bis fünf Sekunden lang seitlich der Achillessehne.

✻ Strecken Sie das Bein, indem Sie eine Hand auf das Kreuz legen und einen Fuß des Empfängers vorsichtig auf das Gesäß zubewegen, wobei Sie ihn unter den Zehen festhalten, um die größtmögliche Streckung zu erzielen. Wenn der Empfänger auch nur das leichteste Anzeichen von Unbehagen erkennen läßt, so hören Sie sofort auf. Bringen Sie anschließend das Bein des Empfängers in einen rechten Winkel zu seinem Körper und drücken Sie kräftig mit beiden Handflächen auf die oben liegende Seite.

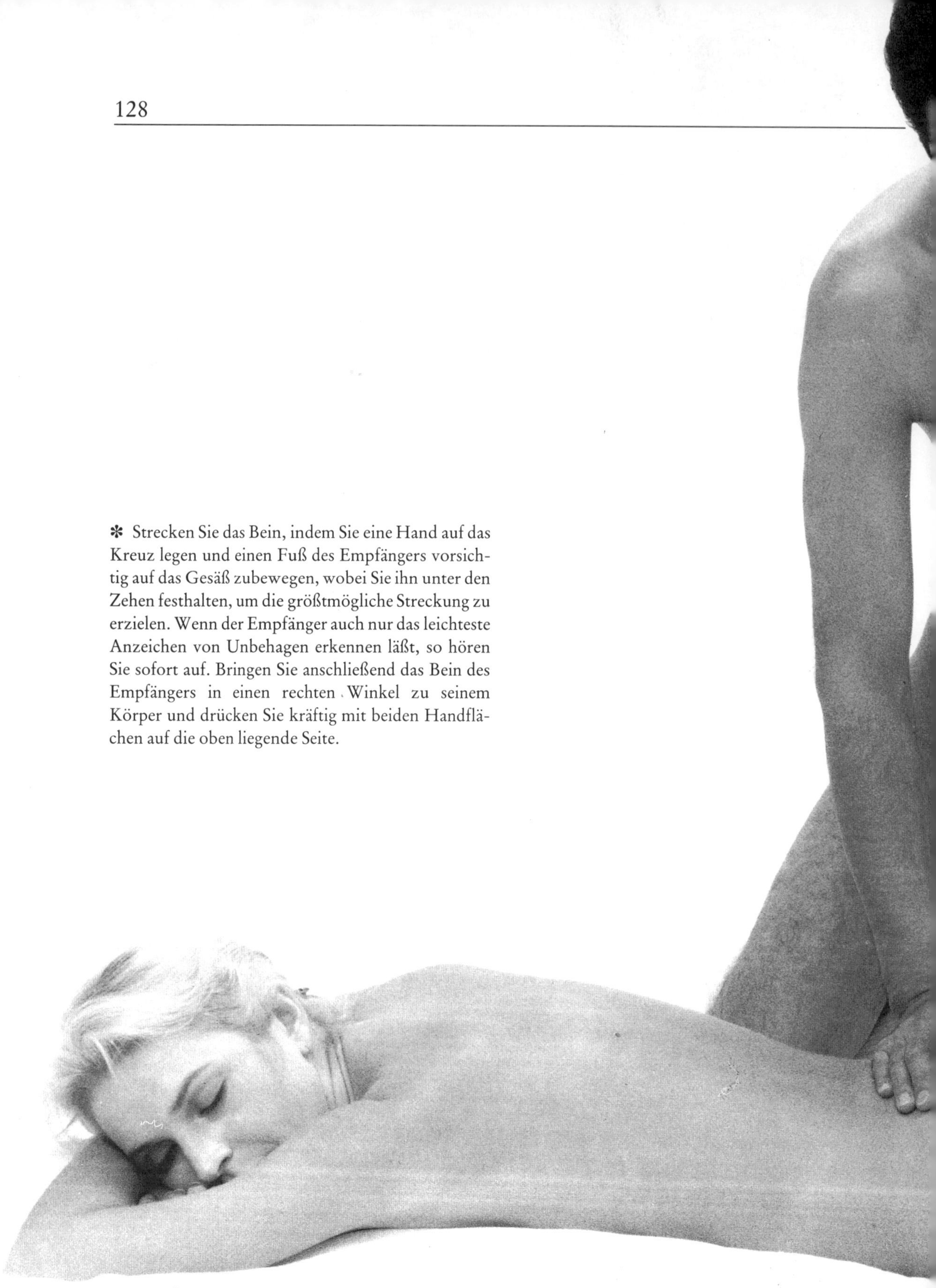

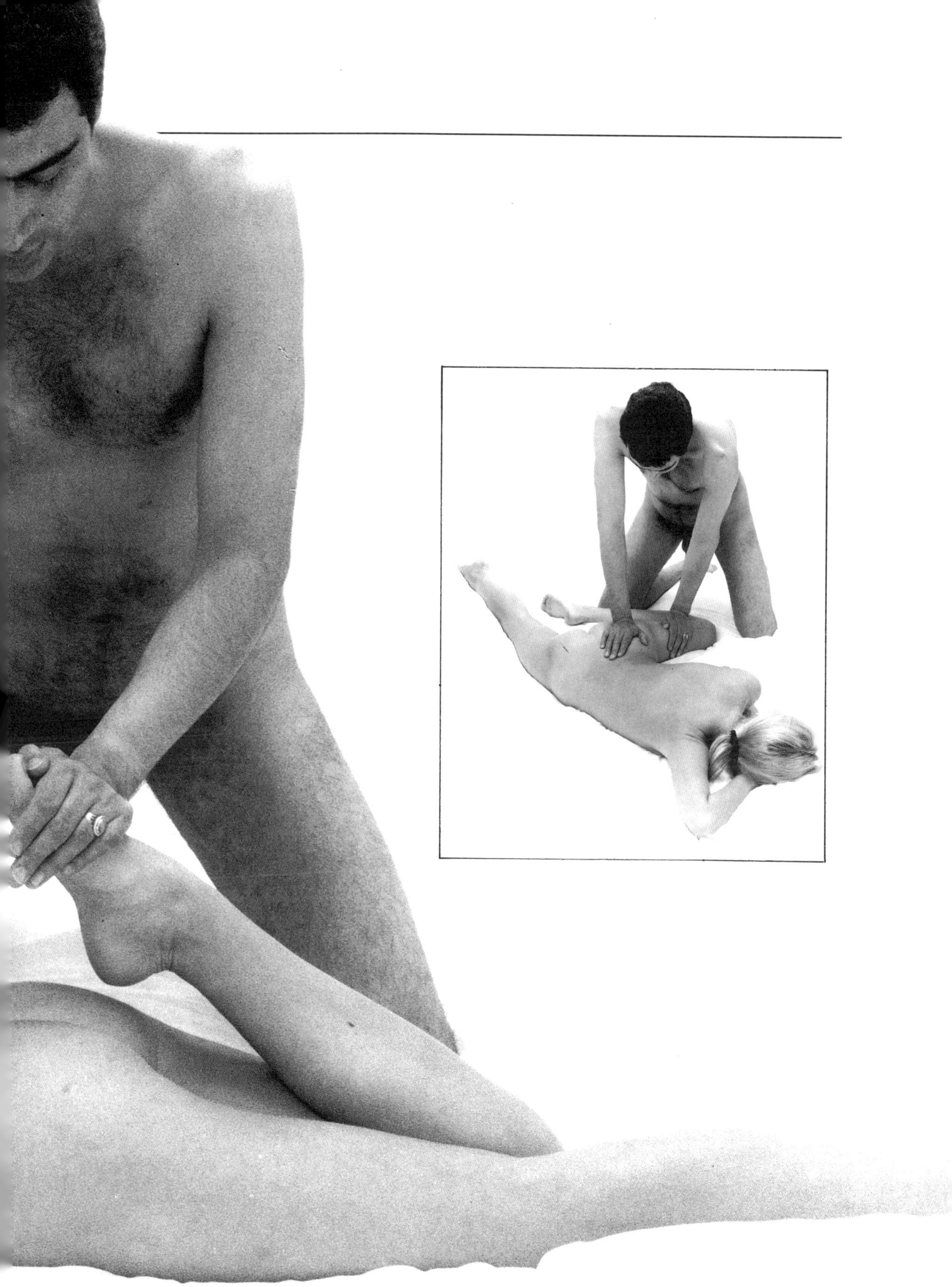

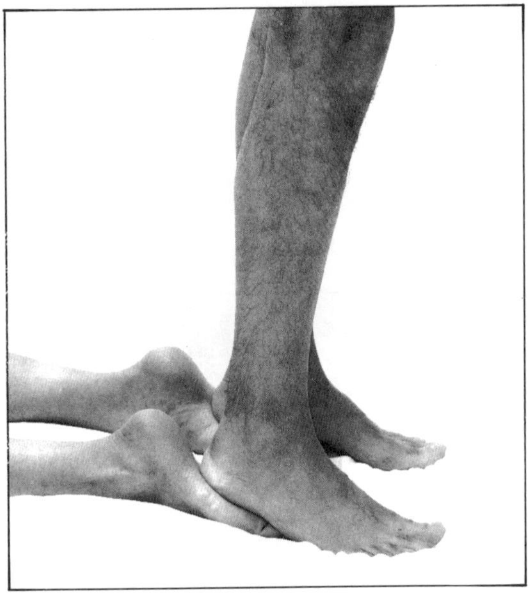

✻ Gehen Sie auf den Fußsohlen Ihres Partners „spazieren".

✻ Massieren Sie die Füße so, wie auf Seite 52 beschrieben.

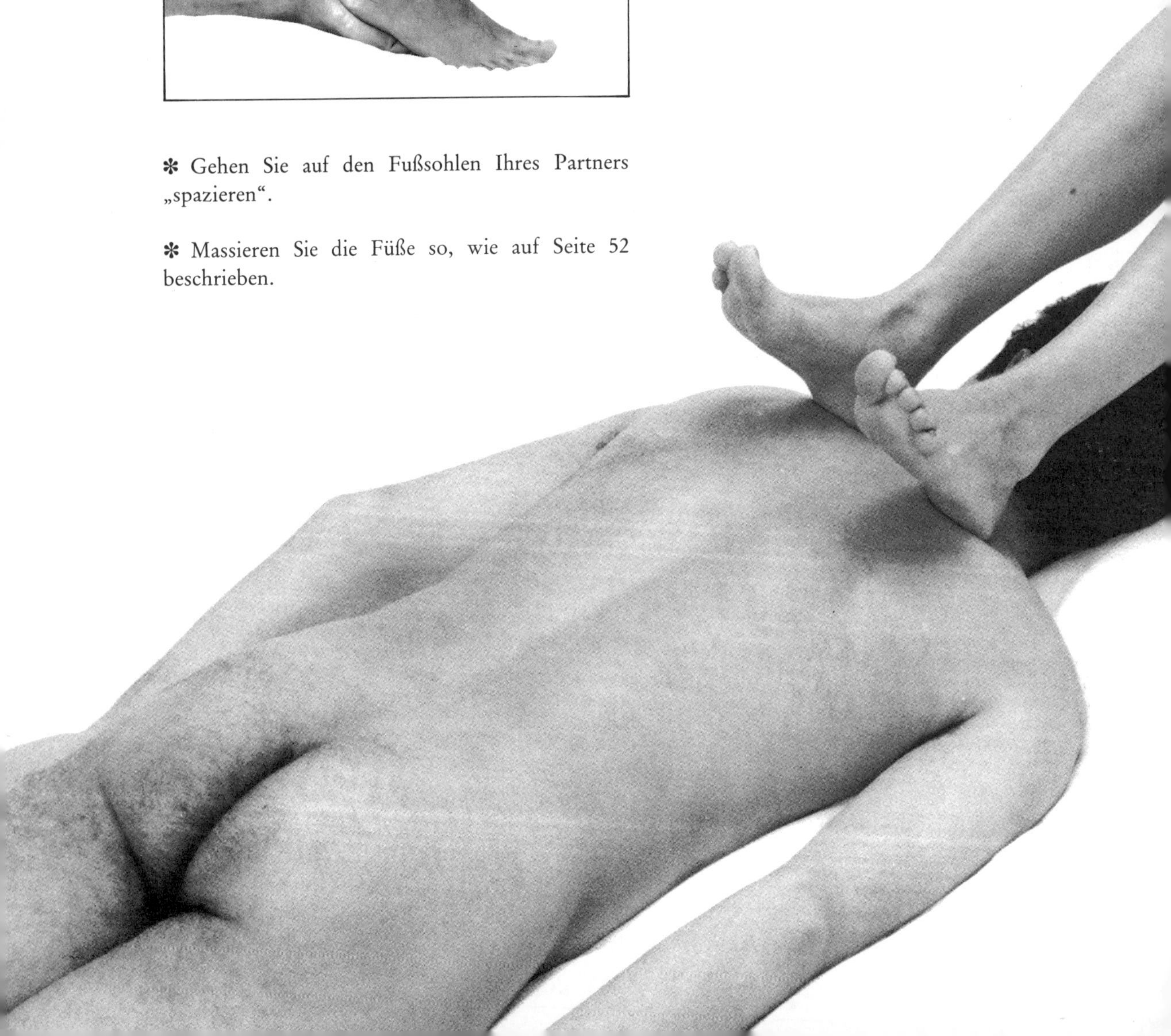

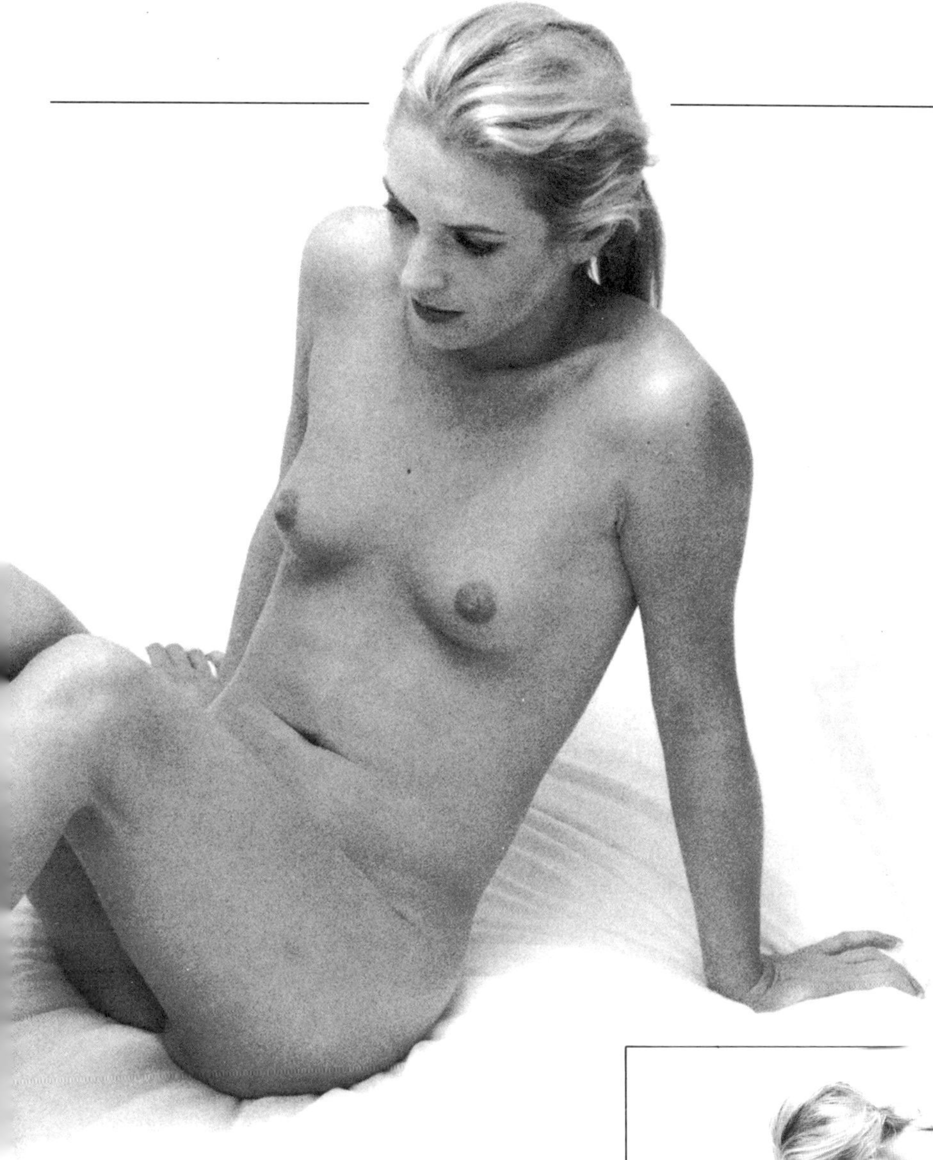

* Arbeiten Sie von unten an den Meridianen im Nacken und strecken Sie zum Abschluß den Hals.

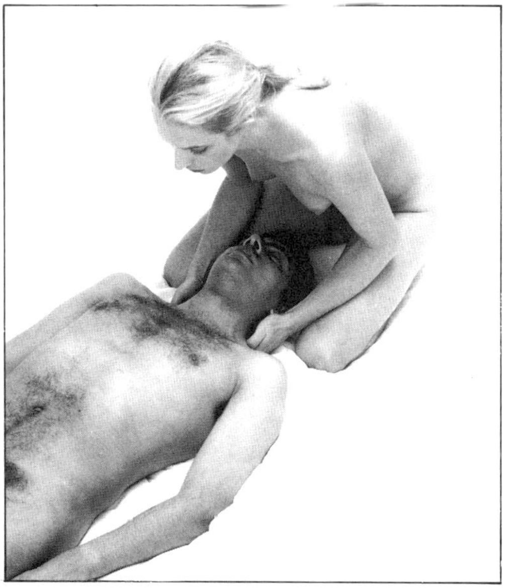

✻ Massieren Sie das Gesicht wie auf Seite 42 beschrieben.

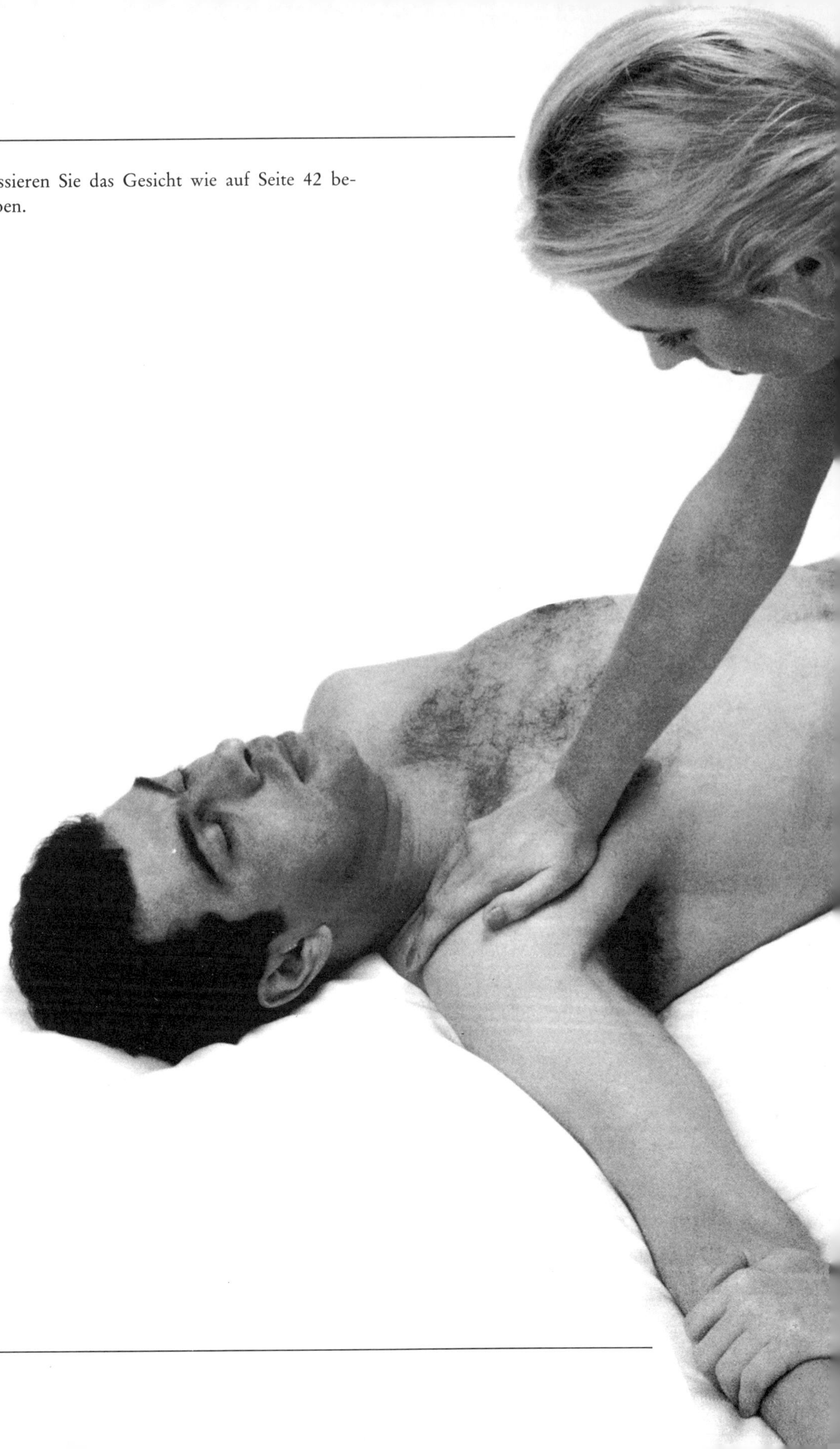

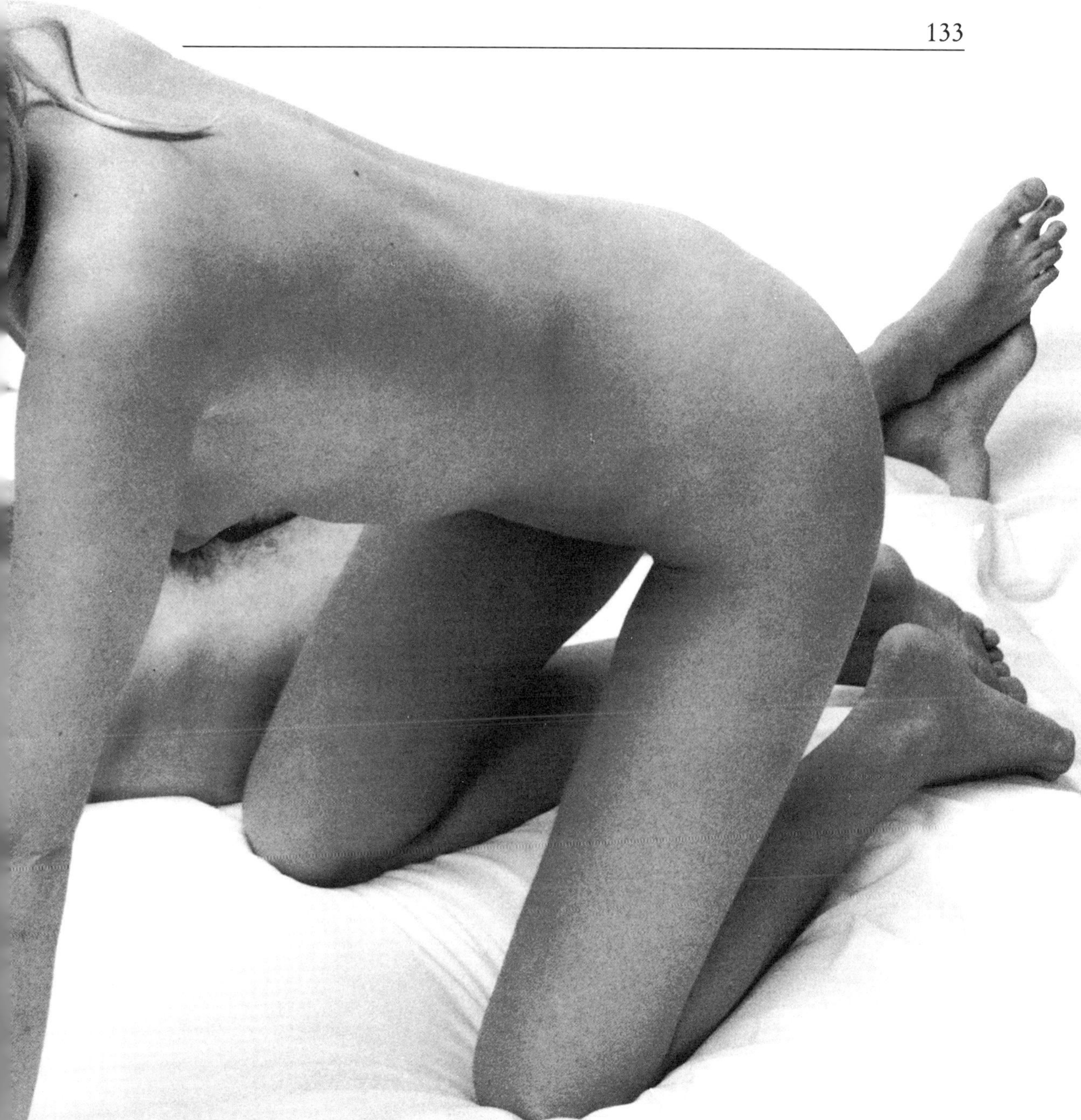

✻ Üben Sie mit den Handtellern Druck auf die Arme aus, jeweils entlang den Innenseiten, wobei die Handflächen des Empfängers nach oben gerichtet sein sollen.

✻ Üben Sie Druck auf die Unterarme aus, wobei die Handflächen des Empfängers zum Boden weisen.

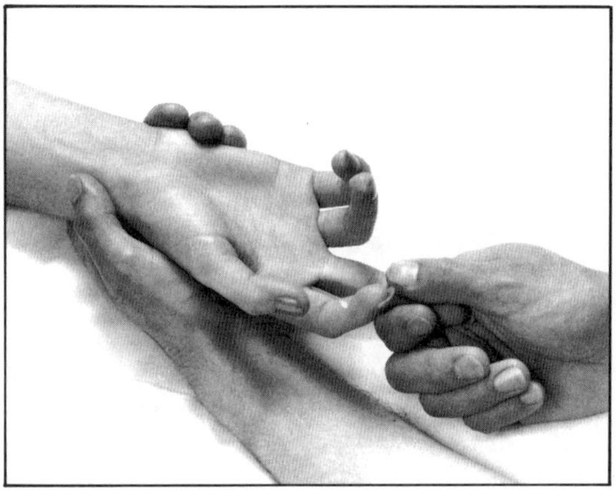

Nun zu den Händen. Ziehen Sie sanft die Finger lang, und stimulieren Sie anschließend den Bereich zwischen Daumen und Zeigefinger. Drücken Sie hier fünf Sekunden lang; dabei befinden sich Ihre Finger auf der Innenseite der Hand, der Daumen auf der Außenseite.

✻ Umfassen Sie die Hand Ihres Partners am Handgelenk und schütteln Sie den Arm leicht, um ihn zu lockern und zu entspannen.

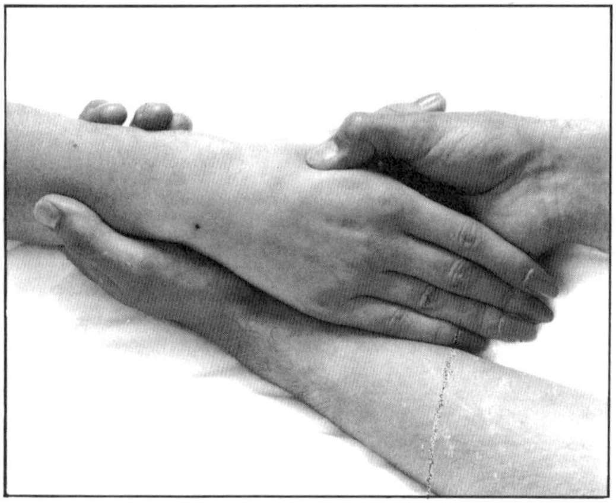

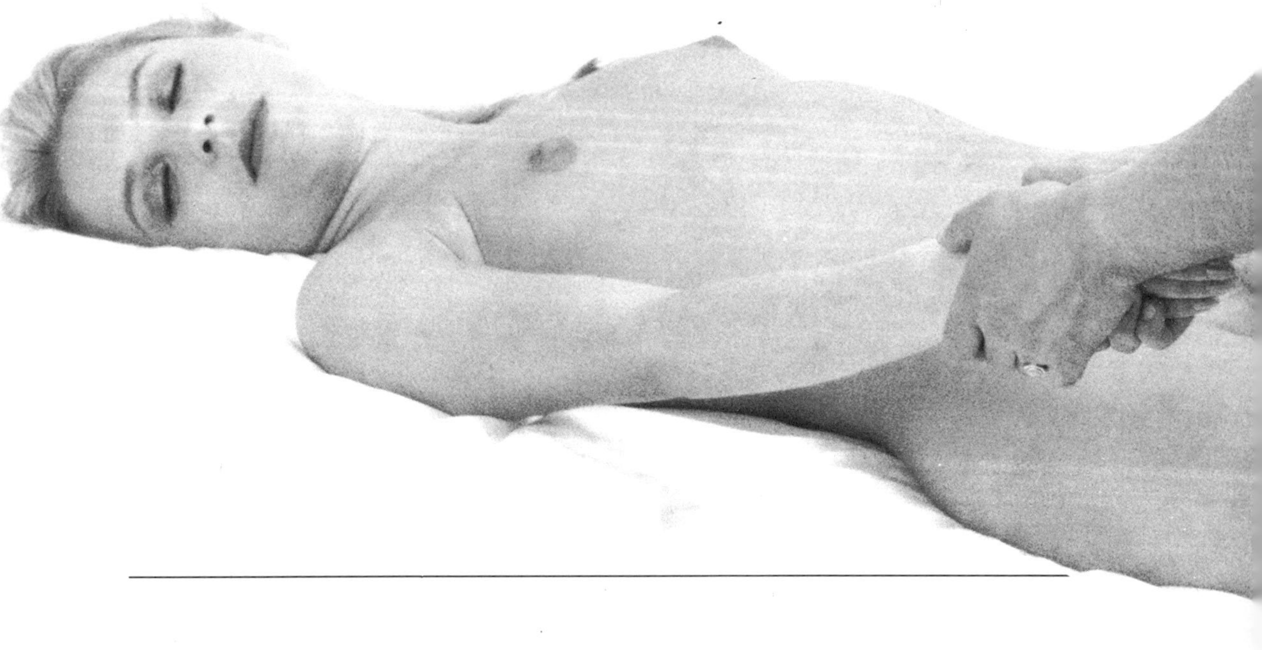

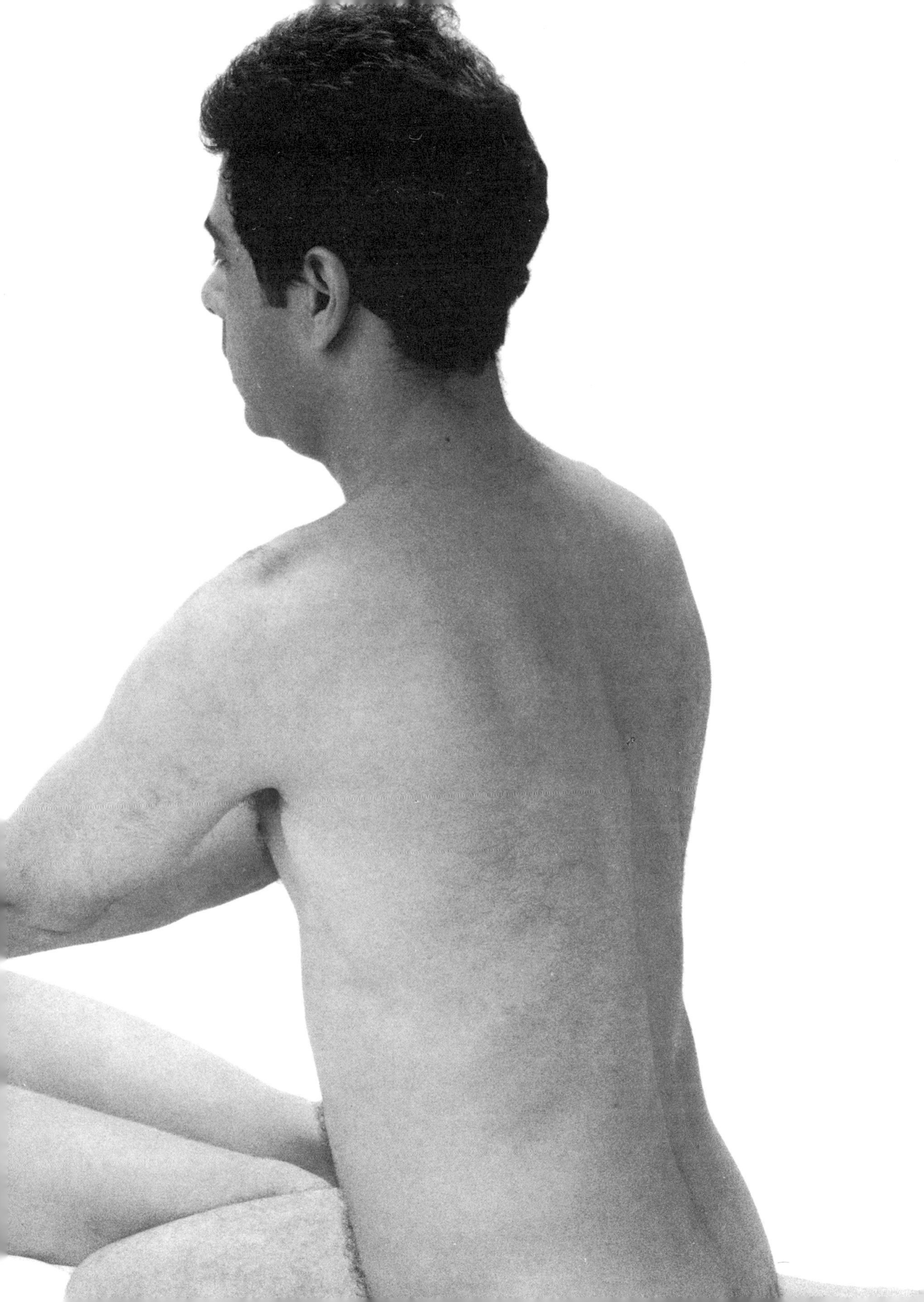

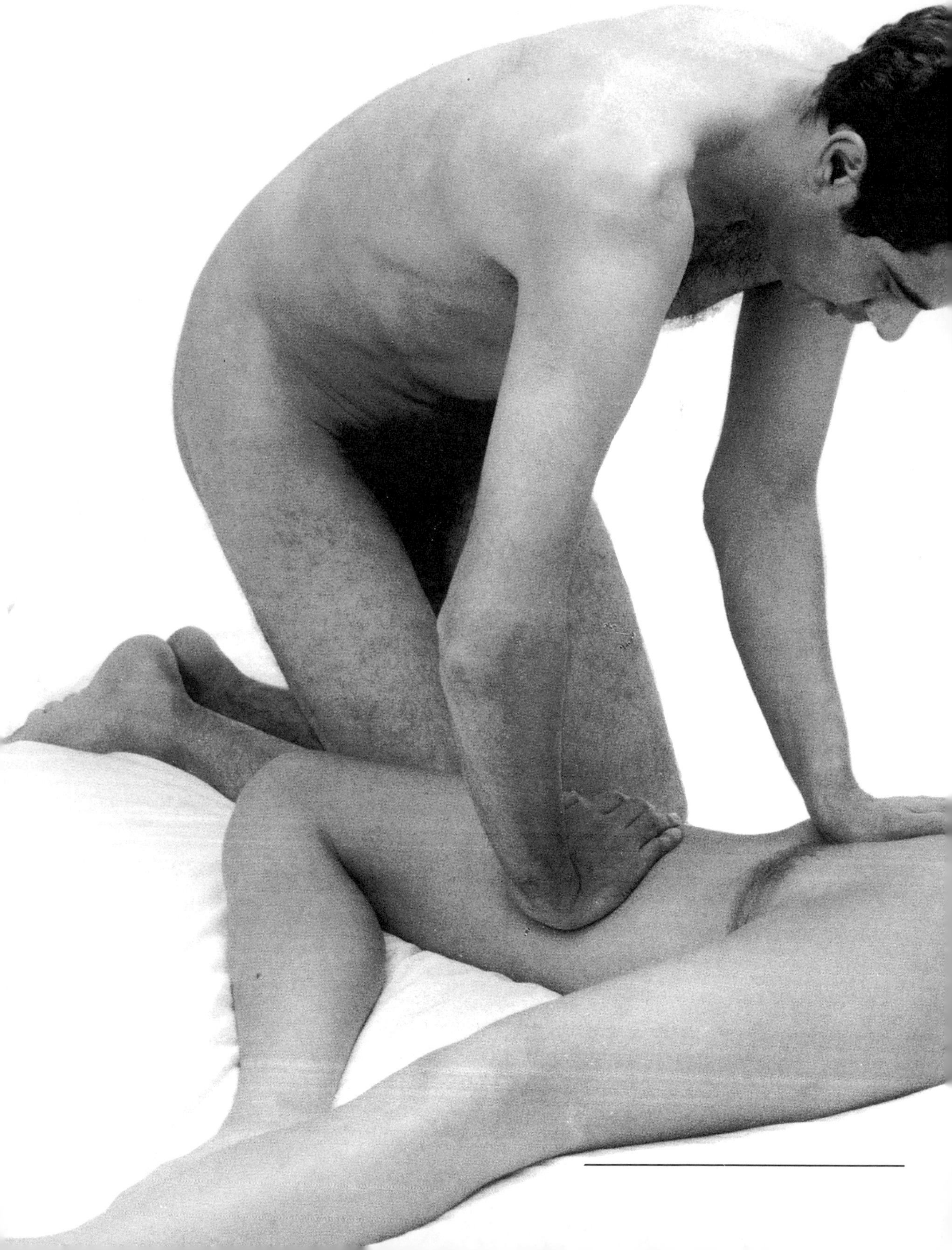

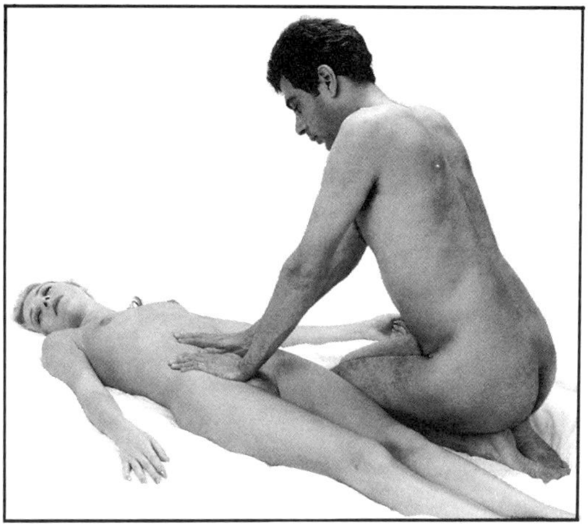

✻ Massieren Sie den Unterbauch - *Hara*. Bewegen Sie sich im Uhrzeigersinn um diesen Bereich, wie auf Seite 49 beschrieben, und drücken Sie dann vorsichtig zu beiden Seiten unterhalb des Brustkorbs und entlang der Mittellinie des Körpers bis zum Nabel.

✻ Beenden Sie die Shiatsu-Massage, indem Sie mit Druck der Handflächen an den Vorderseiten der Beine entlang nach unten wandern, zuerst an der Innenseite der Beine, dann an der Außenseite entlang nach unten. Vermeiden Sie Druck auf die Knochen.

✻ Strecken Sie den Fuß zuerst nach hinten und dann nach vorne, und wiederholen Sie die gesamte Sequenz am anderen Bein.

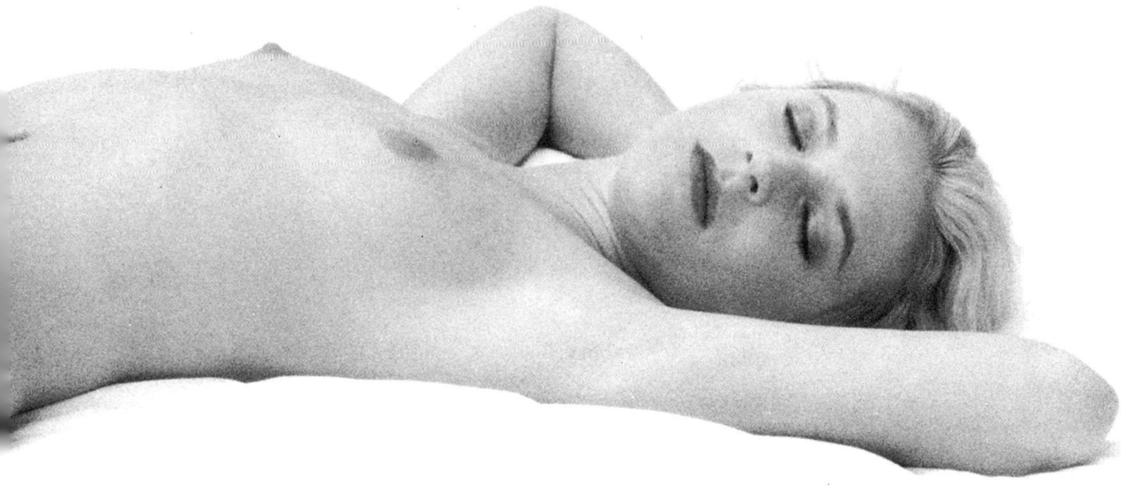

Ich muß betonen, daß dies eine sehr vereinfachte Form der Shiatsu-Massage für den Eigenbedarf ist, die hauptsächlich entspannend und lustvoll sein soll. Sie soll *nicht* „heilend" bei bestimmten Beschwerden wirken. In solchen Fällen sollte man unbedingt zu einem ausgebildeten Shiatsu-Therapeuten gehen.

Die hier beschriebenen Shiatsu-Techniken können jedoch eine angenehme Abwechslung sein und haben häufig eine wesentlich tiefere mentale und emotionale Wirkung als die gewöhnliche sinnliche Massage. Eine gute Shiatsu-Massage kann tiefe Emotionen unterschiedlichster Art mobilisieren. Deshalb ist es gerade hier besonders wichtig, daß der Massierende das Vertrauen des Empfängers der Massage genießt. Es ist schwierig oder sogar fast unmöglich, sich zu entspannen und sich völlig zu öffnen, wenn man Angst hat, im Stich gelassen, kritisiert oder lächerlich gemacht zu werden, oder wenn man befürchtet, eventuell auftretende Emotionen würden nicht beachtet.

Wie bei allen Formen von Massage sind auch hier Verständnis, Liebe, Vertrauen und Fürsorglichkeit sehr wichtig, und eine Massage wird dann besonders gut, wenn der Empfänger spürt, daß er auf Einfühlungsvermögen zählen kann.

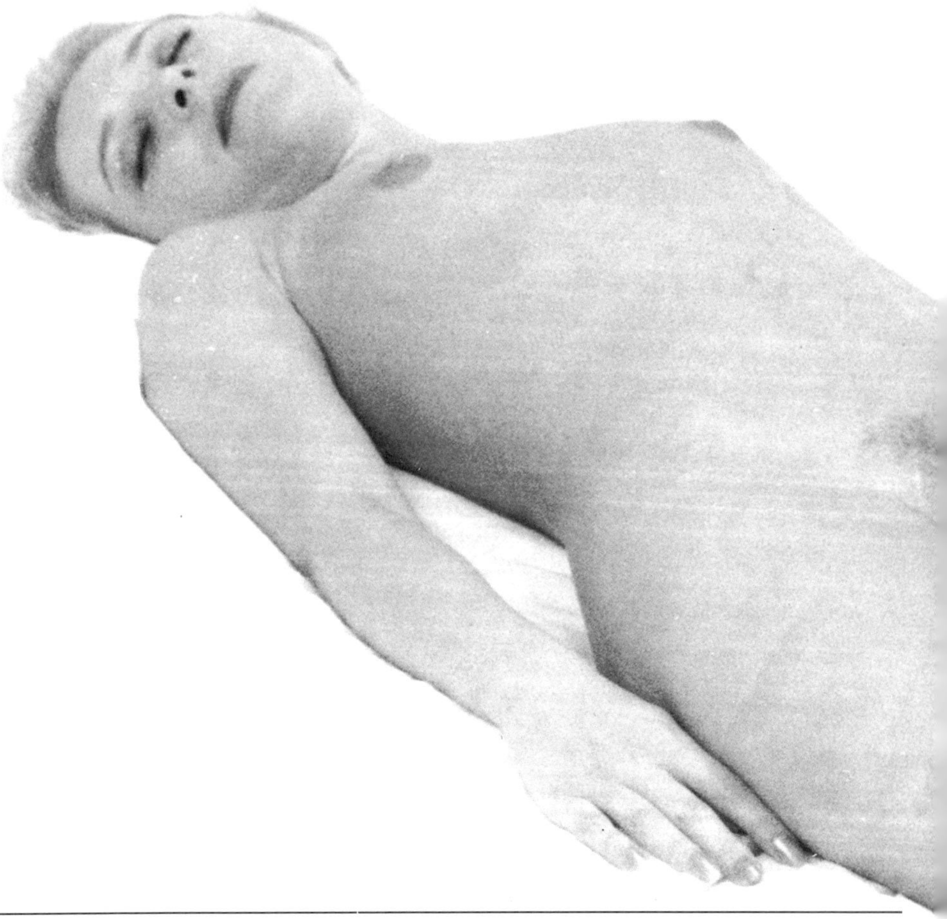

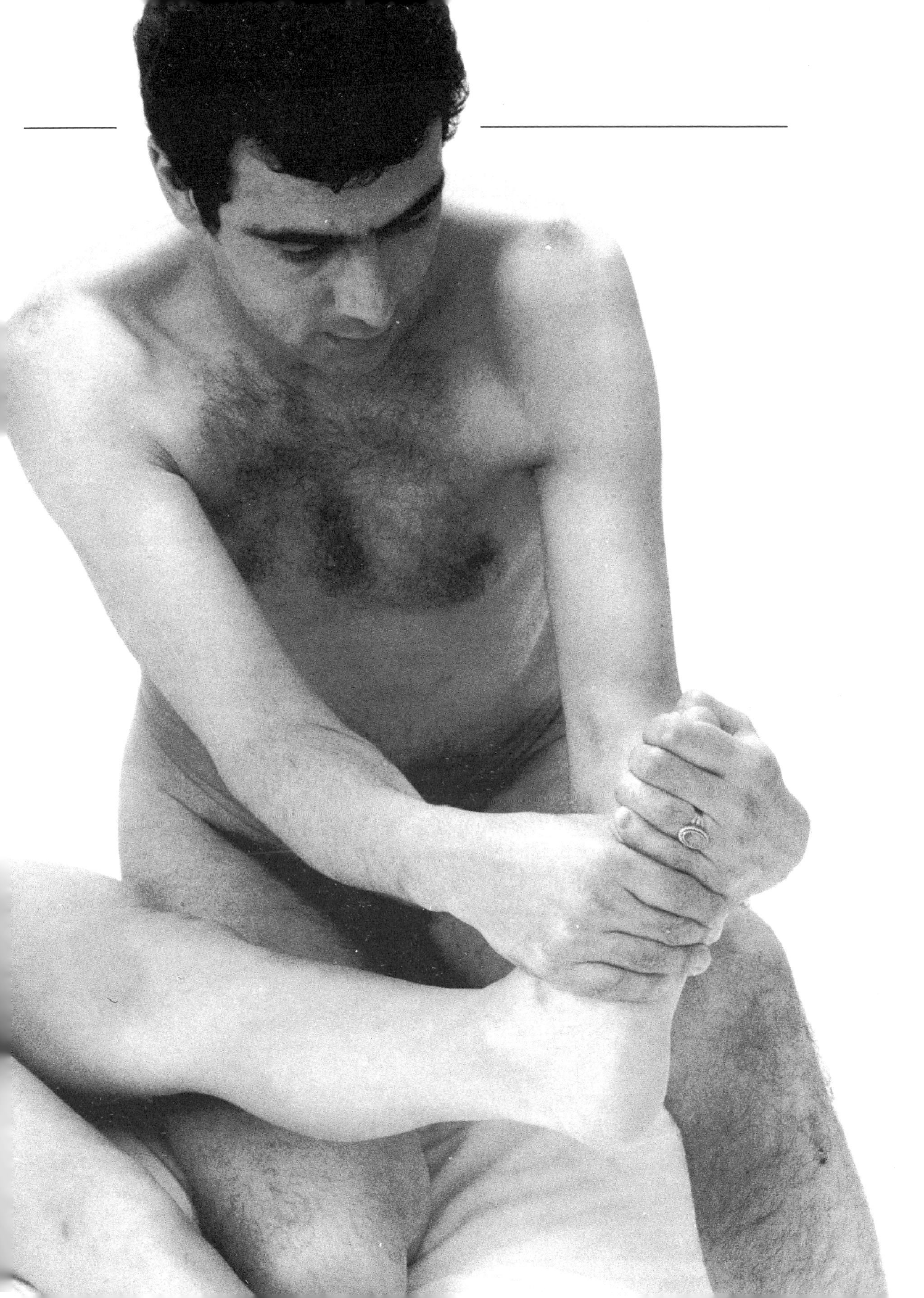

Akupressur

Akupressur ist eng mit Shiatsu verwandt, und zweifellos hat die sachgerechte Stimulation bestimmter Akupunkturpunkte einen positiven Effekt auf Körper, Geist und Seele. Kein Amateur kann die Akupunkturpunkte genügend kennen, um Krankheiten behandeln zu können, doch einige Punkte sind leicht zu finden und zu stimulieren, was oft zu erstaunlich positiven Ergebnissen führt. Dies ist eine zusätzliche Möglichkeit für diejenigen, die schon Erfahrung in sinnlicher Massage haben.

Drücken Sie einfach mit den Daumen auf die bekannten Akupunkturpunkte; dadurch lassen sich sowohl lokal als auch in entfernten Körperbereichen Wirkungen erzielen. Im Folgenden habe ich einige Vorschläge zusammengestellt. Drücken Sie jeweils zwei- oder dreimal vier Sekunden lang auf jeden aufgeführten Punkt.

Rücken
- Zu beiden Seiten der Wirbelsäule
- Am Schulterkamm entlang

Hüften
- Seitenflächen des Gesäßes
- Oberhalb des Kreuzbeins
- Längs der Gesäßfalte

Knöchel
- Zu beiden Seiten der Achillessehne gleichzeitig

Füße
- Im Zentrum des Fußballens
- Ca. 0,5 cm über der Verbindung zwischen dickem und zweitem Zeh

Schultern
- Ca. 0,5 cm unter der Höhlung am äußeren Ende des Schlüsselbeins

Arme und Hände
- Im Gewebe zwischen Daumen und Zeigefinger

Hara
- Beidseitig 1 cm vom Nabel entfernt auf den Nabel hin drücken
- Drücken Sie mit den Flächen von vier Fingern zentral ca. 0,5 cm unterhalb des Nabels.

Beine
- Beide Kniekehlen
- Am obersten Punkt des Schienbeins, wie nebenstehend abgebildet. Drücken Sie kräftig. Wenn Sie sich auf dem korrekten Punkt befinden, spürt der Empfänger den Druck bis in die Knöchel.

Druck auf diese Punkte bereichert eine normale, angenehme Massage um eine zusätzliche Dimension. Bei Gesunden ist Druck auf alle beschriebenen Punkte ungefährlich, mit einer Ausnahme: Bei Schwangeren sollte man nicht auf das Gewebe zwischen Daumen und Zeigefinger drücken.

Wenn der Druck auf irgendeinen der Punkte beim Empfänger Schmerz oder ein unangenehmes Gefühl verursacht, so hören Sie sofort auf und sprechen Sie mit einem Akupunkteur. Vielleicht haben Sie einfach nur zu kräftig gedrückt, aber es ist in jedem Fall besser, es nicht bei Vermutungen bewenden zu lassen.

Reflexzonenmassage

Reflexzonenmassage beruht auf der Theorie, daß bestimmte Reflexzonen auf beiden Fußsohlen einzelnen Körperbereichen entsprechen. Durch Massage dieser Bereiche soll der Energiefluß im Körper harmonisiert werden, was auf den Empfänger entspannend wirkt.

Reflexzonenmassage sollte man in einem speziellen Seminar oder Kurs erlernen; in einem Buch wie dem vorliegenden ist kein Raum für eine detaillierte Berschreibung. Es muß hier genügen zu sagen, daß Fußmassage sehr entspannend wirken kann, wenn man bestimmte Grundregeln beachtet.

Die Finger- und Daumentechniken unterscheiden sich sehr von derjenigen bei der normalen Massage, und man sollte sie wirklich bei einem Experten erlernen.

Wenden Sie diese Art von Massage *auf keinen Fall* bei Schwangeren sowie bei Menschen an, die unter Krampfadern oder Venenentzündungen leiden.

Man kann jedoch im Rahmen einer allgemeinen Fußmassage eine einfache Technik der Reflexzonen-

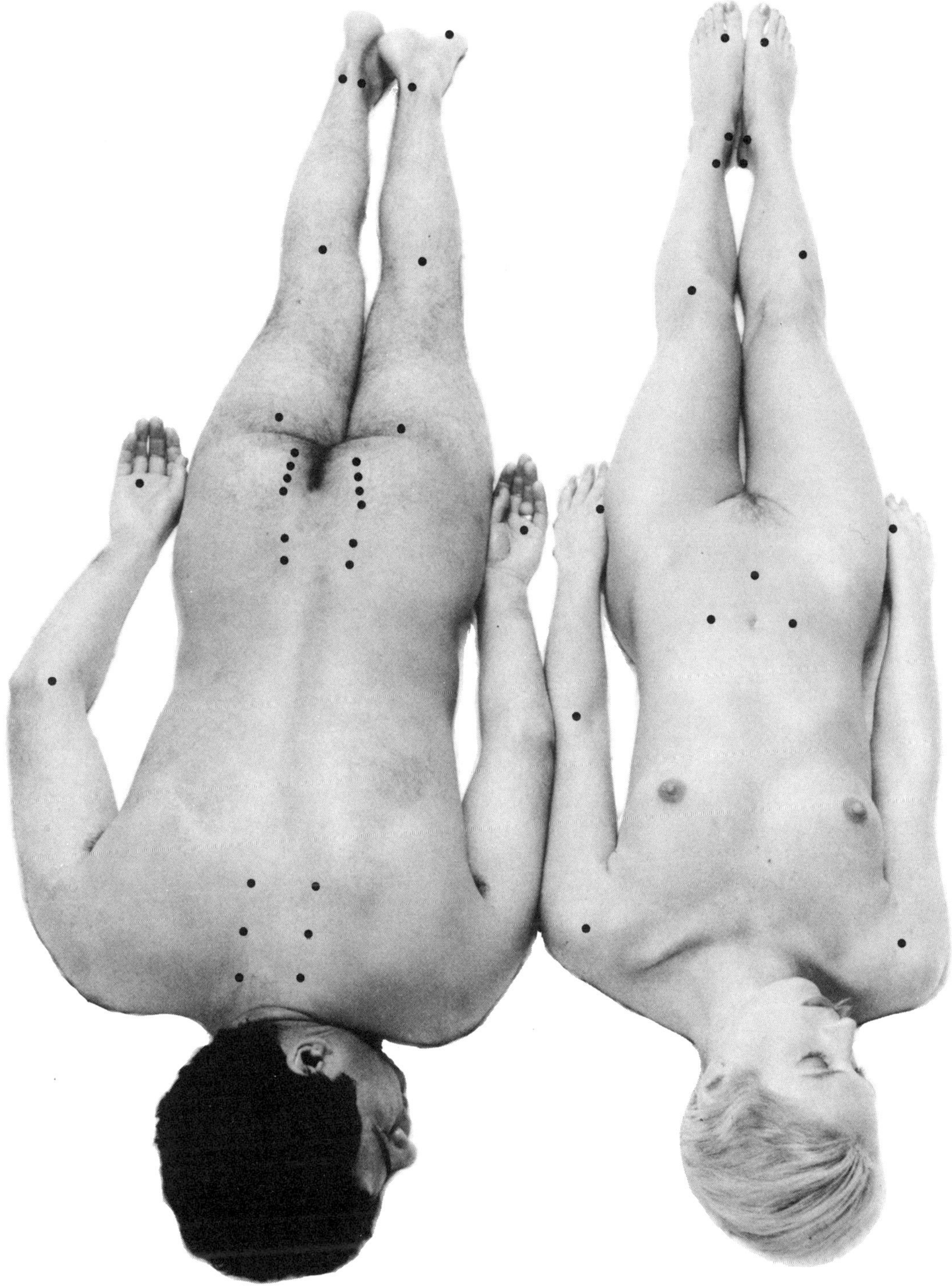

massage verwenden. Der Empfänger setzt sich dazu am besten in einen Lehnstuhl oder in einen gewöhnlichen, allerdings bequemen Stuhl, wobei seine Füße in Schoßhöhe auf einem Hocker liegen sollten.

Öl ist für diese Art der Massage nicht das beste Gleitmittel. Versuchen Sie es stattdessen mit Talkum-Puder oder mit Mehl. Legen Sie sich ein Handtuch auf den Schoß und massieren Sie jeweils einen Fuß.

Nehmen Sie einen Vorderfuß zwischen beide Hände und bewegen Sie die vordere Hälfte des Fußes vor und zurück. Nehmen Sie anschließend die Ferse in die eine Hand und lassen Sie unterdessen den Vorderfuß mit der anderen kreisen.

Um den ganzen Fuß zu bearbeiten, nehmen Sie die Zehen in die eine Hand, so daß der Daumen auf dem dicken Zeh liegt und die anderen Finger die übrigen Zehen des Empfängers halten. Dadurch hat der Fuß Halt, und die Fußsohle wird leicht gestreckt. Beugen Sie nun den Daumen der Hand, mit der Sie arbeiten wollen, fast im rechten Winkel. Stellen Sie die Spitze des angewinkelten Daumens auf die Fußsohle und „gehen" Sie damit darauf spazieren. Bei korrekter Stellung des Daumens dürfte der Empfänger den Daumennagel nicht spüren. Am besten ist es, wenn die Innenseite des Daumens mit den verschiedenen Zonen des Fußes in Kontakt kommt - also nicht die eigentliche Spitze. Weil die Reflexpunkte unter der Haut liegen, ist ziemlich starker Druck erforderlich, um auf sie einzuwirken.

Wenn jemand sich nicht wohl fühlt, sollte man seine Füße nicht auf diese Weise massieren. Eine entspannende und tonisierende Fußmassage beginnen Sie am besten an den Zehen. Von dort arbeiten Sie sich dann allmählich zu den Fersen vor. Studieren Sie

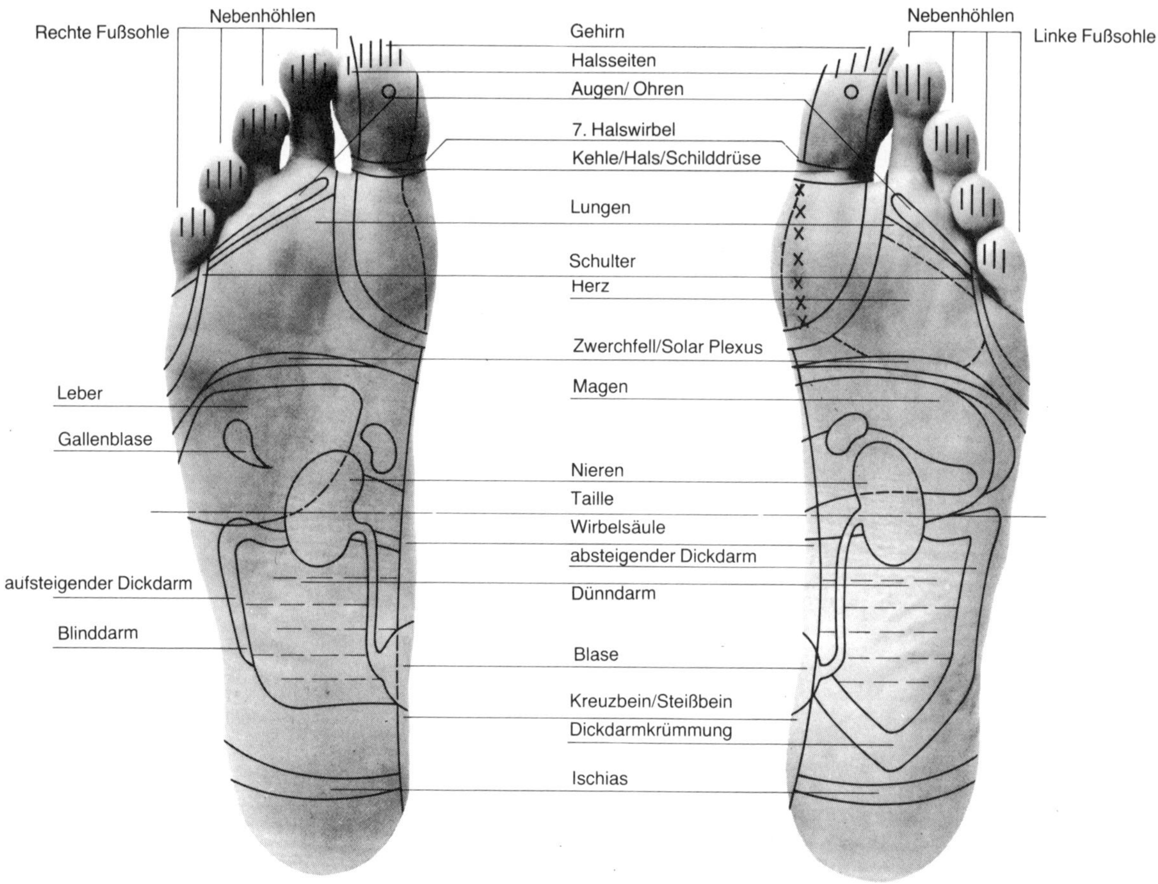

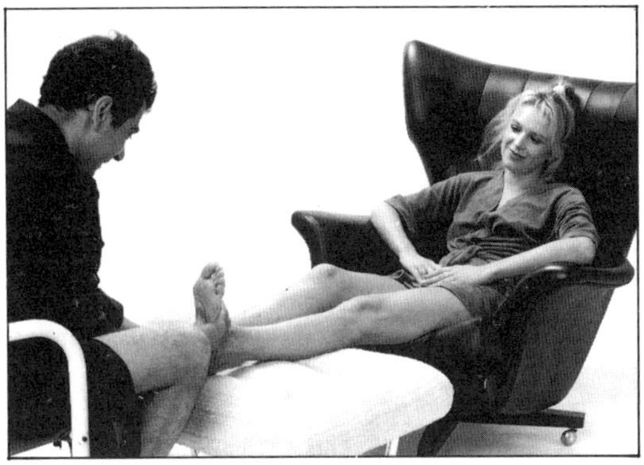

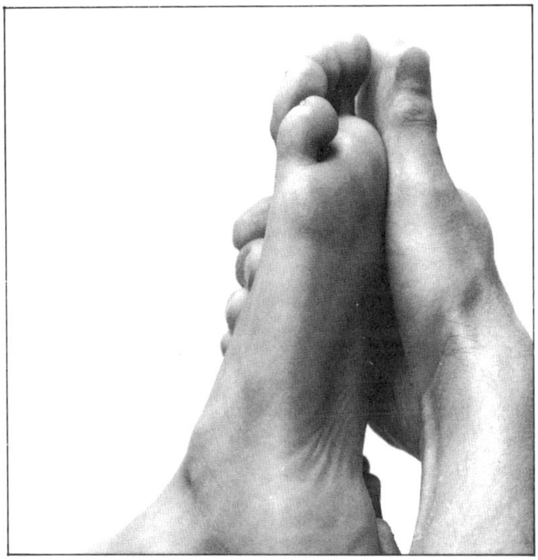

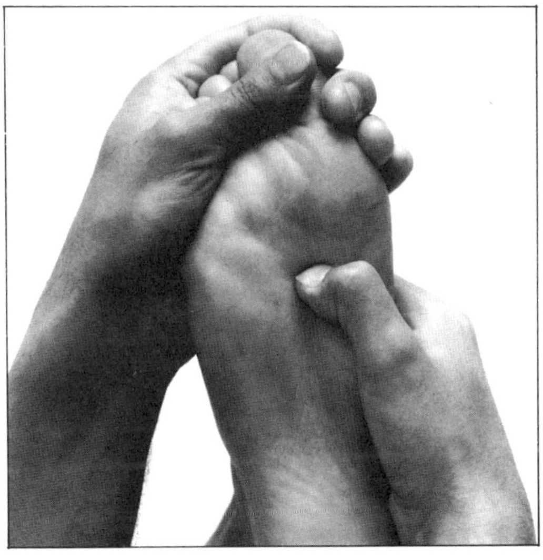

zuvor die Lage der wichtigsten Reflexzonen auf dem untenstehenden Diagramm. Wenn Sie die Fußsohle vollständig massiert haben, dann gehen Sie zu den Seitenflächen der Füße über.

Nehmen Sie schließlich den Fuß noch einmal in die Hand, bewegen Sie ihn wie am Anfang kreisförmig und halten Sie ihn zum Abschluß ruhig zwischen beiden Händen. Wiederholen Sie die gesamte Sequenz mit dem anderen Fuß.

Wenn Sie korrekt vorgegangen sind, ist Ihr Partner nach der Massage sehr entspannt. Dies ist eine angenehme Massage, wenn Sie jemanden noch nicht gut genug kennen, um ihm eine Ganzkörpermassage zu geben.

Für manche ist eine Handmassage nach diesem Muster ein ebensogroßer Genuß. Auch dabei liegt das Prinzip zugrunde, daß bestimmte Körperregionen bestimmten Reflexzonen auf den Handflächen zugeordnet sind.

Zum Abschluß

Obgleich keine der „alternativen" Massagemethoden, die ich in diesem Kapitel kurz umrissen habe, an sich erotisierend wirkt, empfinden viele Paare sie entweder als anregend oder entspannend. Deshalb können sie der Ausgangspunkt für eine erotische Massage sein. Jemand, der soeben eine Reflexzonenmassage an den Füßen erhalten hat, oder jemand, dessen Akupunkturpunkte soeben systematisch massiert worden sind, fühlt sich so entspannt, daß er – vielleicht im Anschluß an eine erotische Massage – oft Lust auf Sex hat.

Doch wie ich im ganzen Buch immer wieder betont habe, sollte man alle diese Methoden – natürlich mit Ausnahme der erotischen Massage – als „Geschenke" des Gebers an den Empfänger betrachten. Mit Ausnahme der Situation, daß ein Paar im Voraus beschließt, daß Sex der Abschluß sein soll, ist es wesentlich besser, die Dinge ihren Lauf nehmen zu lassen und offen dafür zu bleiben, was während der Massagesitzung passiert. Es gibt Leute, die nur um eine Fußmassage bitten und sich danach nicht nur sehr entspannt, sondern auch sexuell erregt fühlen.

Was immer wir mit unserem Partner tun, wir sollten stets daran denken, daß die Freude am Geben im Zentrum jeder guten Massage steht. Doch dazu muß sich der Empfänger im Einklang mit den Bemühungen des Gebers befinden, so daß die Massage für beide Seiten zu einem wertvollen Erlebnis wird. Dies führt zu Kommunikation, verbaler wie auch nonverbaler, zur Zeit der Massage oder danach. Wechselseitige Kommunikation ist zentral für jede Art von Massage; dadurch hat Massage auf viele Paare eine so magische Wirkung.

Im Zeitalter des zielorientierten Sex und der Sorgen um die sexuelle Potenz ist dieser freigebige Austausch unbestreitbar eines der wertvollsten Geschenke einer Liebesbeziehung.

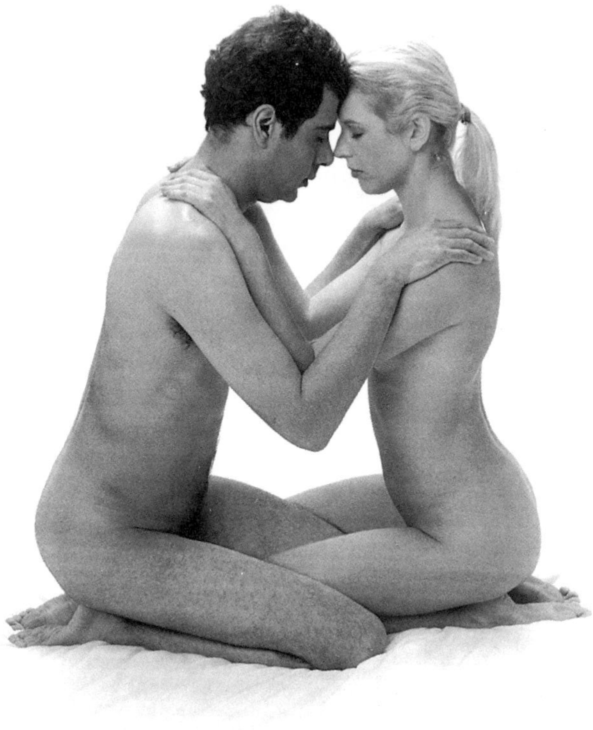